Handbook of Hypertension

高血压手册

谨将此书献给我尊敬的父母——R. R. 休斯敦和玛丽露丝·休斯敦，我聪慧的妻子——劳里，我所有优秀的孩子们——海伦露丝、马库斯（博）、约翰和凯利。没有他们和上帝，我将无法实现我的梦想、我的目标，或收到生活中所有的祝福。我心存感恩和感激。

Handbook of Hypertension

高血压手册

原　　著　Mark C. Houston

主　　译　吴寿岭

副 主 译　邢爱君　宋　路　赵华灵

译者名单　（按姓名汉语拼音排序）

戴海将　李春慧　李金锋

李　蔚　刘　杰　刘　英

舒志浩　宋　路　王艳秀

吴寿岭　邢爱君　于俊杏

张芮英　张亚静　赵华灵

赵权辉　组常浩

北京大学医学出版社

GAOXUEYA SHOUCE

图书在版编目（CIP）数据

高血压手册/（美）马克·休斯顿（Mark C. Houston）原著；吴寿岭主译．—北京：北京大学医学出版社，2018.12

书名原文：Handbook of Hypertension

ISBN 978-7-5659-1723-3

Ⅰ.①高… Ⅱ.①马… ②吴… Ⅲ.①高血压—诊疗—手册 Ⅳ.①R544.1-62

中国版本图书馆 CIP 数据核字（2017）第 296470 号

北京市版权局著作权合同登记号：图字：01-2016-3660

Handbook of Hypertension，by Mark Houston，ISBN 978-7-4051-8250-8

高血压手册

主　　译：吴寿岭
出版发行：北京大学医学出版社
地　　址：（100191）北京市海淀区学院路 38 号　北京大学医学部院内
电　　话：发行部 010-；图书邮购 010-
网　　址：http://www.pumpress.com.cn
E - mail：booksale@bjmu.edu.cn
印　　刷：北京瑞达方舟印务有限公司
经　　销：新华书店
责任编辑：高　瑾　阳耀林　**责任校对**：靳新强　**责任印制**：李　啸
开　　本：889mm×1194mm　1/32　**印张**：15.625　**字数**：475 千字
版　　次：2018 年 12 月第 1 版　2018 年 12 月第 1 次印刷
书　　号：ISBN 978-7-5659-1723-3
定　　价：80.00 元

译者前言

高血压作为中国常见的慢性病，是心脑血管疾病发生发展的危险因素。其中脑卒中、心肌梗死、心力衰竭及慢性肾病已成为主要并发症，甚至导致死亡。虽然中国目前的高血压患病率高，但是高血压人群的知晓率、治疗率、控制率均较低，那么如何改善中国人群的高血压现况，降低高血压所带来的经济负担，进而提高中国人群的生活质量，这是我们临床医师及其他医务工作者都应该深思的问题。

当然，学习一直都是每个人进步的主要方法，我们也会接触到很多国外的临床医学知识。本书汇集了美国高血压防治知识及大量的临床试验，对临床试验中使用不同种类的降压药物人群进行了分析，同时对高血压人群的降压目标也进行了分析，完成了临床终点事件的随访，通过统计结果分析出最优的降压药物及最佳的降压目标。这是一本难得的高血压手册。通过这本手册，既可以了解当前的高血压研究进展，也可以受到启发，为中国的医学事业贡献自己的一份力量。

这本书涉及高血压的临床知识，也涉及专业的统计学知识，所以我们组织了心内科医师及熟悉或掌握统计学知识的多名中青年学者翻译了本书，对于翻译过程中出现的问题也进行了讨论和磋商，希望可以通过这本书为医务工作者带来便利，对中国医学事业做出一份贡献。

吴寿岭

缩略语

ACE	angiotensin-converting enzyme	血管紧张素转化酶
Angk-Ⅱ	angiotensin Ⅱ	血管紧张肽Ⅱ
ARB	angiotensin Ⅱ receptor blocker	血管紧张肽Ⅱ受体阻滞剂
AV	atrioventricular	房室传导
BB	beta-blocker	β受体阻滞剂
BP	blood pressure	血压
BUN	blood urea nitrogen	血尿素氮
CHD	coronary heart disease	冠心病
CHF	congestive heart failure	充血性心力衰竭
CO	cardiac output	心排血量
CRF	chronic renal failure	慢性肾衰竭
CVA	cerebrovascular accident	脑血管意外
D	diuretic	利尿剂
DBP	diastolic blood pressure	舒张压
DHEAS	dehydroepiandrosterone sulfate	硫酸脱氢表雄酮
DHP	dihydropyridine	二氢吡啶
EPI	epinephrine	肾上腺素
GFR	glomerular filtration rate	肾小球滤过率
GITS	gastrointestinal therapeutic system	胃肠道治疗系统
HCTZ	hydrochlorothiazide	氢氯噻嗪
HDL	high-density lipoprotein	高密度脂蛋白
HR	heart rate	心率
HsCRP	high sensitivity CRP	高敏C反应蛋白
IBW	ideal body weight	理想体重
IGCP	intraglomerular capillary pressure	肾小球内毛细血管压
ISA	intrinsic sympathomimetic activity	内在拟交感神经活性
IVP	intravenous pyelogram (pyelography)	静脉肾盂造影

LDL	low-density lipoprotein	低密度脂蛋白
Lp (a)	lipoprotein A	脂蛋白 A
LVFP	left ventricular filling pressure	左室充盈压
LVH	left ventricular hypertrophy	左室肥厚
MAO	monoamine oxidase	单胺氧化酶
MAP	mean arterial pressure	平均动脉压
MI	myocardial infarction	心肌梗死
MIBG	metaiodobenzylguanidine	碘代苄基胍
MRI	magnetic resonance imaging	磁共振成像
MSA	membrane-stabilizing activity	膜稳定活性
NE	norepinephrine	去甲肾上腺素
NPI	neuro-peptidase inhibitor	神经肽酶抑制剂
NSAID	nonsteroidal anti-inflammatory drug	非甾体抗炎药
PET	positron emission tomography	正电子发射断层扫描
PFT	pulmonary function test	肺功能检查
PIH	pregnancy-induced hypertension	妊娠高血压
PRA	plasma renin activity	血浆肾素活性
PWP	pulmonary wedge pressure	肺动脉楔压
RAAS	renin-angiotensin-aldosterone system	肾素-血管紧张素-醛固酮系统
RBC	red blood cell	红细胞
RBF	renal blood flow	肾血流量
RI	renin inhibitor	肾素抑制药
RPF	renal plasma flow	肾血浆流量
RVR	renal vascular resistance	肾血管阻力
SARA	serum aldosterone receptor antagonist	血清醛固酮受体拮抗剂
SBP	systolic blood pressure	收缩压
SNS	sympathetic nervous system	交感神经系统
SV	stroke volume	每博输出量
SVR	systemic vascular resistance	全身血管阻力
TPA	tissue plasminogen activator	组织型纤溶酶原激活物

UTI	urinary tract infection	尿路感染
VLDL	very-low-density lipoprotein	极低密度脂蛋白
VMA	vanillylmandelic acid	香草扁桃酸

目　　录

第一章
高血压一般介绍

高血压流行病学及危害

在美国、西方或工业化国家，高血压是冠心病、心肌梗死、脑血管意外、慢性肾衰竭及充血性心力衰竭等疾病最主要的危险因素之一。在工业化国家，一生中发生高血压（血压>140/190 mm Hg）的风险高达90%。在美国，冠心病是第一位死亡原因，每年可导致80万例死亡（平均每分钟超过1例死亡），且脑血管意外也是美国第四位死亡原因。

每年的冠心病支出超过2000亿美元[1-3]。原发性高血压被定义为不能发现确切病因的血压升高，它能增加脑、心、大动脉及肾事件的心血管疾病风险。不过，亚临床血管靶器官损害（target organ damage，TOD）在高血压早期阶段就已发生，并能通过非侵入性检查证明。这些隐匿的心血管改变包括左心室肥厚、舒张功能不全、微量白蛋白尿、血管顺应性异常、认知功能障碍及血管性痴呆。

高血压综合征

高血压是人体异质状态的一部分，被认为是合并有基因或获得性结构和代谢异常（图 1-1）的动脉粥样硬化综合征或高血压综合征，包括[4-5,147]：

1. 血脂异常或高脂血症
2. 胰岛素抵抗、糖耐量异常和糖尿病
3. 向心性肥胖（男性型肥胖）
4. 内分泌或者神经激素的改变（包括交感神经系统、肾素-血管紧张素-醛固酮系统）
5. 肾功能异常（钠、水、尿酸、蛋白质负荷排泄和微量白蛋白尿）
6. 血管和心脏平滑肌的结构和功能异常，如动脉顺应性异常合并动脉弹性降低、舒张功能障碍和左心室肥厚。
7. 生物膜病及异常细胞阳离子转运（钙、镁、钠、钾离子）
8. 凝血异常（血栓）
9. 内皮功能障碍
10. 血管炎症（高敏 C 反应蛋白）
11. 老龄化
12. 加速动脉粥样硬化

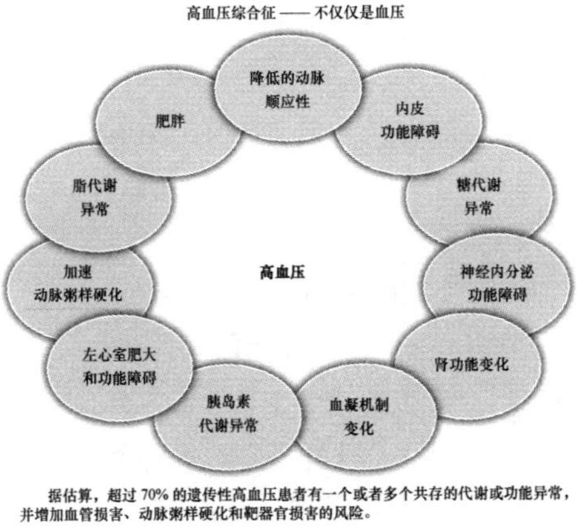

图 1-1 高血压综合征

高血压个体化治疗

根据定义，所有的抗高血压药物都能降低血压，这显然是降低心血管风险的最重要因素。然而，对于靶器官疾病和主要心血管事件的预防，不同种类抗高血压药之间存在较大差异，即便同一类抗高血压药之间也是如此。大部分高血压患者须服用 2 种或多种抗高血压药以达到降压目标值，对于一些高风险的高血压患者须同时使用他汀类药物以最大化降低心血管疾病风险。然而，尽管有效降压药物有很多，世界上大部分患者血压仍然不达标，即便美国的血压控制率是最好的。（译者注：2000—2010 年，高收入国家的高血压控制率大幅度增加，从 17.9％增加到 28.4％；低收入和中等收入国家略有下降，从 8.4％降低到 7.7％。）

临床工作者们如果想要寻求理想的抗高血压药物治疗，必须认识到将面对无数新的挑战和观念。个体化治疗是建立在高血压不同分型中的[5]。个体化治疗的基本组成是依据多方面因素的一个逻辑和定制的治疗药物选择，具体包括：

（1）病理生理学和血管生物学

（2）肾素和醛固酮分析

（3）血流动力学

（4）危险因素减少和终末器官损害降低

（5）伴随的内科疾病或问题

（6）人口统计学

（7）生活质量（quality of life，QOL）和治疗产生的不良反应

（8）治疗依从性

（9）医疗费用合计

具体将在下面的章节中讨论。

高血压临床试验透视

高血压手册第一版包括许多新的概念、原理变化、临床信息、临床试验、新抗高血压药物以及非药物治疗。旧抗高血压药与新药比较的大型临床试验已经完成，其他的许多也仍在进行中。最近发布的临床试验包括：抗高血压与降脂治疗预防心血管疾病发生试验（Antihypertensive Therapy and Lipid Lowering Heart Attack Prevention Trial，ALLHAT）、盎格鲁-斯堪的那维亚心脏终点试验（Anglo-Scandinavian Cardiac Outcomes Trial，ASCOT）、预防高血压试验（TROPHY）、国际硝苯地平控释剂研究（International Nifedipine GITS Study：Intervention as a Goal in Hypertension Trial，INSIGHT）、北欧地尔硫䓬研究（Nordic Diltiazem Study，NORDIL）、氯沙坦对高血压终点事件减少的干预研究（Losartan Intervention For Endpointreduction in hypertension，LIFE）、非裔美国人肾病和高血压研究（African American Study of Kidney Disease and Hypertension，AASK）、血管紧张素Ⅱ受体阻滞剂氯沙坦在2型糖尿病中减少临床终点的试验（Randomized Evaluation of NIDDM with the Ang-Ⅱ antagonist Losartan，RENAAL）、厄贝沙坦糖尿病肾病试验（Irbesartan Diabetes Nephropathy Trial，IDNT）、IRMA、维拉帕米控制心血管事件终点的调查试验（Controlled Onset Verapamil Investigation of Cardiovascular Endpoints，CONVINCE）、ANBP-2、缬沙坦抗高血压的长期使用评价（Valsartan Antihypertensive Long-Term Use Evaluation，VALUE）、JIKEI和MOSES。

欧洲收缩期高血压试验（The Systolic Hypertension Trial in Europe，SYST-EUR）、硝苯地平在上海老年人中的试验（Shanghai Trial of Nifedipine in the Elderly，STONE）、中国收缩期高血压试验（Systolic Hypertension in China，SYST-CHINA）、高血压最佳治疗试验（Hypertension Optimal Treatment，HOT）、成都硝苯地平试验、INSIGHT、NORDIL、NIC-EH、CONVINCE、络活喜对血管影响的前瞻性随机评估（Prospective Randomized Evaluation of Vascular Effects of Norvasc Trial，PREVENT）、维拉帕米控制高血压和动脉粥样硬化的研究（Verapamil in Hypertension and Atherosclerosis Study，VHAS）、长期降压治疗研究组（Study Group on Long-term Antihypertensive Therapy，GLANT）、老年人降压治疗有效性试验（Practitioners Trial on the Efficacy of Antihypertensive Treatment in the Elderly，PATE）、瑞典老年人试验 2（Swedish Trial in Old Patients-2，STOP-2）、VALUE、ALLHAT 和 ASCOT 等试验已经证明钙通道阻滞剂（calcium channel blocker，CCB），尤其是二氢吡啶类 CCB，能显著降低心血管、脑血管事件死亡以及全因死亡。

卡托普利预防项目（Captopril Prevention Project，CAPPP）和 ANBP-2 试验显示血管紧张素转化酶抑制剂（angiotensin-converting enzyme inhibitor，ACEI）在减少高血压患者心血管死亡和全因死亡方面与传统的利尿剂和β受体阻滞剂（BB）治疗相当或更优。心脏结局评估研究（Heart Outcomes Evaluation，HOPE）和 EUROPA 研究显示 ACEI 能有效减少高风险非高血压患者心血管死亡风险。

SYST-EUR、CAPPP、RENAAL、IDNT、IRMA、LIFE、VALUE 和 ASCOT 等研究已显示，在合并有糖尿病和蛋白尿的高血压患者中，ACEI、血管紧张素Ⅱ受体阻滞剂（angiotensin receptor blocker，ARB）和 CCB 比传统的利尿剂和β受体阻滞剂更能降低心血管死亡和全因死亡。

STOP-2 研究显示钙通道阻滞剂和 ACEI 与传统治疗相比，在减少心血管死亡和全因死亡以及降压方面相当，但更能降低 CVA 发生。PROGRESS 试验、STOP-2、MICROHOPE、QUIET、SCAT、AASK、糖尿病患者中血压控制试验（Appropriate Blood Pressure Control in Diabetes Trial，ABCD）、ALLHAT、福辛普利和氨氯地平心脏事件试验（Fosinopril and Amlodipine Cardiac Events Trial，FACET）、GLANT、ANBP-2 和 PATE 等试验已经证实 ACEI 能显著降低心血管死亡和全因死亡。

BB、血清醛固酮受体阻滞剂（SARA）、ACEI 和 ARB 在心脏疾病（CHF、MI、心肌梗死后以及心绞痛）方面的新数据同样也是积极的。

在 LIFE 试验中，ARB（氯沙坦）能显著减少脑血管、心血管死亡以及全因死亡。在 VALUE 试验中，缬沙坦能减少心血管死亡和全因死亡。在 MOSES 试验中，依普沙坦能减少心血管死亡和全因死亡。在 TROPHY 试验中，坎地沙坦的高血压前期治疗能减少心血管事件。

ASCOT 试验明确证明，在高风险的高血压患者中，与安慰剂相比联合他汀类药物（阿托伐他汀）和抗高血压药能显著减少所有心血管事件。联合使用阿托伐他汀及氨氯地平和（或）培哚普利在降低所有心血管事件和 2 型糖尿病发生方面优于 BB 与利尿剂的联合使用。

任何单一抗高血压药物都不能满足所有高血压患者的需要。不过，最新的临床试验表明 CCB、ACEI、ARB、SARA 和新型 α/β 受体阻滞剂治疗与利尿剂、传统的 BB 治疗相比在减少心血管事件风险、2 型糖尿病和肾疾病方面有较大优势。新型血管扩张性 BB 和肾素抑制剂（renin inhibitor，RI）同样有不错的血压控制、代谢和血管性影响。有关药物分类的临床试验正在进行中。联合降压治疗在初始治疗中取得了立足之地。幸运的是，医疗投资是大规模的并在迅速增长。

血管生物学与高血压

治疗高血压的目的是减少动脉内压力、改善血管生物学、血管健康、最佳地治疗高血压综合征以及减少 TOD（图 1-2）。理想的情况下，理想的治疗应该最大化减少所有终末器官损害，包括 CHF、CHD、MI、CVA、CRF、LVH、大动脉疾病以及全因死亡。

血管生理学和病理生理学最新的进展显示内皮功能、炎症、氧化应激、自身免疫性血管功能障碍和动脉顺应性异常在终末器官损害中扮演重要的作用。今后的重点须着力于促进血管健康以达到终末器官损害最大化减少。要对每个患者进行准确的心血管风险评估以选择最佳的降压方法以及对血脂异常、DM、肾病及其他心血管疾病危险因素等并发症进行合适的治疗。

血管是一个器官。事实上，它是人体最大的器官，在质量上大约是心脏的 5 倍，在面积上大约是一个网球场的 6 倍。血管系统通过血管收缩、炎症/自身免疫传递、氧化应激、促凝血剂、生长促进剂与血管扩张剂、抗炎/自身免疫传递、抗氧化剂，抗凝血剂及生长抑制剂间的慢性动态平衡来调节血管健康（图 1-3 和图 1-4）。

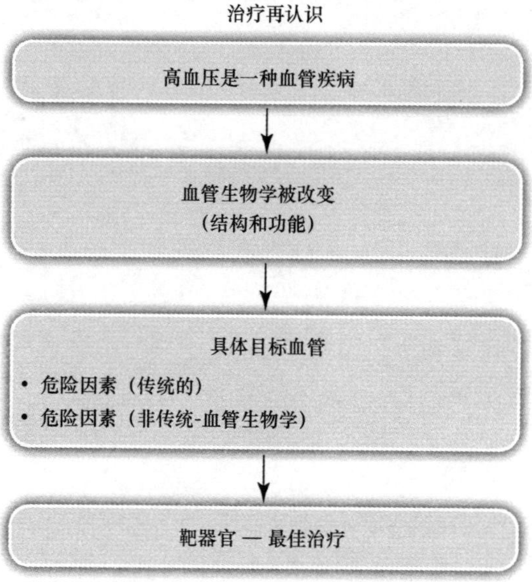

图 1-2　高血压治疗新途径

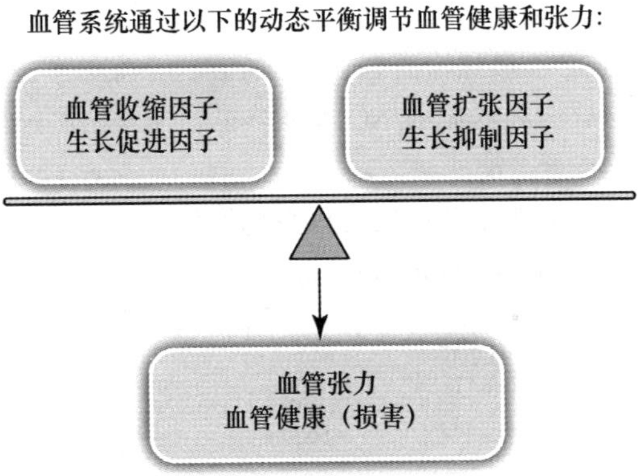

图 1-3 血管张力平衡

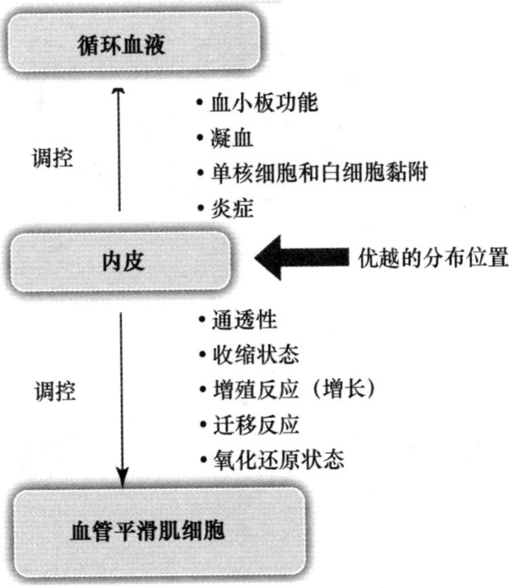

Adapted from Houston MC. *Vascular Biology in Clinical Practice* 2000.

图 1-4 血管内皮：处于血液和血管平滑肌之间的最佳调控

图 1-5 和图 1-6 说明了内皮在实施它各种调控功能方面的复杂性。内皮释放的血管舒张物质一氧化氮（NO）、前列环素和内皮源性超极化因子（endothelium-derived hyperpolarizing factor，EDHF）能促进血管舒张，抑制血管平滑肌细胞（smooth muscle cell，SMC）生长。血管紧张素Ⅱ和内皮素是内皮释放的强效血管收缩剂和

生长促进因子。缓激肽，通过受体介导的机制，刺激释放 NO。内皮不断释放的 ACE 能增加血管紧张素Ⅱ的表达并降解缓激肽，以此引起从内皮细胞合成和释放的 NO 不断降低。NO 能防止血小板附着/聚合、介导组织纤溶酶原激活剂（tissue plasminogen activator，t-PA）的合成，而血管紧张素Ⅱ能促进血小板聚集和纤溶酶原激活物抑制剂 1（plasminogen activator inhibitor-1，PAI-1）的形成。

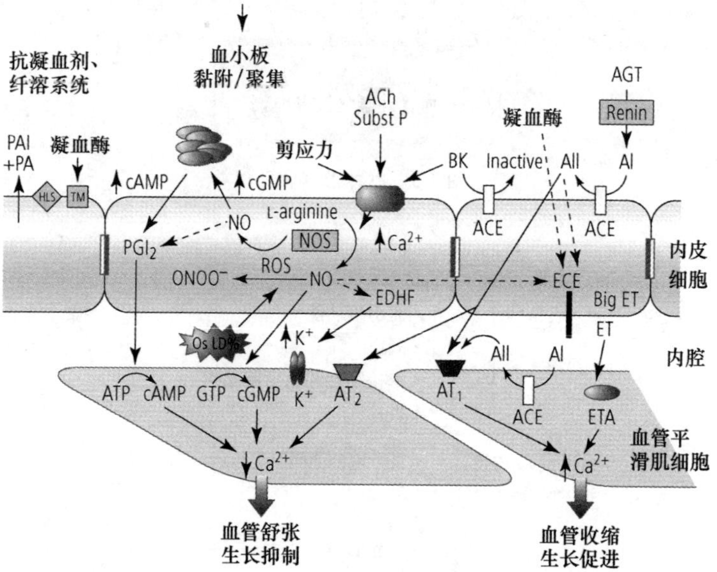

图 1-5 功能性内皮

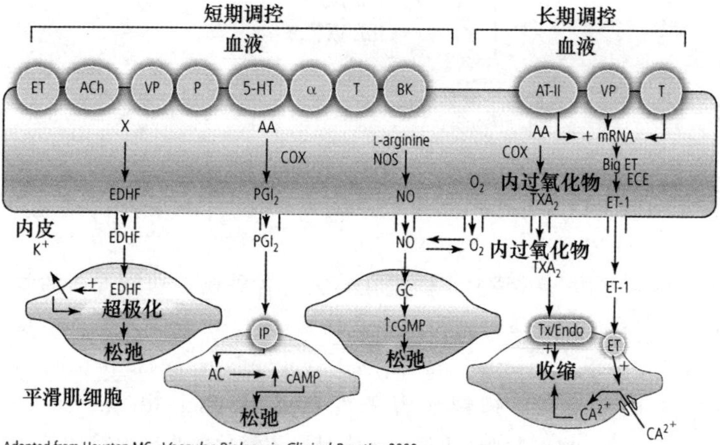

Adapted from Houston MC. *Vascular Biology in Clinical Practice* 2000.

图 1-6 内皮依赖性反应（并非所有的血管）

血管结构

动脉壁包括内膜、中膜和外膜（图 1-7）。内膜，血管的光滑内层，包括内皮及其下层的结缔组织。具有代谢活性的内皮细胞排列在管腔中。

中间层，是介质和肌层，由被含胶原蛋白、弹性蛋白纤维、成纤维细胞和内部弹性薄层等物质的细胞外蛋白基质包围的 SMC 构成。小动脉含有比大动脉更大比例的平滑肌层。大动脉（如主动脉）中含有相当大比例的弹性组织。

外膜，或者称动脉壁的外层，包括具有保持血管外形和限制扩张的结缔组织。大、中、小血管的结构异质性在疾病进展和治疗反应方面具有非常重要的作用。

血管结构

■浆膜　■肌层　■内皮

结构和功能的改变可能会导致血管损伤和靶器官损害

动脉壁

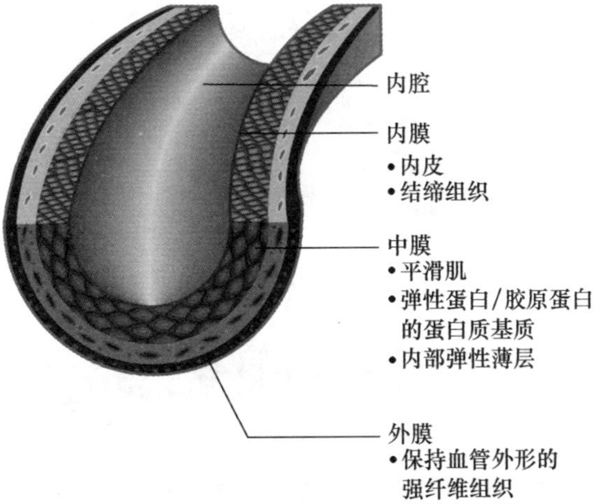

Modified from Ross R. Atherosclerosis—An Inflammatory Disease. *N Engl J Med* 1999; 340:115–126; Mulvany MJ, Aalkjaer C. Structure and function of small arteries. *Physiol Rev* 1990; 70: 921–961.

图 1-7　血管结构

内皮功能和内皮功能障碍

图 1-8 表示内皮功能和内皮功能障碍。

内皮正常的血管功能

保持张力（血管扩张和收缩）和结构
调节细胞生长和迁移
调节凝血和纤溶特性
调节炎症、氧化应激和免疫机制
调节白细胞和血小板黏附于血管内皮细胞的表面
调控氧化（代谢活性）
调节通透性

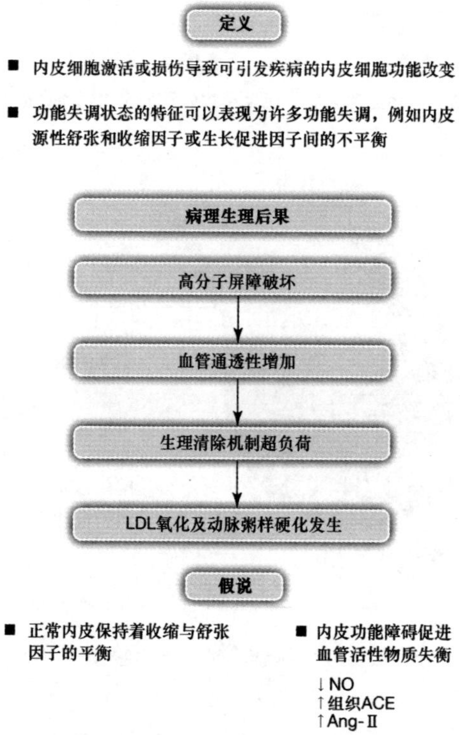

From Lüscher TF. *J Myocard Ischemia 1995;* 7(Suppl. 1): 15–20.
ACE，血管紧张素转化酶：Ang-II，血管紧张素Ⅱ，LDL，低密度脂蛋白

图 1-8 内皮功能障碍

内皮功能障碍

生理性功能障碍

1. 血管痉挛（血管收缩与舒张）
2. 血栓形成（凝血与抗凝）
3. 动脉粥样硬化（促炎、氧化应激、自身免疫与抗炎、抗氧化应激、抗自身免疫性）
4. 再狭窄（生长促进与抑制）

结构性功能障碍

1. 血管肥大
2. 血管增生
3. 血管多倍体

内皮功能障碍的过程

内皮细胞激活或损伤导致可引发疾病的内皮细胞功能改变（图 1-8）。功能失调状态的特征可以表现为许多功能失调，例如内皮源性舒张和收缩因子或生长促进因子间的不平衡

病理生理学后果包括：

高分子屏障破坏

血管通透性增加

生理清除机制超负荷

LDL 氧化及动脉粥样硬化发生

From Lüscher TF. *J Myocard Ischemia* 1995；7（Suppl. 1）：15-20.

以内皮功能障碍和血管生物学概念为基础的高血压新治疗方法

高血压是血管生物学发生改变的血管疾病，无数新兴的、非传统和传统的心血管危险因素导致血管氧化应激、炎症和自身免疫性功能障碍（图 1-9 和图 1-10）。内皮和血管壁功能障碍导致动脉粥样硬化和 TOD。为获得理想的血管健康并减少心血管事件选择直接作用于异常血管生物学及高血压的新的治疗通路显得势在必行（图 1-8 和图 1-9）。新的治疗观念和临床高血压试验表明减少心血管事件风险最好的药物包括 CCB、ACEI 和 ARB。SARA、RI、第

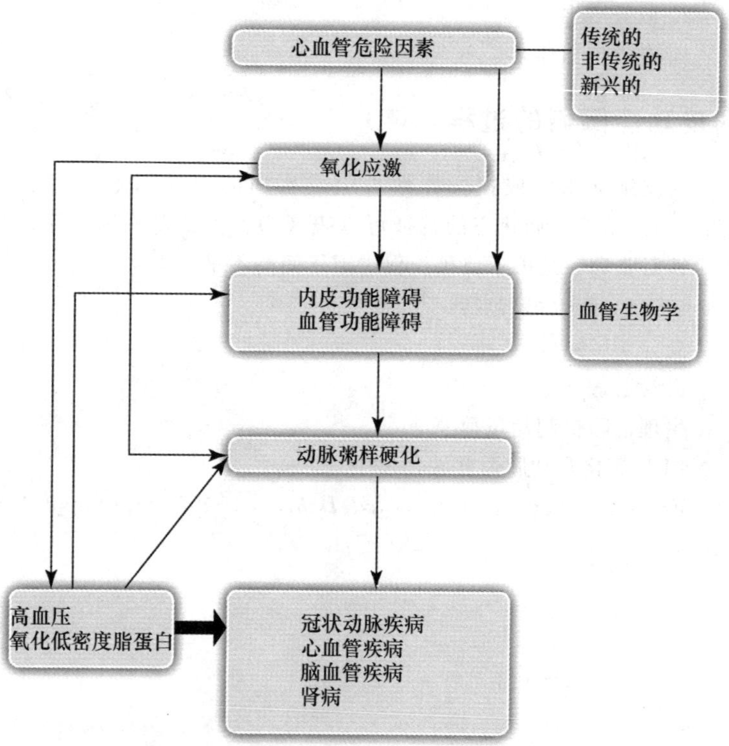

血管氧化应激在直接诱导内皮功能障碍，血管平滑肌功能障碍和动脉粥样硬化方面发挥重要作用。因此，氧化应激是心血管危险因素和TOD之间的中介者。

图 1-9 在内皮功能障碍、动脉粥样硬化、心血管疾病和冠心病之间的关系与关键概念[155A]

三代 α/β 和 BB 同样也显示出有前景的早期结果。然而，由于在血糖、糖尿病、其他一些代谢紊乱方面的不良影响以及长期服用可能导致肾功能不全，不建议将利尿剂及第一代、第二代 β 受体阻滞剂（包括非选择性、心脏选择性和具有 ISA 活性）作为一线或事件二线治疗。

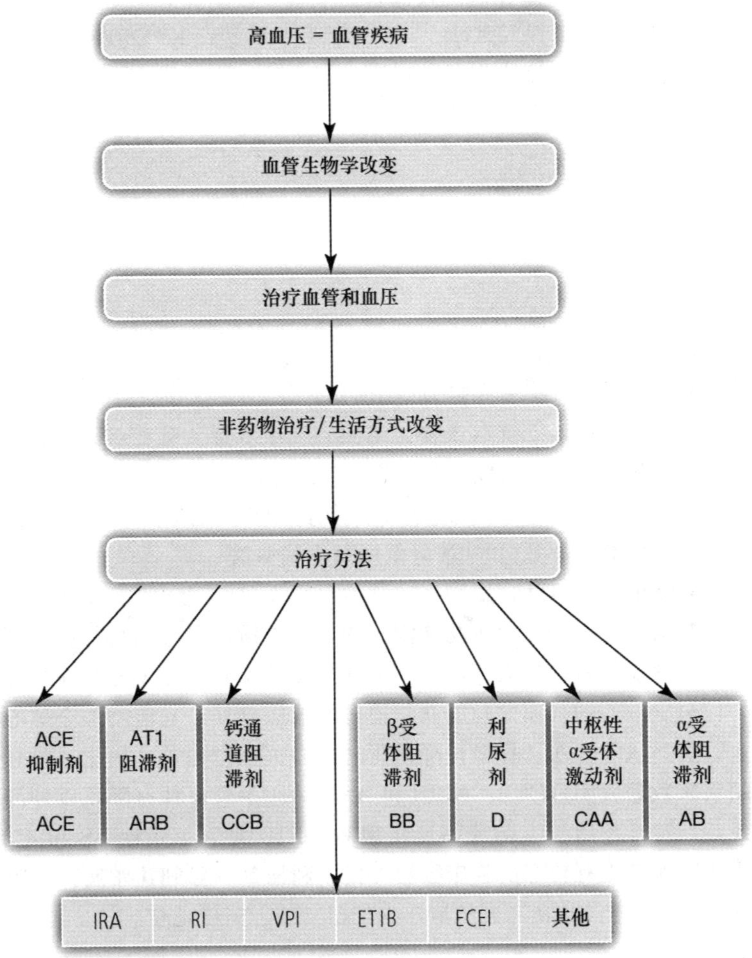

ECEI，内皮素转化酶抑制剂；ETIB，内皮素受体拮抗剂B型；IRA，咪唑啉受体阻滞剂; RI，肾素抑制剂；VPI，血管肽酶抑制剂

图 1-10 新治疗途径

内皮功能障碍的治疗：一项全球性心血管治疗方法

- 降胆固醇（他汀类、贝特类、烟酸、树脂黏合剂、小肠胆固醇抑制剂、保健食品、营养、减肥、运动、生活方式改变等）
- 抗氧化剂、维生素和矿物质
- 减轻重量并改善身体组成
- ACEI
- ARB
  RI
  SARA
- CCB
- ω-3 脂肪酸补充剂
- 运动训练（有氧和阻力运动）
- 改善胰岛素抵抗（饮食、减肥、二甲双胍、噻唑烷、西格列汀和葡萄糖肠吸收抑制剂等）
- 小剂量阿司匹林（81 mg）；最佳营养和其他生活方式改变
- 维生素 B_6、B_{12} 和叶酸降低同型半胱氨酸
- 停止所有烟草制品

高血压是一种以内皮功能障碍和血管平滑肌异常为特征的血管疾病，它能一直影响人体心血管事件发生数十年。原发性高血压是一种包含一系列代谢、功能和结构异常的综合征，它能增加全球心血管疾病风险，在选择最佳降压药时也需慎重考虑这些因素。最新的临床数据表明，CCB、ACEI 和 ARB 对心血管事件有降压以外的效益，被推荐用于大部分高血压患者。RI、血管扩张性 BB 和 α/β 受体阻滞剂也有较好的临床数据支持。利尿剂（除吲达帕胺）和第一代、第二代 BB 在高血压治疗中处于二线、三线地位。

第二章
高血压定义和分类

假说：原发性高血压和终末器官损害

原发性高血压的治疗的主要目标是通过降低血压、改善高血压综合征各种并发症、促进理想血管健康或血管生物学（内皮功能和血管平滑肌功能和结构），预防和减少所有终末器官损害。高血压与脑血管、心血管的风险增加和肾的发病率和死亡率相关联。某些降压药的药理学可减少一些并发症，但不是全部并发症[5]，所以降压治疗对血管的危险因素、危险标志物、血管生物学以及器官损害的发病机制必须全面考虑。

尽管在 DBP＞105 mmHg 的患者死亡率较高，但 DBP＜105 mmHg的患者死亡人数较多[5]。大多数患者都为中度高血压[5]。在这组中治疗风险收益比尤其存在争议。轻、中度高血压的药物治疗（舒张压 110 mmHg）减少了与血压相关损害的并发症，比如 CVA、CHF 以及部分 CRF，但是动脉粥样硬化的并发症（CHD、心绞痛、MI 和猝死）都未降到预测的程度。在一些前瞻性临床试验中预测：以利尿剂和 BB 为主要的降压药物，血压降低可减少动脉粥样硬化的发生。针对这种观点，迄今为止，唯一的例外为 ALLHAT。ALLHAT 研究发现在应用氯噻酮、氨氯地平、赖诺普利治疗的致命性和非致命性冠心病患者，其首发终点事件发生率相同[150]。然而，值得注意的是该试验是一个高风险老年人群（平均年龄 67 岁）前瞻性临床试验。试验存在许多方法上的缺陷，关于利尿剂在治疗高血压中的作用还需要进一步讨论[150]。

在大多年龄分组中（特别是超过 50 岁），收缩期高血压对心血管风险的预测价值与舒张压相当或更敏感[5,213,218]。降压药的最初选择或联合应用是一个复杂的决定。决定基于许多因素如降压目标、伴随危险因素、肾功能、年龄、性别、种族、代谢和血流动力学参数、病理生理学、血管生物学、不良反应、并发症、经济状况和临床降低 TOD 的能力。老年人中 BB 单一疗法在治疗 CHD 的角色存在质疑。最近一些研究认为，由于中心主动脉压和所有临床心血管事件包括 CHD、MI、CVA 和全因死亡减低不明显，BB 不再是治疗原发性高血压的合适选择[130,222-227]。另外，在一些高血压人群中某些利尿剂（HCTZ、氯噻酮和噻嗪类利尿剂，而不是吲达帕胺）

的不合理应用也许可能与胰岛素抵抗、糖耐量异常、新发2型糖尿病、肾细胞癌和进行性肾功能不全有关[90,148,222,228-232,234-237]。

在许多临床试验中甚至建议，一些降压药在降低某些TOD方面有特定优势（比如CCB对CVA；ACEI、ARB对CRI；ACEI、ARB或利尿剂对CHF；CCB、ACEI、ARB对CHD和MI）[5,226,238-239]。基于病理生理学以及我们所知的血管生物学知识、内皮功能障碍（endothelial dysfunction，ED）和高血压/动脉粥样硬化综合征并发症复杂的相互作用，在本书中对一个更为复杂的药理学途径进行了描述。

世界高血压分级和指南

美国高血压分级和 JNC7[213]

1. 美国有 5 000 万～6 000 万人患有高血压病（收缩压＞149 或舒张压＞90 mmHg)[6]。第 3 次美国健康营养普查（National Health and Nutritional Examination Survey，NHANES）结果显示只有 27％的人血压得到控制（图 2-1 和图 2-2)，第 4 次美国健康营养普查 31％的人血压得到控制（表 2-1)。
2. JNC 7 指南：成人（大于等于 18 岁）血压分级及管理[213]（见表 2-2)。
3. 患病率：非洲裔美国人居首位，尤其是男性及老年人。非洲裔美国人是高血压罹患率和死亡率最高的种族[5,238]。
4. 大于等于 60 岁的老年人的高血压发生率，美国非西班牙裔白人、非西班牙裔黑人、墨西哥美国人分别为大约 60％、70％及 60％（图 2-3)[6]。
5. 高血压导致的死亡率、残疾和发病率的大部分（60％）发生在 1 级高血压患者中[6]。
6. 高血压是美国医生最常见的医学问题[5,238]。由于高血压的年均财政支出已经超过了 100 亿美元。
7. 在美国和其他工业社会，血压尤其是收缩压随着年龄增加而升高[5,238]。
8. 相比舒张压，在大多数年龄组中（不包括＜50 岁)，收缩压和脉压与 TOD 的相关性更强。BP 越高，血压每增加 1 mmHg，靶器官受损越严重。靶器官损害与心血管事件呈线性关系[5,213,238,240]。

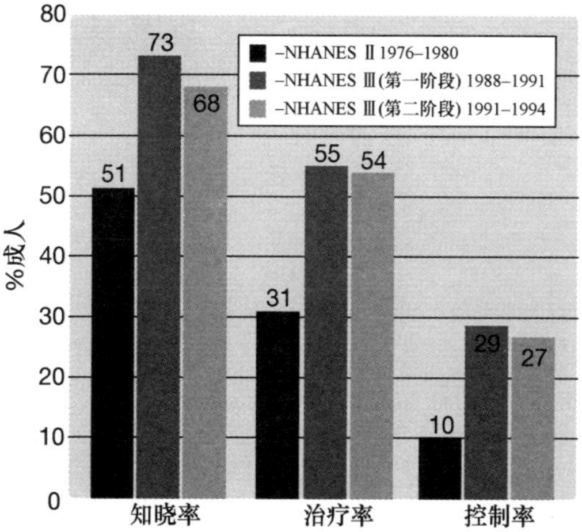

Adapted from Burt et al. *Hypertension* 1995; 25: 305–313.
NHANES，美国健康营养普查

图 2-1 NHANES Ⅲ：美国成人高血压（1976—1994）

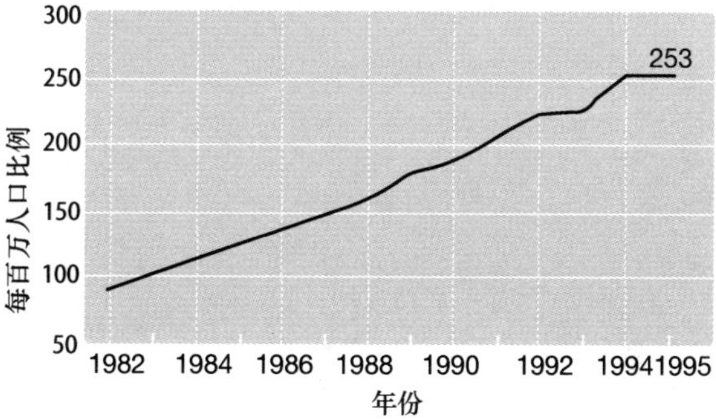

Adapted from Burt et al. *Hypertension* 1995; 25: 305–313.

图 2-2 NHANES Ⅲ：心血管疾病趋势（终末期肾病）

表 2-1 美国成人高血压发生率、知晓率、治疗率和控制率趋势（1976—1994）[217]

百分率	NHANES Ⅱ	NHANES Ⅲ	
	1976—1980 年	1988—1991 年	1991—1994 年
知晓率	51	73	68
治疗率	31	55	53
控制率	10	29	27

表 2-2　JNC7 对 18 岁及以上的成人血压的分级及管理

血压分级	收缩压（mmHg）*		舒张压（mmHg）*	管理*		
				是否需要修正生活方式	初始药物治疗	
					无强适应证	有强适应证
正常	<120	且	<80	鼓励		
高血压前期	120～139	或	80～89	是	无需降压药物	根据适应证用药
高血压 1 级	140～159	或	90～99	是	大多数采用噻嗪类利尿剂；也可考虑使用 ACEI、ARB、BB、CCB 或者联合使用	适应证药物和其他抗高血压药物（利尿剂、ACEI、ARB、CCB、BB）
高血压 2 级	≥160	或	≥100	是	两药联合治疗（常用噻嗪类利尿剂 + ACEI/ARB/CCB/BB）	适应证药物和其他抗高血压药物（利尿剂、ACEI、ARB、CCB、BB）

Adapted from JAMA，May 21，2003；289（19）.

ACEI，血管紧张素转化酶抑制剂；ARB，血管紧张素受体阻滞剂；BB，β 受体阻滞剂；CBB，钙通道阻滞剂

* 治疗方式由最高血压决定

† 合并糖尿病或肾病的患者目标血压为<130/80 mmHg

‡ 最初的联合治疗应该特别小心直立性低血压的风险

NHANES IV：关键发现[217]

NHANESⅣ的主要发现见表 2-3～表 2-5。

- 在美国，高血压患病率从 1988 年的 25%增加到了 2000 年的 28.7%（$P=0.5$）。
- 高血压知晓率 2000 年为 68.9%，1988 年为 69.2%，二者没有统计学差异（$P=0.58$）。
- 高血压诊治率从 1988 年的 24.6%增加到了 2000 年的 31%（$P=0.05$）。
- 高血压合并糖尿病的患者中，自 1988 年来血压控制率均未提高（1988 年实现目标的 28.5%，2000 年实现目标的 25.4%）（$P=0.70$）。

结论：高血压患病率在美国正在增加，但控制率依然处在很低的水平。

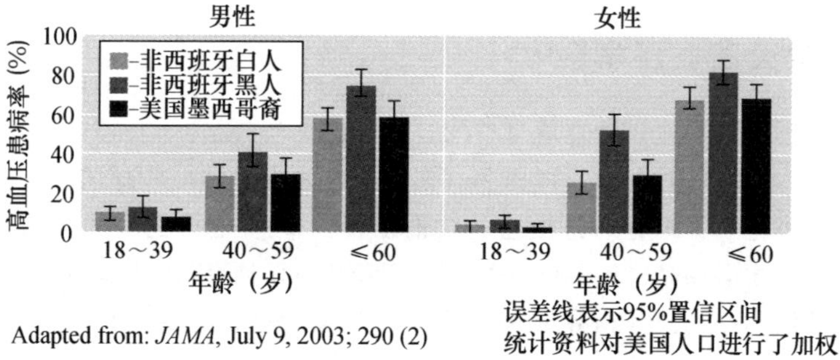

图 2-3 男性和女性以年龄和种族分组的高血压患病率

高血压指南

JNC7 关键建议[213]

1. 在年龄大于 50 岁人群中，和舒张压相比，收缩压是心血管事件更加重要的危险因素。

2. 心血管事件发生风险在 115/75 mmHg 以上每增加 20/10 mmHg，风险升高一倍。

3. 收缩压处在 120～139 或者舒张压处在 80～89 mmHg 的人群应该被认定为高血压前期，需要生活方式干预来预防心血管事件。

4. 对大多数患有单纯性高血压的患者，噻嗪类利尿剂应单独使用或联合使用（注：大多数权威和世界高血压指南不同意这项建议或其有效性，我也不认同）。某些高风险情况下建议选择其他药物作为一线治疗（ACEI、ARB、CCB、BB）。

5. 大多数高血压患者需要两种或者两种以上的降压治疗才能达到目标血压（尤其对于有糖尿病或慢性肾病患者，血压最好控制在＜140/90 mmHg 或＜130/80 mmHg）。

6. 如果血压超过目标血压 20/10 mmHg，应该考虑两药联合使用，且其中一个药物应该是噻嗪类利尿剂（注：大多数权威和世界高血压指南不建议在大多数患者中使用噻嗪类利尿剂作为初始或第二种药物治疗，本人也不建议）。

7. 临床医生应建立信任并激励患者遵从治疗。

加拿大高血压学会[214,247]

加拿大高血压教育项目（CHEP）建议[214,247]：

"基于 ALLHAT，提出利尿剂应推荐为唯一的一线降压药，但没有其他有力证据，得出这一结论是否公平？"综合迄今为止的证据，答案必须是"不"（引用 2003 CHEP 建议摘要）。请参阅表 2-6 为药物治疗的具体指导方针的建议，2007[247]更新，类似于 JNC7。

欧洲社区高血压和心脏病指南（European Societies of Hypertension and Cardiology Guidelines，ESH-ESC）[215,241-243]

"强调了使用第一类降压药物这一观点已经过时，被另一种观点即使用两种或者更多降压药物最终达到降压目标所取代[215]。"

这些指南已经在 2007 进行了更新[241-243]。

表 2-3　1988—2000 年美国人群年龄分组和年龄校正后的高血压患病率[217]

特征	患病率，% (SE)			变化，1988—2000	
	1988—1991 年	1991—1994 年	1999—2000 年	%（95%CI）	*P* 值
年龄分组数据					
年龄					
18～39	5.1 (0.6) *	6.1 (0.6) *	7.2 (1.1) *	2.1 (−0.3～4.5)	0.05
40～59	27.0 (1.4) *	24.3 (2.2) *	30.1 (1.8) *	3.1 (−1.4～7.6)	0.09
>60	57.9 (2.0)	60.1 (1.1)	65.4 (1.6)	7.5 (2.4～12.5)	0.002
年龄校正数据（2000 年美国人口）					
总体	25.0 (1.5)	25.0 (1.7)	28.7 (1.8)	3.7 (0～8.3)	0.02
性别					
男	24.9 (2.1)	23.9 (2.6)	27.1 (2.7)	2.2 (−4.5～8.9)	
女	24.5 (1.7)	26.0 (1.8)	30.1 (2.4)	5.6 (0～11.4)	
种族					
非西班牙裔白人	25.9 (1.8)	25.6 (2.1)	28.9 (2.3)	3.1 (−2.7～8.7)	
非西班牙裔黑人	28.9 (2.2)	32.5 (2.1) **	33.5 (3.2) **	4.6 (−3～12.2)	
美国墨西哥裔	17.2 (1.6) *	17.8 (2.0) *	20.7 (2.7) *	3.5 (−2.7～9.7)	
性别和人种					

续表

特征	患病率,% (SE)			变化，1988—2000 年	
	1988—1991 年	1991—1994 年	1999—2000 年	% (95%CI)	P 值
男					
非西班牙白人	26.7 (2.7)	24.4 (2.4)	27.7 (3.4)	1.0 (−7.5～9.6)	
非西班牙黑人	29.1 (3.3)	29.5 (2.9)	30.9 (4.9) b	1.8 (9.8 ～13.4)	
美国墨西哥裔	17.9 (2.6)	17.8 (1.8)	20.6 (3.9) b	2.7 (−6.5～11.9)	
女					
非西班牙白人	25.1 (2.1)	26.8 (2.3)	30.2 (3.1)	5.1 (−2.2～12.4)	
非西班牙黑人	28.6 (2.7)	35.0 (2.7)	35.8 (4.2) b	7.2 (−2.6～17.0)	
美国墨西哥裔	16.5 (2.2) b	17.9 (2.1) b	20.7 (3.4)	4.2 (−3.8～ 12.2)	

Adapted from Ref.[217]

NA，没有确切证据

[a]数据是按美国人口加权

[b]NHANES 的最小样本量标准存在至少 0.30 变异系数，因此可能不可靠

* * $P<0.01$ 种族/族裔群体以非西班牙裔白人为基准，或在三个年龄组的差异之间的差异以>60 年组为参照

* $P<0.001$ 种族/族裔群体以非西班牙裔白人为基准，或在三个年龄组的差异之间的差异以>60 年组为参照

表 2-4　多元回归分析[217]。高血压患病率和人口因素以及 BMI 的关联

影响因素	回归系数（SE）		
	1988—1991 年	1991—1994 年	1999—2000 年
年龄（每增加 1 岁）	1.2（0.04）*	1.2（0.03）*	1.3（0.04）*
性别（女性作为参照）	3.5（1.3）	0.03（0.7）	1.4（1.5）
人种（以美国墨西哥裔为参照）			
非西班牙裔白人	−1.1（0.9）	−0.2（1）	0.6（1.4）
非西班牙裔黑人	7.0（1.4）*	10（0.1）*	8.2（1.7）*
BMI（每增加一个单位）[a]	1.3（0.07）*	1.3（0.1）*	1.2（0.1）*
R2	0.30	0.30	0.31

Adapted from JAMA，July 9，2003；290（2）：203.

[a]体重指数，关于体重除以身高的平方

* $P<0.001$ 为每个因素在校正剩余影响因素后的独立危险因素

表 2-5　高血压知晓率、治疗率和控制情况[217]。1988—2000 美国人口数据

特征	患病率，%（SE）			1988—2000 年改变情况	
	1988—1991 年（n=3045）	1991—1994 年（n=3045）	1999—2000 年（n=1565）	%（95%CI）	P 值
总知晓率	69.2（1.3）	67.8（1.8）	68.9（1.5）	−0.3（−4.2～3.6）	0.58
总治疗控制率	52.4（1.4）	52.0（1.0）	58.4（2.0）	6.0（1.2～10.8）	0.007
占所有接受治疗的高血压患者	46.9（2.2）	43.6（1.7）	53.1（2.4）	6.2（0～12.6）	0.03
占所有高血压患者	24.6（1.4）	22.7（1.1）	31.0（2.0）	6.4（1.6～11.2）	0.004
<140/90 mmHg（经治疗的合并糖尿病高血压患者）	53.1（4.5）	41.6（5.8）*	46.9（4.7）	−6.2（−19.0～6.6）	0.83
<130/85 mmHg（经治疗的合并糖尿病高血压患者）	28.5（4.2）	17.2（4.2）*	25.4（4.0）	−3.1（−14.5～8.3）	0.70

Adapted from JAMA，July 9，2003；290（2）：203.

资料对美国人口进行了加权

* 由于 NHANES 的最小样本量标准存在至少 0.30 变异系数，因此可能不可靠

表 2-6 加拿大心血管协会[214]。个体降压药物治疗建议

	初始治疗	二线治疗	注意事项
高血压无其他强适应证	噻嗪类利尿剂、BB、ACEI、ARB、长效二氢吡啶类 CCB	联合使用一线药物	ARB 不被推荐为一类用药；BB 不推荐作为 60 岁以上人群初始治疗用药；低钾血症时应避免使用排钾利尿剂；ACEI 不推荐黑人使用。
单纯收缩性高血压无其他强适应证	噻嗪类利尿剂、ARB、长效二氢吡啶类 CCB	联合一线药物使用	低钾血症时应避免使用排钾利尿剂
糖尿病合并肾病	ACEI 或 ARB	增加一种或多种噻嗪类利尿剂、BB、长效 CCB 或者 ARB/ACEI	N/A
糖尿病无合并肾病	ACEI、ARB 或噻嗪类利尿剂	联合一线治疗药物或附加的心脏选择性 BB 和（或）长效 CCB	如果血肌酐水平 > 150 μmol/L，在血容量允许的情况下袢利尿剂应该替代低剂量噻嗪类利尿剂
心绞痛	BB（考虑增加 ACEI）	长效 CCB	避免使用短效硝苯地平
既往心肌梗死	BB 和（或）ACEI	联合其他药剂	N/A
心力衰竭	ACEI 或噻嗪类或袢利尿剂、BB、螺内酯作为附加治疗	ARB 或者肼屈嗪/硝酸异山梨醇酯	避免非二氢吡啶（地尔硫䓬、维拉帕米）

续表

	初始治疗	二线治疗	注意事项
既往脑血管意外或短暂性脑缺血	ACEI 或联合利尿剂	N/A	血压下降可以减少脑血管病复发
肾病	ACEI（利尿剂作为附加治疗）	联合其他药剂	如果存在双侧肾动脉狭窄避免使用 ACEI
左室肥厚	ACEI、ARB、二氢吡啶类 CCB、利尿剂（55 岁以下可使用 BB）	N/A	避免肼屈嗪和米诺地尔
周围血管病	不影响推荐初始治疗	不影响推荐初始治疗	严重病例避免使用 BB
血脂异常	不影响推荐初始治疗	不影响推荐初始治疗	N/A

AB，α 受体阻滞剂；ACEI，血管紧张素转化酶抑制剂；ARB，血管紧张素受体阻滞剂；BB，β 受体阻滞剂；BP，血压；CCB，钙通道阻滞剂；CVA，脑血管意外；DM，糖尿病；MI，心肌梗死；LVH，左心室肥厚；PAD，外周血管疾病；TIA，短暂性脑缺血发作

指南建议总结

1. 指南的角色是教育性的而并非是一成不变的。
2. 血压值在人群当中呈单峰分布，且与心血管风险紧密相关。
3. 高血压定义的真实阈值应该是灵活的，真实血压阈值的高低应基于不同个体的心血管疾病风险
4. 患者的分层是基于与高血压的级别以及合并不同危险因素、靶器官损害、疾病所导致的总心血管风险（图 2-4）。高血压人群分层代表了致死和非致死心血管事件 10 年发生风险。
5. 治疗措施应基于最主要的心血管危险因素。
6. 心血管疾病危险性分低危、中危、高危和伴随附加风险的极高危，附加风险指平均值以外的风险。
7. 建议计算相对和绝对风险。但在年轻患者中，相对风险是在其他风险因素存在的情况下更好的风险指标，因为年龄可能存在偏差而导致实际风险类别降至较低水平。
8. 不推荐使用 10 年以上的绝对风险的截断值。
9. 总的心血管危险分层应考虑一些临床指标（表 2-7）。
10. 依据临床情况，诊室、家庭和 24 小时动态血压都是推荐使用的血压测量方式。
11. 药物治疗应该根据收缩压、舒张压的水平和所有心血管疾病危险水平。
12. 当总 CV 风险高或非常高时，不仅要在 3 级高血压进行药物治疗，在 1 级和 2 级就应立即进行药物干预（图 2-5）。
13. 高血压为 1、2 级，且总心血管危险为中度危险的患者，药物治疗可以延迟数周，在高血压 1 级患者无其他危险因素者可以延迟到数月再考虑药物干预。但是，这部分患者一段时间后血压控制效果差，建议立即进行药物干预。
14. 当血压处于正常高值，是否药物干预则主要取决于心血管危险度高低。根据对照试验的结果，建议有糖尿病、冠心病、既往脑血管意外或者周围血管病的人群开始服用降压药。
15. 降压的主要目标是最大程度上降低总体患病风险、心血管风险以及与之相关的可逆风险因素，可将血压至少降至 140/90 mmHg 之下或者更低可以耐受的水平，在合并糖尿病或者高危、极高危高血压患者（合并脑卒中、心梗、肾

功能不全或者蛋白尿）推荐血压在 130/80 mmHg。在发生明显的 CV 损伤之前，建议尽早治疗。

16. 生活方式干预应该作为首要治疗措施，是否药物干预取决于风险水平和血压水平。

17. 降压药物的选择基于患者的状态或伴随疾病，对心血管风险因素和患者的心血管风险的影响，亚临床或临床心血管疾病，肾疾病或糖尿病，药物相互作用，不利影响禁忌证，作用持续时间，降低血压作用和成本（表 2-8 和表 2-9）。但是，不建议代谢综合征患者或糖尿病高风险患者应用利尿剂和 BB。

18. 联合治疗是实现目标血压的首选方法。固定剂量组合能提高依从性和简化治疗。其中一些组合是优选的（图 2-6 和图 2-7）。

危险因素、靶器官损伤或疾病	血压（mm Hg） 正常血压收缩压120～129；舒张压80～84	正常血压高值收缩压130～139；舒张压90～99	1级高血压收缩压140～159；舒张压90～99	2级高血压收缩压160～179；舒张压100～109	3级高血压收缩压≥180；舒张压≥110
无其他危险因素	正常	正常	低危	中危	高危
1～2项危险因素	低危	低危	中危	中危	很高危
3项或者更多危险因素，代谢综合征，亚临床靶器官损伤或糖尿病	中危	高危	高危	高危	很高危
已出现心血管或肾病	很高危	很高危	很高危	很高危	很高危

图 2-4 心血管风险分层

表 2-7 影响预后的因素

危险因素	亚临床靶器官损伤
• 收缩压和舒张压	• 心电图 LVH（Sokolow-Lyon＞38 mm；Cornell＞2440 mm/ms）
• 脉压水平（尤其老年人）	• 超声心动图左室肥厚*（LVMI 男性＞125 g/m²，女性≥110 g/m²）

续表

危险因素	亚临床靶器官损伤
• 年龄：男性＞55，女性＞65	• 颈动脉中层内膜厚度（IMT）＞0.9 mm 或存在斑块
• 吸烟	• 劲股动脉脉搏波传导速度＞12 m/s
• 血脂异常	• 踝臂指数＜0.9
TC ＞ 5.0mmol/L（190 mg/dl）	• 血浆肌酐轻度上升
LDL 胆固醇＞3.0 mmol/L（115 mg/dl）	男：115～133 mmol/l（1.3～1.5 mg/dl）
HDL 胆固醇：男性＜1.0 mmol/l（40 mg/dl）女性＜1.2 mmol/L（46 mg/dl）；	女：107～124 mmol/L（1.2～1.4 mg/dl）
总甘油三酯 TG＞1.7 mmol/L（150 mg/dl）	• 低估算的肾小球滤过率＊＊［＜60 ml/(min · 1.73 m^2)］或血肌酐＊＊＊（＜60 ml/min）
• 空腹血糖 5.6～6.9 mmol/L（102～125 mg/dl）	• 微量蛋白尿 30～300 mg/24 h 或白蛋白肌酐比值：≥22（男）；或≥31（女）mg/g 肌酐
	已出现 CV 或肾病
• 糖耐量受损	• 脑血管疾病：缺血性脑卒中、脑出血、短暂性脑缺血
• 腹型肥胖（腰围：男＞102 cm，女＞88 cm）	• 心脏疾病：心肌梗死；心绞痛；冠状动脉旁路移植术；心力衰竭
• 家族既往心血管疾病（男性发生年龄＜55，女性＜65）	• 肾病：糖尿病肾病；肾功能损害男（血肌酐男性＞133；女性＞124 mmol/L）；尿蛋白（＞300 mg/24 h）
糖尿病	• 周围动脉疾病

续表

危险因素	亚临床靶器官损伤
● 多次重复测量后空腹血糖≥7.0 mmol/L (126 mg/dl) ● 餐后血糖>11.0 mmol/L (198 mg/dl)	● 严重视网膜病变：出血或渗出，视盘水肿

注：代谢综合征定义为腹型肥胖、血糖、血压≥130/85 mmHg、低密度脂蛋白、高胆固醇血症中 5 个成分有超过 3 个以上的危险因素

* 最大的同心圆处（壁厚/半径比≥0.42）

* * MDRD 公式

* * * Cockroft Gault 公式

国际黑人高血压协会（ISHIB）[216]

建议美国非洲裔新发高血压患者以图 2-8 所示的几类药物中的 1 种作为单药治疗的一线用药，包括利尿剂、BB、CCB、ACEI、ARB。

美国心脏协会委员会对高血压的临床心脏病学和流行病以及预防：在预防和管理缺血性心脏病中治疗高血压[244]

合并缺血性心肌病和 CHF 的高血压患者的初始治疗选择（表 2-10 和表 2-11）

英国高血压学会和美国国家卫生研究院与临床优化和皇家医师学院[245-246]（表 2-12 和图 2-9）

从 JNC7 和 ESH/ESC 所推荐的到 BHS，高血压患者的主要治疗方案有很大不同。这些总结在表 2-11 和图 2-9。

英国医学会（JBS2）关于预防心血管疾病的临床实践指南[223]

英国医学会对预防心血管疾病的临床实践指南（图 2-10～图2-12）。

	血压 (mm Hg)				
危险因素、靶器官损伤或疾病	正常血压收缩压120-129 mmHg；舒张压80～84 mmHg	正常血压高值收缩压130～139 mm Hg；舒张压85～89 mmHg	1级高血压收缩压140～159 mmHg；舒张压90-99 mmHg	2级高血压收缩压160～179 mmHg；舒张压100～109 mmHg	3级高血压收缩压≥180 mmHg；舒张压≥110 mmHg
无其他危险因素	无需血压干预	无需血压干预	改变生活方式，数月后如血压仍未控制考虑药物治疗	改变生活方式，数月后如血压仍未控制考虑药物治疗	改变生活方式+及时药物治疗
1～2项危险因素	改变生活方式	改变生活方式	改变生活方式，数月后如血压仍未控制考虑药物治疗	改变生活方式，数月后如血压仍未控制考虑药物治疗	改变生活方式+及时药物治疗
3项或者更多危险因素，代谢综合征，亚临床靶器官损伤或糖尿病	改变生活方式	改变生活方式同时考虑药物治疗	改变生活方式+药物治疗	改变生活方式+药物治疗	改变生活方式+及时药物治疗
糖尿病	改变生活方式	改变生活方式+药物治疗	改变生活方式+药物治疗	改变生活方式+药物治疗	改变生活方式+及时药物治疗
已出现心血管或肾病	改变生活方式+及时药物治疗	改变生活方式+及时药物治疗	改变生活方式+及时药物治疗	改变生活方式+及时药物治疗	改变生活方式+及时药物治疗

图 2-5 基于血压值、危险因素和并发症的治疗方法选择

表 2-8 一些降压药物的适用推荐

亚临床靶器官损伤	
LVH	ACEI、CA、ARB
亚临床动脉粥样硬化	CA、ACEI
微量白蛋白尿	ACEI、ARB
肾功能不全	ACEI、ARB
临床事件	
既往脑卒中	所有降压药
既往心肌梗死	BB、ACEI、ARB

续表

亚临床靶器官损伤	
心绞痛	BB、CA
心力衰竭	利尿剂、BB、ACEI、ARB、抗醛固酮制剂
心房颤动	
再发房颤	ARB、ACEI
持续房颤	BB、非二氢吡啶类 CA
快速心律失常	BB
ESRD/出现蛋白尿	ACEI、ARB，袢利尿剂
周围动脉疾病	CA
LV 功能不全	ACEI
人群	
老年单纯性收缩期高血压	利尿剂、CA
代谢综合征	ACEI、ARB、CA
糖尿病	ACEI、ARB
妊娠	CA、甲基多巴、BB
黑人	利尿剂、CA
青光眼	BB
ACEI 易导致干咳人群	ARB

ACEI，血管紧张素转化酶抑制剂；ARB，血管紧张素受体阻滞剂；BB，β受体阻滞剂；CA，钙通道阻滞剂；终末期肾病；ISH，单纯性收缩期高血压；LVH，左心室肥厚；LV，左心室；MI，心肌梗死

表 2-9 特定降压药的禁忌证

	强禁忌证	可能的禁忌证
噻嗪类利尿剂	痛风	代谢综合征 糖耐量受损 妊娠
BB	哮喘 房室传导阻滞（二至三度）	周围动脉疾病 代谢综合征 糖耐量受损 运动员和体力活动活跃患者 COPD

续表

	强禁忌证	可能的禁忌证
二氢吡啶钙阻滞剂		心动过速 心力衰竭
非二氢吡啶钙阻滞剂（维拉帕米、地尔硫䓬）	房室传导阻滞（二至三度） 心力衰竭 妊娠	
ACEI	血管神经性水肿 高钾血症 双侧肾动脉狭窄 妊娠	
ARB	高钾血症 双侧肾动脉狭窄	
利尿剂（醛固酮阻滞剂）	肾衰竭 高钾血症	

ACEI，血管紧张素转化酶抑制剂；ARB，血管紧张素受体阻滞剂

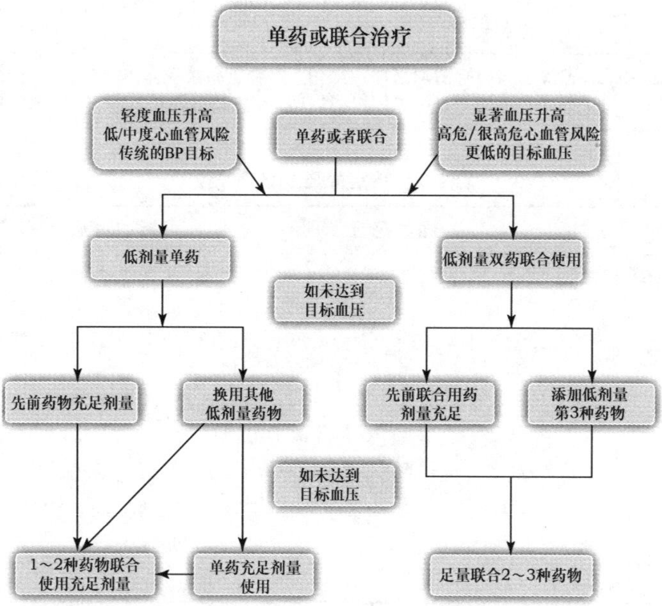

图 2-6　治疗方案选择：单药或联合

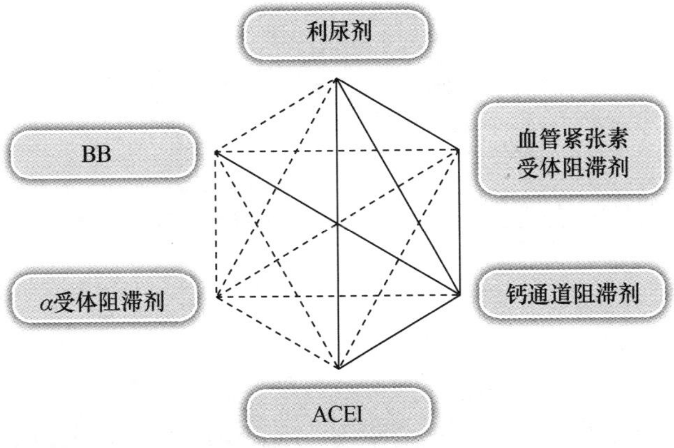

一般高血压人群优化组合用实线表示；
框内表示对照干预试验证实有益的制剂

图 2-7 高血压药物联合使用推荐

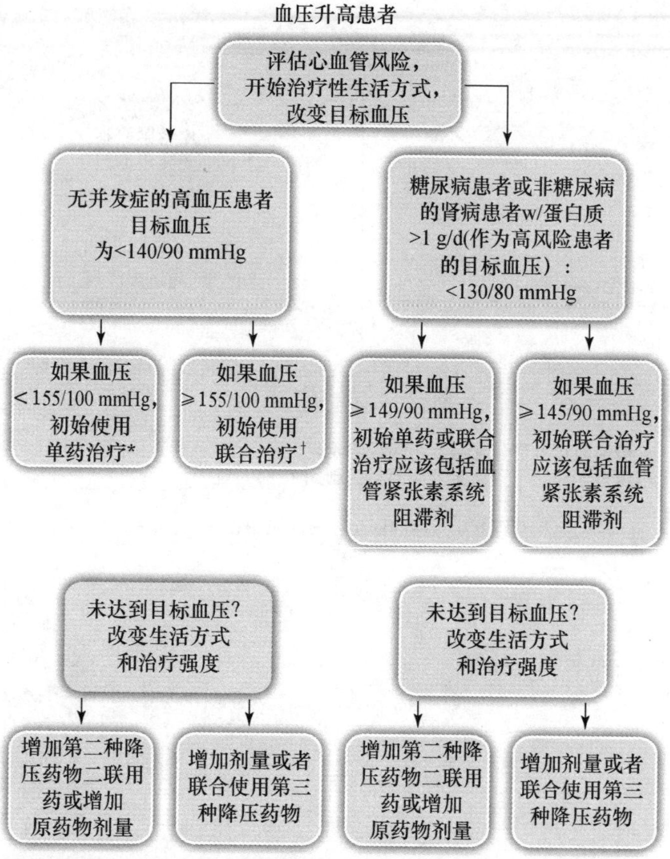

使用三种药物仍未达到目标血压值?

•考虑到可能会降低合规性和有效性现行方案的因素

•考虑转介专科控制血压

(Adapted from *Arch Intern* Med 2003; 163: 525–541.)

ACEI，血管紧张素转化酶抑制剂；ARB，血管紧张素受体阻滞剂；BB，β受体阻滞剂；BP，血压；CCB，钙通道阻滞剂；RAS，肾素血管紧张素系统

*以下任何一类均作为单药治疗的推荐用药：利尿剂、BB、CCB、ACEI、ARB类药物

†以下为启动低剂量联合治疗推荐联合药物：BB、ACEI利尿、ACEI/钙通道阻滞剂、ARB /利尿剂

图 2-8 非洲裔患者血压高达到目标血压的临床路径

表 2-10 主要建议总结

考虑因素	目标血压（mmHg）	是否需要生活方式修正	特殊药物使用说明	具体建议
一般冠心病	<140/90	是	任何有效的药物或联合[‡]	如果收缩压≥160 mmHg 或舒张压≥100 mmHg，开始两种药物治疗
高冠心病风险[*]	<130/80	是	ACEI 或 ARB 或 CCB 或噻嗪类利尿剂（或联合）	如果收缩压≥160 mmHg 或舒张压≥100 mmHg，开始两种药物治疗
稳定性心绞痛	<130/80	是	BB 和 ACEI 或 ARB	如果有 BB 使用禁忌证或副作用产生，可以使用地尔硫䓬或维拉帕米替代（但是心动过缓或左心功能衰竭除外）；可以在 BB 基础上添加非二氢吡啶类 CCB；噻嗪类利尿剂也可以作为添加药物
不稳定性心绞痛/非 ST 段抬高性心肌梗死	<130/80	是	BB（如果患者血流动力学稳定）和 ACEI 或 ARB	如果有 BB 使用禁忌证或副作用产生，可以使用地尔硫䓬或维拉帕米替代（但是心动过缓或左心功能衰竭除外）；可以在 BB 基础上添加非二氢吡啶类 CCB；噻嗪类利尿剂也可以作为添加药物
ST 段抬高性心肌梗死	<130/80	是	BB（如果患者血流动力学稳定）和 ACEI 或 ARB	如果有 BB 使用禁忌证或副作用产生，可以使用地尔硫䓬或维拉帕米替代（但是心动过缓或左心功能衰竭除外）；可以在 BB 基础上添加非二氢吡啶类 CCB；噻嗪类利尿剂也可以作为添加药物

续表

考虑因素	目标血压（mmHg）	是否需要生活方式修正	特殊药物使用说明	具体建议
LVD	＜120/80	是	ACEI（ARB）、BB、醛固酮阻滞剂、噻嗪类（袢利尿剂）、肼屈嗪/硝酸异山酯（黑种人）	有禁忌证的药物：维拉帕米、地尔硫䓬、可乐定、莫索尼定、AB

ACEI，血管紧张素转化酶抑制剂；ARB，血管紧张素受体阻滞剂；BB，β受体阻滞剂；BP，血压；CCB，钙离子通道阻滞剂；DBP，舒张压；DM，糖尿病；HF，心力衰竭；LVD，左室异常；LVEF，左室射血分数；MI，心肌梗死；NSTEMI，非ST段抬高性心肌梗死；PAD，外周动脉疾病；SBP，收缩压；STEMI，ST段抬高性心肌梗死；UA，不稳定心绞痛

在您作出任何管理决策之前，都强烈建议您阅读全文中关于科学声明的相关章节。

* 糖尿病，慢性肾病，称为CAD或类似CAD（颈动脉疾病、外周血管疾病、腹主动脉瘤），或10年Framingham风险评分≥10%

† 合理降低体重、健康的饮食习惯（包括限钠）、运动、戒烟、适当饮酒

‡ 证据支持ACEI（或ARB）、CCB或利尿剂作为一线用药

§ 如果存在前壁心肌梗死、持续高血压、左室功能障碍或心衰，或如果存在糖尿病

¶ 如果存在重度心衰（纽约分级为Ⅲ级或Ⅳ级，或射血分数＜40%和临床心衰）。见内文

表 2-11　建议

1. 高血压合并心衰患者的治疗包括行为修正比如限制食盐摄入，密切监控的运动项目（Ⅰ类，证据等级C），其他非药物治疗与无心衰的高血压患者相同。
2. 药物治疗能够改善心衰患者预后的同时也能降低血压。患者应该采用利尿剂、ACEI（或ARB）、BB和醛固酮受体阻滞剂（Ⅰ类，证据等级A）。
3. 严重心力衰竭或严重肾功能损害的患者，应用袢利尿剂来控制负荷；但在降压方面，其效果较噻嗪类药物查。利尿剂应用ACEI（ARB）和BB联用（Ⅰ类，证据水平C）。
4. 研究表明ACEI和ARB、坎地沙坦和缬沙坦在心衰患者上作用等价。无论哪类药物均能有效地降低血压。每类药物可以联用，条件是所述患者是血流动力学稳定，而不是在心肌梗死急性期（Ⅰ类，证据等级A）。
5. BB中，卡维地洛、美托洛尔琥珀酸盐和比索洛尔已经显示出改善的HF的结果和降低血压的有效性（Ⅰ级，证据等级A）。
6. 醛固酮受体阻滞剂螺内酯和依普利酮有利于心力衰竭的治疗，应被纳入严重心力衰竭（NYHA分级Ⅲ～Ⅳ级或LVEF＜40%，临床心力衰竭）的治疗方案。对于需要保钾治疗的患者，可用噻嗪类利尿剂替换其中一种或多种药物。如果醛固酮受体阻滞剂与ACEI或ARB施用在存在肾功能不全的患者，应经常监测血钾。这些药物不应该被使用，但是，如果血清肌酸酐水平是≥2.5 mg/dl的男性或≥2.0 mg/dl的妇女，或者如果血钾水平是≥5.0 mEq/L。螺内酯或依普利酮可与噻嗪类利尿剂一起使用，特别是在治疗难治高血压（Ⅰ级，证据等级A）。

续表

7. 对于 NYHA 分级Ⅲ～Ⅳ级心力衰竭的黑种人患者，在 ACEI（ARB）、BB 的基础上可以考虑联用肼屈嗪/硝酸异山梨酯（Ⅰ类，证据水平 B）。其他种族人群也可能获益，但未得到验证。
8. 避免在 HF 患者和高血压是非二氢吡啶类钙通道阻滞剂（例如维拉帕米和地尔硫䓬）、可乐定、莫索尼定和（Ⅲ类；证据等级 B）。α-肾上腺素能阻断剂如多沙唑嗪，应仅用于其他药物的高血压和心衰的管理是不够的，实现最大的血压控制耐受剂量（Ⅱa 类；证据等级 B）。
9. 尽管目标血压＜130/80 mmHg，但应考虑进一步降压至＜120/80 mmHg。对有心肌缺血证据的 CAD 和心力衰竭患者，其舒张压升高后应缓慢下降。若患者有糖尿病或超过 60 岁，须谨慎使其舒张压控制＜60 mmHg。在老年高血压个体具有广泛的 PP，降低收缩压可能会导致非常低的 DBP 值（＜60 mmHg）。这应提醒临床医生仔细评估任何不利迹象或症状，尤其是那些因心肌缺血和心衰恶化（Ⅱa 类；等级证据 B）。

ACEI，血管紧张素转化酶抑制剂；ARB，血管紧张素受体阻滞剂；BB，β 受体阻滞剂；BP，血压；CAD，冠心病；DBP，舒张压；DM，糖尿病；HF，心力衰竭；MI，心肌梗死；NYHA，纽约心脏协会；PP，脉压；SBP，收缩压

表 2-12　未更改的建议

GDG 不建议更改原 NICE 临床指南 1.4 部分关于高血压初级保健的建议（CG 18）。这些建议仍然适用于更新后公布的指南。		
1.4.1	药物治疗降低 CVD 发生风险和死亡率。以下须要给予药物治疗 ● 血压持续处于 160/100mmHg 或以上； ● 血压高于 140/90mmHg 且处于升高的心血管风险（10 年心血管风险≥20%或存在 CVD 或 TOD）。	A
1.4.2	提供有关药物的益处和副作用的指导材料，能帮助患者了解详情并做出选择。	D
1.4.3	提供药物治疗，如有必要，加入不同的药物，以达到目标 140/90 mmHg，或直到进一步的治疗是不恰当或无效的。滴定的药物剂量见英国国家处方集中的描述，须注意所有注意事项和禁忌证。	A

续表

1.4.10	对于单纯性收缩期高血压（SBP＞160 mmHg）患者，提供与收缩压和舒张压均高患者的相同治疗。	A
1.4.11	对于大于 80 岁的高血压患者，在考虑可能的并发症和药物使用的负担时，可考虑采用与 55 岁以上患者相同的治疗措施。	A
1.4.12	推荐每天 1 次的服药频率。	A
1.4.13	处方适当的非专利药，减少花费。	B
NICE 临床指南 18 是由 Newcastle Guideline Development and Research Unit 制定。可从 www.nice.org.uk/CG018 获取。		

BP，血压；CV，心血管；CVD，心血管疾病；GDG，世代数据组；NICE，英国国家卫生与临床优化研究所；SBP，收缩压；TOD，靶器官损害

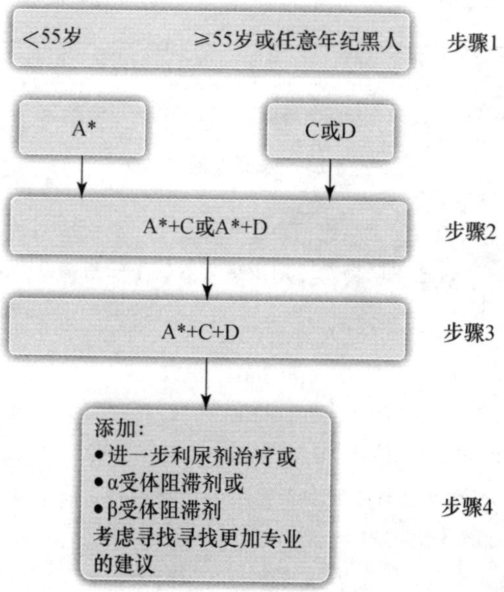

A表示ACEI（*若ACEI不耐受时，则表示ARB）；C表示钙通道阻滞剂；D表示噻嗪类利尿剂；β受体阻滞剂不作为高血压的初始推荐治疗药物，只有在小于55岁,使用ACEI药物不能耐受或禁忌证的情况下使用。此处黑人指加勒比非洲裔。在缺乏证据的情况下，其他所有人种应视为非黑人

图 2-9 新诊断高血压的治疗

关于血压的主要建议

1. 心血管疾病的风险应该通过所有的心血管危险因素来评价，包括吸烟、血压、脂质和糖尿病，使用风险计算表（图 2-10）按年龄分层，然后再根据临床史和试验结果对整体 CVD 风险和是否需要药物治疗做一个总体的临床判断。若心血管疾病的风险在 10 年内超过 20%，则认为风险足够高而须要服用降压药物等治疗。
2. 抗高血压药物治疗总结如图 2-11 和图 2-12。由于 1 型糖尿病发病率增加，不推荐联合使用利尿剂和 BB。在一般情况下，BB 应特殊适应证被保留，但不是高血压的主要用药。不推荐患者 55 岁以下使用利尿剂。
3. ABCD 系统由 ACD 药物选择体系替代（图 2-12）。

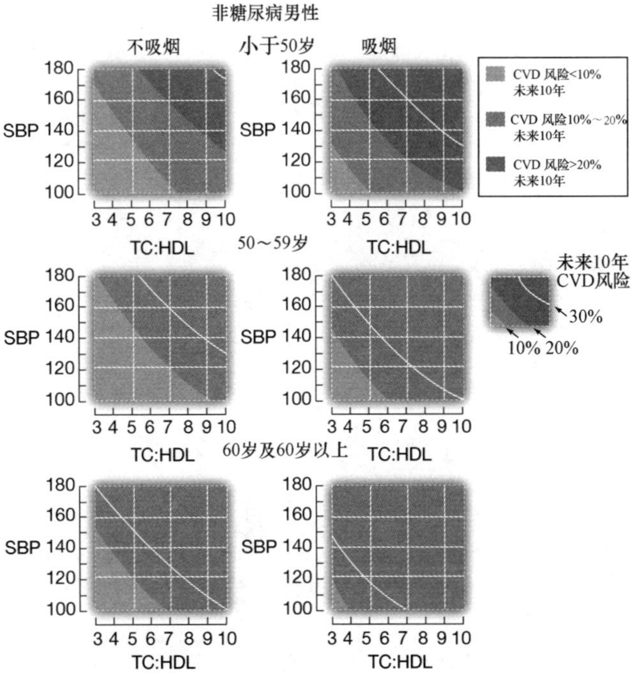

Source: Copyright University of Manchester.
CVD，心血管疾病；SBP，收缩压；TC:HDL，血清总胆固醇与HDL胆固醇比例

图 2-10 JBS 对非糖尿病男性患者的心血管疾病风险预测

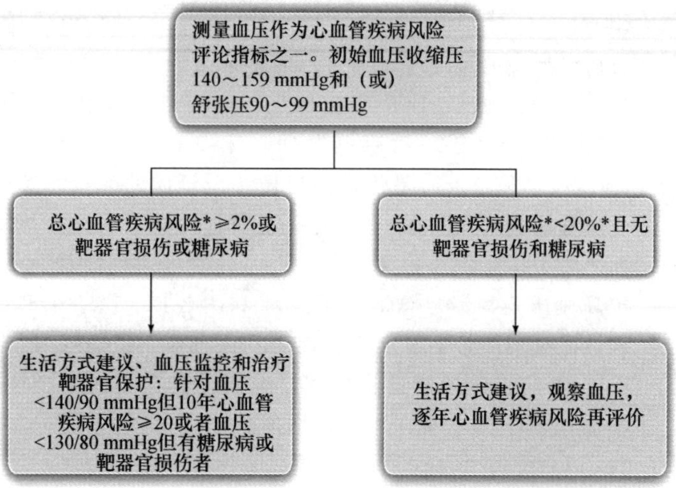

*使用心血管风险量表评价

图 2-11 风险阈值和降压目标在无心血管疾病的亚临床人群

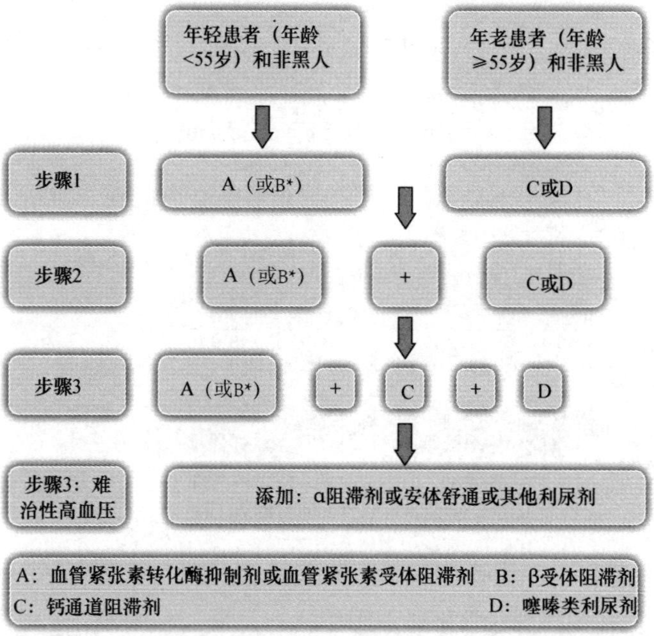

*联合用药中钙通道阻滞剂和利尿剂的组合相比其他组合导致更高的新发糖尿病

图 2-12 血压药物联合用药建议

全球心血管风险评分[248-252]

心血管研究者已经提出多个评分体系以确定全球心血管风险，包括 Framingham[250]、BHS、SCORE[251]、INTERHEART[252] 和 COSEHC[248-249]（表 2-13～表 2-16）。最完整和最新的心血管风险计算体系是 COSEHC，这也是目前推荐的评分体系[248-249]。表 2-13～表 2-16 均采用了美单位制和公制单位，便于转换。

绝对得分超过 40 或相对危险度在 60%以上表示心血管死亡风险高并且需要积极治疗。绝对分数代表 5 年之内心血管死亡风险。

30～40 的绝对得分表示中度高风险，20～30 分是中等风险，低于 20 为低风险。

表 2-13 COSEHC 对女性的心血管风险评分

融合 PROCAM 和 INDANA 数据											
风险因素	风险因素加分										风险得分
年龄（年）	35～39	40～44	45～49	50～54	55～59	60～64	65～69	70～74			
	0	+5	+9	+14	+18	+23	+27	+32			
吸烟	+13	+12	+11	+10	+10	+9	+9	+8			
收缩压（mmHg）	110～119	120～129	130～139	140～149	150～159	160～169	170～179	180～189	190～199	200～209	≥210
	0	+1	+2	+3	+4	+5	+6	+8	+9	+10	+11
总胆固醇浓度（mg/dl）	≤193	194～231	232～269	270～308	309～347	≥348					
	0	0	+1	+1	+2	+2					
身高（英寸）	<57	57～<61	61～<65	65～<69	≥69						
	+6	+4	+3	+2	0						
肌酐浓度（mg/dl）	<0.6	0.6	0.7	0.8	0.9	1.0	1.1	1.2	>1.2		
	0	+1	+1	+2	+2	+2	+3	+3	+4		

融合 PROCAM 和 INDANA 数据

风险因素	风险因素加分											风险得分
同型半胱氨酸（μmol/L）	≤5	5～5.9	6～6.9	7～7.9	8～9.9	10～10.9	11～11.9	12～12.9	13～13.9	14～14.9	15～15.9	≥16
	－4	－3	－2	－1	0	＋1	＋2	＋3	＋4	＋5	＋6	＋7
尿酸	＜6.0 加 0		＞6.0	＋3								
微量白蛋白尿	不存在加 0		存在＋3									
既往 MI	No	0	Yes	＋8								
既往脑卒中	No	0	Yes	＋8								
LVH	No	0	Yes	＋3								
糖尿病	No	0	Yes	＋9		如果没有糖尿病见下表						
非糖尿病	≤71	72～77	78～84	85～95	96～101	102～107	108～113	114～119	120～125	≥126		
	－1.5	－1	－0.5	0	＋0.5	＋1	＋1.5	＋2	＋2.5			
总危险评分												

得分超过 40 为高风险；按年龄分层的 60%分位相对风险评分：18（年龄 35～39）；21（年龄 40～44）；27（年龄 45～49）；31（年龄 50～54）；36（年龄 55～59）；41（年龄 60～64）

续表

绝对风险评分	5 年 CVD 死亡率（%）
0	0.04
5	0.07
10	0.11
15	0.19
20	0.31
25	0.51
30	0.84
35	1.4
40	2.3
45	3.7
50	6.1
55	9.8
60	15.6
65	24.5
70	37.0

CVD，心血管疾病；FBS，空腹血糖浓度；LVH，左心室肥厚；MI，心肌梗死；SBP，收缩压

表 2-14　COSEHC 对男性的心血管风险评分

融合 PROCAM 和 INDANA 数据												
风险因素	风险因素加分											风险得分
男性	+12											
年龄（年）	35-39	40-44	45-49	50-54	55-59	60-64	65-69	70-74				
	0	+4	+7	+11	+14	+18	+22	+25				
吸烟	+9	+7	+7	+6	+6	+5	+4	+4				
SBP（mmHg）	110-119	120-129	130-139	140-149	150-159	160-169	170-179	180-189	190-199	200-209	≥210	
	0	+1	+2	+3	+4	+5	+6	+8	+9	+10	+11	
总胆固醇浓度（mg/dl）	≤193	194-231	232-269	270-308	309-347	≥348						
	0	+2	+4	+5	+7	+9	若总胆固醇浓度≤193，见下					
LDL 胆固醇（mg/dl）	若总胆固醇浓度≤193 且 LDL：	<100	100～129	130～159	160～189							
				0	+1	+3	+4					

续表

融合 PROCAM 和 INDANA 数据												
风险因素	风险因素加分											风险得分
HDL 胆固醇（mg/dl）	若总胆固醇浓度≤193且 HDL：	<35	35～44	45～54	≥55							
				+4	+2	+1	0					
甘油三酯（mg/dl）	若总胆固醇浓度≤193且 TG：	<100	100～149	150～199	≥200							
				0	0	+1	+1					
身高（英寸）	<57	57-<61	61-<65	65-<69	≥69							
	+6	+4	+3	+2	0							
肌酐浓度（mg/dl）	<0.6	0.6	0.7	0.8	0.9	1.0	1.1	1.2	>1.2			
	0	+1	+1	+2	+2	+2	+3	+3	+4			
同型半胱氨酸（μmol/L）	≤5	5-5.9	6-6.9	7-7.9	8-9.9	10-10.9	11-11.9	12-12.9	13-13.9	14-14.9	15-15.9	≥16
	−6	−5	−4	−3	−2	−1	0	+1	+2	+4	+5	+6

续表

融合 PROCAM 和 INDANA 数据										
风险因素	风险因素加分									风险得分
尿酸	<7.0 加 0		>7.0	+2						
微量白蛋白尿	不存在加 0		存在+3							
既往 MI	No	0	Yes	+8						
60 岁前 MI 家族史	No	0	Yes	+1						
既往脑卒中	No	0	Yes	+8						
左心室肥厚	No	0	Yes	+3						
糖尿病	No	0	Yes	+2	如果没有糖尿病见下表					
非糖尿病	≤75	76～81	82～88	89～99	100-105	106-111	112-117	118-125	≥126	
FBS（mg/dl）	−1.5	−1	−0.5	0	+0.5	+1	+1.5	+2		
总危险评分										

得分超过 40 为高风险；

按年龄分层的 60％分位相对风险评分：18（年龄 35～39）；21（年龄 40～44）；27（年龄 45～49）；31（年龄 50～54）；36（年龄 55～59）；41（年龄 60～64）

HDL，高密度脂蛋白；LDL，低密度脂蛋白；LVH，左心室肥厚；MI，心肌梗死；SBP，收缩压

表 2-15　COSEHC 对女性的心血管风险评分

风险因素	风险因素加分									风险得分
年龄（年）	35～39	40～44	45～49	50～54	55～59	60～64	65～69	70～74		
	0	+5	+9	+14	+18	+23	+27	+32		
吸烟	+13	+12	+11	+10	+10	+9	+9	+8		
SBP（mmHg）	110～119	120～129	130～139	140～149	150～159	160～169	170～179	180～189	190～199	200～209	≥210
	0	+1	+2	+3	+4	+5	+6	+7	+8	+9	+10
总胆固醇浓度（μmol/L）	<6.0	6.0～7.9		≥8.0							
	0	+1	+2								
身高（英寸）	<57	57～<61		61～<65		65～<69		≥69			
	+6	+4	+3	+2	0						
肌酐浓度（μmol/L）	<50	50～69	70～89	90～109	≥110						
	0	+1	+2	+3	+4						
同型半胱氨酸（μmol/L）	≤6	6～7.2	7.3～8.4	8.5～9.6	9.7～11.9	12～13.2	13.3～14.4		14.5～15.9		≥163～

续表

风险因素	风险因素加分									风险得分
	－4	－3	－2	－1	0	＋1	＋2	＋3	＋4	
尿酸	≤333 加 0	＞333 加 4								
微量白蛋白尿	不存在 0	存在＋3								
既往 MI	No	0	Yes	＋8						
男性 55 岁前 MI 家族史	No	0	Yes	＋6						
女性 65 岁前 MI 家族史	No	0	Yes	＋8						
既往脑卒中	No	0	Yes	＋8						
LVH	No	0	Yes	＋3						
糖尿病	No		0		Yes		＋9	如果没有糖尿病则见下表		
非糖尿病	≤4.0	4.1～4.5	4.6～5.2	5.3～5.5	5.6～5.9	6.0～6.3	6.4～6.6	6.7～6.9		
FBS（mmol/L）	－2	－1	0	＋1	＋2	＋3	＋4	＋5		
总风险评分										

得分超过 40 为高风险；超过 47 为极高风险。

续表

风险因素	风险因素加分	风险得分
按年龄分层的60%分位相对风险评分：18（年龄35～39）；21（年龄40～44）；27（年龄45～49）；31（年龄50～54）；36（年龄55～59）；41（年龄60～64）		
绝对风险评分	**5年CVD死亡率（%）**	
0	0.04	
5	0.07	
10	0.11	
15	0.19	
20	0.31	
25	0.51	
30	0.84	
35	1.4	
40	2.3	
45	3.7	
50	6.1	
55	9.8	
60	15.6	
65	24.5	
70	37.0	

CVD，心血管疾病；FBS，空腹血糖浓度；LVH，左心室肥厚；MI，心肌梗死；SBP，收缩压

表 2-16 COSEHC 对男性的心血管风险评分

风险因素	风险因素加分										风险得分
男性	＋12										
年龄（年）	35-39	40-44	45-49	50-54	55-59	60-64	65-69	70-74			
	0	＋4	＋7	＋11	＋14	＋18	＋22	＋25			
吸烟	＋9	＋7	＋7	＋6	＋6	＋5	＋4	＋4			
SBP（mmHg）	110-119	120-129	130-139	140-149	150-159	160-169	170-179	180-189	190-199	200-209	≥210
	0	＋1	＋2	＋3	＋4	＋5	＋6	＋8	＋9	＋10	＋11
总胆固醇浓度（mmol/L）	≤5	5.0-5.9	6.0-6.9	7.0-7.9	8.0-8.9	≥9					
	0	＋2	＋4	＋5	＋7	＋9	若总胆固醇浓度未知				
LDL 胆固醇（mmol/L）	<2.6	2.6-3.3	3.4-4.0	≥4.1							
	0	＋1	＋3	＋4							
HDL 胆固醇（mmol/L）	<0.9	0.9-1.1	1.2-1.4	>1.4							
	＋4	＋2	＋1	0							

续表

风险因素	风险因素加分								风险得分
甘油三酯（mmol/L）	<1.7	≥1.7							
	0	+1							
身高（英寸）	<63	63-<67	67-<71	71-<75	≥75				
	+6	+4	+3	+2	0				
肌酐浓度（μmol/L）	<70	70-89	90-109	110-129	≥130				
	0	+1	+2	+3	+4				
同型半胱氨酸（μmol/L）	≤8.4	8.5-9.6	9.7-10.8	10.9-11.9	12-14.4	14.5-15.6	15.7-16.9	≥17	
	−4	−3	−2	−1	0	+1	+2	+3	
尿酸	≤416 加 0	>416 加 2							
微量白蛋白尿	不存在加 0		存在+3						
既往 MI	No	0	Yes	+8					
男性 55 岁前 MI 家族史	No	0	Yes	+6					

续表

风险因素	风险因素加分								风险得分
女性 65 岁前 MI 家族史	No	0	Yes	+8					
既往脑卒中	No	0	Yes	+8					
左心室肥厚	No	0	Yes	+3					
糖尿病	No	0	Yes	+2					如果没有糖尿病见下表
非糖尿病	≤4.0	4.0-4.4	4.5-4.9	5.0-5.5	5.6-5.9	6.0-6.4	6.5-6.9	≥7.0	
FBS (mmol/L)	−1.5	−1	0.5	0	+0.5	+1	+1.5	2	
绝对风险评分					**5 年 CVD 死亡率 (%)**				
得分超过 40 为高风险；超过 47 为极高风险；ASA 推荐评分超过 37									
按年龄分层的 60%分位相对风险评分：29（年龄 35～39）；32（年龄 40～44）；36（年龄 45～49）；40（年龄 50～54）									
0					0.04				
5					0.07				
10					0.11				
15					0.19				
20					0.31				

续表

风险因素	风险因素加分	风险得分
25	0.51	
30	0.84	
35	1.4	
40	2.3	
45	3.7	
50	6.1	
55	9.8	
60	15.6	
65	24.5	
70	37.0	

CVD，心血管疾病；LVH，左心室肥大；MI，心肌梗死；SBP，收缩压

继发性高血压[238]

病因	症状和体征	确诊
口服避孕药	新近发生的高血压	停止口服避孕药后6个月内血压恢复正常
甘草中毒	在食用大量甘草7年后平均血压升高5%	停止甘草摄入后1个月内血压恢复正常
原发性醛固酮增多症	假性醛固醇增多症 肌肉痉挛、虚弱、多尿、低钾血症、代谢性碱中毒	PRA下降、尿钾增加、提高血清醛固酮、血清K减少、生理盐水抑制试验阳性、醛固酮PRA比>25
嗜铬细胞瘤	持续性高血压、间歇性高血压、头痛、出汗、心慌、面色苍白，心动过速、直立性低血压	24小时尿或血清儿茶酚胺、VMA、CT、MIBG、MRI、可乐定抑制试验，PET扫描，肾上腺素检测
甲状旁腺功能亢进	骨痛、便秘、疲劳	高钙血症、低磷血症、甲状旁腺激素升高
甲状腺疾病	甲状腺功能亢进症、甲状腺功能减退症	游离甲状腺素指数、促甲状腺激素
肢端肥大症	体检	生长激素水平
解充血	发现心动过速，血压突然增高	非处方药用药史
压力、焦虑、抑郁	心动过速、出汗	临床病史、抗焦虑药和抗抑郁药、降低体重
肥胖	体重增加	睡眠监测、动脉血气、PFR
烧伤	2～3度烧伤	
睡眠呼吸暂停综合征	肥胖、打鼾、呼吸暂停、白天嗜睡	增加尿17-羟皮质类固醇和17-酮类固醇、尿和血浆皮质醇、血清皮质醇昼夜节律丧失、地塞米松抑制试验

续表

病因	症状和体征	确诊
Cushing 综合征	满月脸、向心性肥胖、多毛症，低钾血症，糖尿病	
主动脉缩窄	头痛、下肢跛行、小腿 BP 比手臂 BP 低 20 mmHg、降低了股动脉搏动异常、胸部 X 线片异常	主动脉造影、胸部 CT 或 MRI 检查
肾病	排尿困难、夜尿增多、血尿、管型红细胞、复发性尿路感染、水肿	肌酸酐、尿素氮、尿常规、核素 GFR、超声检查、肾活检
肾血管性高血压	新近发生的、急进型高血压，腹部听诊血管杂音，舒张压≥110 mmHg 治疗，动脉粥样硬化和肌纤维发育不良性亚型	动脉造影、肾静脉造影、PRA、核素 GFR 超声、卡托普利测试（巯甲丙脯酸肾扫描）、肾动脉多普勒扫描、MRA
其他药物或毒素*	高血压或减弱某些药物作用产生	停药；检测血液和尿液
神经系统疾病	脑肿瘤、颅脑损伤、四肢瘫、GBS、压力感受器功能障碍、自主神经功能不全	可乐定、硝酸甘油
心血管手术围术期	短暂的血压升高	观察
SIADH	增加容量负荷与重度低氧血症	血管内容量负荷增加，低钠血症

*非甾体抗炎药、拟交感神经药、可卡因、酒精、促红细胞生成素、环孢素、他克莫司、促蛋白合成类固醇、可的松、咖啡因、麻黄碱、摇头丸、哌甲酯、尼古丁、苯环利定、苯福林、苯丙醇胺、麦角胺、溴隐亭、胃复安、三氯乙烷、铅、汞、镉、砷、洋地黄、双硫仑、锂、草药、铊

血压测量

间接测量血压[6-7,120,238]

设备

血压计（无水银或水银气压计）。

测量方法

1. 患者应在一个安静、舒适的环境中坐位休息 5 分钟，嘱其穿薄衣，前臂应与心脏保持同一水平。患者血压测量前 1 小时应避免劳累、体温波动、过食、摄入咖啡因或吸烟。

2. 观察者（医师）应水银柱的凹面或在计量表的前面，避免紧张。

3. 应选择适当袖带尺寸。袖带囊应比末端直径宽 20%。袖带囊长度应该大约为推荐宽度的两倍。

4. 放气的袖带应放置在肘部空间上方至少 2.5 cm 处。袖口应该平滑和舒适地围绕手臂，袖带囊中心直接在肱动脉上。

5. 触诊脉搏。为了估计 SBP，应将袖带快速充气直到不能感觉到肱动脉脉搏。

6. 将听诊器的钟罩放在先前触诊的肱动脉上。快速使袖带膨胀至高于肱动脉脉搏消失点的 30 mmHg；以 2～3 mmHg/s 的速率对袖带进行定位。

7. 将第一个 Korotkoff 音记录为 SBP，将第五个 Korotkoff 音记录为 DBP。

8. 在 BP 测定之间允许 1～2 分钟。

9. 然后在患者以脉冲速率静置 2 分钟后，以直立姿势测定血压。手臂应该定位在心脏水平，其中前臂在第四肋间的水平。

10. 在初次就诊时，血压读数应在双臂和大腿上进行。如果 BP 读数存在超过 10 mmHg 的差异，则应在具有较高读数的手臂中进行随后的血压测定。

柯氏音[7]

阶段Ⅰ：由第一次出现的微弱，清晰的敲击声音标记，其逐渐增加强度。第一阶段应用作 SBP。

阶段Ⅱ：听到杂音或发出声音的时间。

阶段Ⅲ：声音更加清晰，强度增加的时期。

阶段Ⅳ：明显的，突然的声音标记时期（听到柔软的，吹的质量）。

阶段Ⅴ：声音消失的点。应使用第Ⅴ相作为 DBP。

（罕见的情况例外，例如主动脉瓣不全）

血压测量过程中的常见错误[5,7,238]

1. 未在测量血压前使患者保证仰卧位 5 分钟。

2. 未将手臂与心脏保持同一水平。

3. 如果因柯氏音没有听及而难以判断血压读数时，应等待 1～2 分钟后再进一步测量。

4. 观察者由于听力损伤造成误差。

5. 读书数时视线未与水银柱保持同一水平。

6. 袖带放气速度过快，正常袖带放气应该在 2～3 mmHg/s。

7. 没有使用合适的袖带尺寸。肥胖患者使用普通规格袖带导致血压读数偏高。肥胖患者应该使用大号成人袖带或大腿袖带代替；儿童应该使用儿童专用袖带。袖带应该覆盖 2/3 的肘上空间。

8. 袖带位置不恰当。正常袖带应该固定于肘上 2～3 cm。

9. 未能提供一个有利的环境：舒适的房间温度和安静的环境以免除噪音和其他干扰的刺激。

10. 患者由于心动过缓而错过听诊时心脏搏动。

11. 患者刚刚处于饮酒、咖啡因、吸烟或精神紧张状态。

隐匿性高血压的定义、影响、结果（J Clin Hyperten 2007；9：956-963）

隐匿性高血压（masked hypertension，MH）的现象定义为诊室血压水平低于 140/90 mmHg，但动态或家庭血压读数在高血压范围内。人群中的患病率大约与孤立诊室高血压相同；有1/8～1/7诊室血压正常的人可能属于这一类。MH患病率说明在控制良好的诊室血压以外监测诊室外血压的必要性。日常生活压力和行为因素，如吸烟、饮酒、妇女应用避孕药和久坐等习惯，可以有选择地影响MH。应该在有增加心血管并发症风险的人群，包括有肾病或糖尿病的患者中筛查MH。MH已经证实有比正常人群更高的靶器官损伤率，特别是和那些在诊室内外血压均正常的人相比，代谢危险因素增加，左心室的质量指数异常，颈动脉相比IMT增厚，受损的大动脉扩张。此外，结果研究显示，MH增加心血管风险，这似乎接近诊室高血压和诊室外高血压的心血管风险。

心血管事件发生率在白大衣高血压、隐匿性高血压、持续性高血压患者 VS. 真实正常血压患者（J Hypertens 2007；25：2193-2198）

在这个meta分析，将研究人群分为白大衣高血压、MH和持续性高血压与血压正常人群。分析了校正心血管事件风险后，每种类型的高血压人群和血压正常人群相比，加权后的整体HR和95％CI如下：

结果：七个研究共涉及11 502人。四项研究为普通人群，两项为初级护理人群，一项为专科护理人群。两项研究专门治疗高血压患者；在降压治疗的个体被列入其他所有的研究，但有一个除外。所有研究的诊室血压界值为140/90 mmHg、诊室外血压界值为135/85 mmHg（在一项研究中83 mmHg）。研究人群平均年龄为63岁，其中53％为男性。终点事件包括一个研究中的CV死亡和其他各种致命和非致死CV事件。在平均8.0年的随访中，有912新发心血管事件。和血压正常人群相比，总体校正HR为1.12（95％CI 0.84～1.50），白大衣高血压人群1.12（95％CI 0.84～1.50）（P=0.59）；MH2.00（1.58～2.52）（P<0.001）；持续性高血压2.28（1.87～2.78），（P<0.001）。

结论：meta分析表明心血管事件的发生率在白大衣高血压和正常血压中没有统计学差异，而MH或持续性高血压患者存在较高的心血管事件发生率。

动态血压监测在高血压管理中扮演的角色（Am J Health Syst Pharm 2008；65：209-218）

ABPM是一个完全自动化的技术，它可以在24～48小时内定期（通常每隔15～30分钟）测量多个血压值，在患者的正常日常活动中，连续记录血压值。一些专家主张用24小时动态血压监测用于所有高血压患者第一个诊断和治疗决策。使用ABPM可提高血压监测质量，优化质量，更多的患者能达到血压目标并接受合理治疗。ABPM可以产生更好的结果，同时需要较低强度的药物方案来维持BP控制并降低治疗成本。通过更精确地和可靠地测量血压，特别是昼夜变化，ABPM在预测的CV发病率和死亡率与终末器官损伤更具优势。ABPM特别有益于高血压患者的鉴别诊断，包括老人、糖尿病、顽固性高血压患者。ABPM也有益于预测慢性肾疾病的严重程度和预后，以及与重要心血管风险相关。此外，有ABPM帮区分不同降压药物24小时的降压疗效和降压药物的最佳剂量选择。ABPM是一种高血压病准确诊断和管理的有效方法，可能会产生影响患者与心血管事件的其他危险因素积极的临床效果。

高血压-动脉粥样硬化综合征[238]

高血压不仅是动脉内压增加的病症。而且，它通常是与遗传和（或）获得性代谢功能和结构异常相关的综合征，包括血脂异常、胰岛素抗性、高胰岛素血症、糖耐量、高血糖、糖尿病、中央或周围型肥胖、肾功能异常、微量白蛋白尿、异常血管和心脏平滑肌增殖、代谢、肥大、增生，异常细胞阳离子转运或膜性病变，内分泌变化，凝血异常，高尿酸血症，炎症，氧化应激，自身免疫功能障碍，内皮损伤。这些异常可导致动脉损伤、动脉粥样硬化和动脉粥样硬化相关疾病并发症发病率升高。这种血管疾病代谢和结构综合征存在于治疗和未治疗的高血压患者和父母是高血压的儿童[147]。事实上，和血压正常的对照人群相比，高血压患者血压控制后血压恢复正常的患者仍然有较高的心血管事件发生率（图2-13）。这可能是由于作为与高血压共存的其他一部分危险因素综合征的存在所致，或也许是由于许多早期高血压患者使用的利尿剂和BB相关的不良代谢和结构的副作用所致。这个概念的认识应使我们更加理性的治疗高血压[5,147,238]。

胰岛素抵抗发生率

- 2 型糖尿病患者 63%
- 低水平高密度脂蛋白患者 57%
- 高甘油三酯血症患者 54%
- 糖耐量受损患者 41%
- 高尿酸血证患者 37%
- 高血压患者 29%
- 高胆固醇患者 25%

（改编自：Bonora E，Kiechel S，Willeit J，et al. Prevalence of insulin resistance in metabolic disorders：The Bruneck Study. Diabetes 1998；47：1643-1649.）

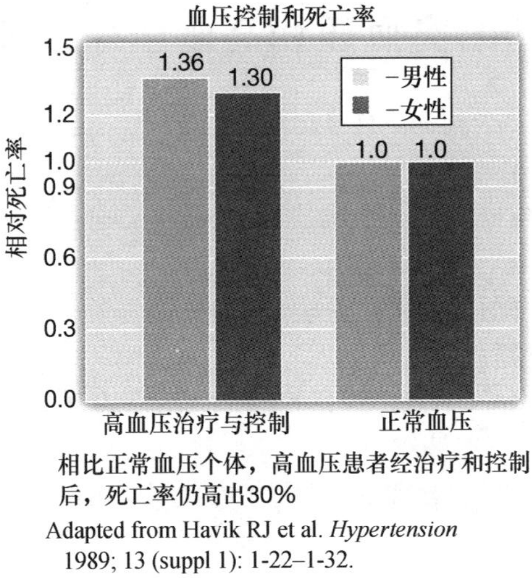

图 2-13 经治疗患者与正常血压患者的血压控制和死亡率

血管改变与心血管危险因素：高血压患者临界值（BP＝130/94 mmHg）VS 正常血压患者

- 血管抵抗＋22％
- 血管结构改变＋11％
- 总胆固醇＋8％
- HDL 胆固醇－7％
- 甘油三酯＋42％
- 胰岛素＋43％
- 血糖＋4％
- 胰岛素抵抗＋29％

（Julius S，Jamerson K，Mejia A，et al. The association of borderline hypertension with target organ changes and higher coronary risk：Tecumseh Blood Pressure study. JAMA 1990；264：354-358.）

正常血压的高血压和高血压综合征[147,238]

- 超过 70％的病例中显示高血压与代谢、生化、功能、结构和临床异常指标相关。
- 随着几年或几十年之前的高血压发展，这些异常随着高血压水平进展而恶化。
- 血压正常的成人和有高血压家族史的儿童具有类似于高血压患者的 CV 风险特征。
- 早期检测、CV 风险因素控制、生活方式改变以及非药物和药物治疗可减少 CV 事件。

以下代谢和结构异常已经在“正常血压高血压”和高血压综合征中得到证实[147,238]。

1. 血管内皮功能紊乱
2. 异常心室和动脉顺应性（arterial compliance，AC）的，这两种都是近侧 C-1 和远端的 C-2 AC
3. 糖代谢/碳水化合物代谢异常
4. 胰岛素抵抗（＞50％）
5. 内分泌和神经内分泌功能障碍（SNS、RAAS、PRA、醛固

酮和内皮素）

6. 肾功能异常（Na^+、尿酸，肌酐清除率，MAU、NAG、B2M）

7. 血栓/凝固异常（PAI-1、血小板、纤维蛋白原、血管性血友病因子和血栓烷 A_2）

8. 肥厚、左室质量指数和舒张功能障碍（>50%）

9. 血脂异常（80%）

10. 向心性/周围型肥胖

11. 高尿酸血症

12. 加速动脉粥样硬化

13. 血管炎症、氧化应激和自体免疫功能障碍

14. 血管平滑肌增生/营养不良的变化和异常，血管重塑血管平滑肌增生（vascular smooth muscle hyperplasia，VSMH）

15. 脉搏波速度（PWV）、增强指数（AI）升高

16. 增加黏附分子（VCAM，ICAM，E-选择素）和白三烯

17. 增加生长因子（FBGF、VEGF）

18. 增加 ET-1（内皮素）

19. 增加氧化应激（自由基氧），降低氧化防御

20. 运动后反应异常的收缩压和舒张压

高血压前期

流行病证据表明正常血压读数 115/75 mmHg 与心血管疾病风险相关。Framingham 队列证明了在正常血压范围内心血管事件随着基线血压升高而逐渐增多[256]。这说明与高血压患者情况类似，在那些血压低于 140/90 mmHg 的非高血压患者中，血压水平也与心血管疾病发生呈正相关[257]。而且有多种心血管危险因素和增加的全球心血管风险评分的正常血压患者可能比无危险因素的轻度高血压患者有更高的心血管疾病风险。在这种情况下，降压药的治疗对于前者可能意义更大。总体而言，这种在血压正常人群中的疾病负担可能更大，因为他们的人群数量要远大于高血压患者[257]。

非药物作用所致的血压下降应该作为高血压前期患者的首次和重要的治疗方式（详见第 3 章）。多个 meta 分析的结论都表明

非药物治疗能够对血压产生微小但有意义的下降[258-261]。如果对高血压前期患者进行药物干预，利尿剂和非选择性或心选择性钙通道阻滞剂应该尽量避免，由于其对代谢产生的不良作用。首选药物是ACEI、ARB、CCB。RI、血管舒张钙阻滞剂、和α/β受体阻滞剂也是不错的选择。最近的两个研究已经证明高血压前期患者RAAS的治疗能够延迟一级高血压的发生和延长非高血压时期[262-263]。全球心血管风险评估首要是用来确定是否需要治疗，而不是简单地看在没有其他心血管危险因素如糖尿病或血脂异常时的血压水平。

第三章
高血压治疗

高血压的非药物治疗①

非药物治疗应作为药物治疗首选附加治疗，并且在用药期间也应继续应用以提高治疗效率、降低用药剂量和药物种类、降低不良反应、提高心血管健康评分。我们应当在患有轻度高血压，且没有重要的危险因素或高风险的心血管评分、终末器官损害、DM、肾功能不全、CHF、CHD、陈旧性 MI、CVA 或其他强适应证的患者中应进行为期 3～6 个月的尝试。在依从性良好的患者中，这些方法可以有效降低血压（参考高血压指南：JNC 7，ESH/ESC，BHS，JBS，CHS）

1. 降低体重［理想体重（ideal body weight，IBW）］：60％高血压患者体重至少是理想体重的 1.2 倍。在肥胖和非肥胖的患者中，体重降低 4～5 kg 可使血压下降 7/5 mmHg。降低体重还可增强其他生活方式的降压效果、提高药物疗效。体重降低应为脂肪组织含量降低而非肌肉组织。降低内脏重量（腰围）对降低心血管风险尤为重要。降低体重可增加心输出量（cardiac output，CO）、降低 LVFR 和血管内容量、降低胰岛素水平、提高胰岛素敏感性、降低儿茶酚胺水平、提高 SVR、减少钠潴留、降低交感神经活性、PRA 和血浆醛固酮水平。另外，降低体重可降低 Hs-CRP、细胞因子［肿瘤坏死因子（TNF-α）、白细胞介素（IL）］和其他炎症标记物，减轻氧化应激反应。然而，在 36 个月中仅有 13％的患者能维持体重处于降低状态。
2. 戒烟可降低血管收缩力、交感神经活性、NE 水平、PRA 活性、一氧化碳含量、血小板凝聚、凝血风险、氧化应激反应和炎症标记物。
3. 中断或限制咖啡摄入可降低血管收缩力、PRA、NE 水平、PWV，提高中央动脉顺应性。
4. 限制酒精摄入量：每日饮 8 盎司葡萄酒或 2 盎司烈酒或 24

---

① 本书最后的参考文献为[151,213-215,238,253-254]
本章节后的参考文献为[1-51]

盎司啤酒，将会使血压、PRA、醛固酮和皮质醇水平升高。饮酒量和血压、心血管风险似乎呈U形曲线的关系。应将饮酒控制在3 g/d或20 g/w。

5. 有氧抗阻练习和体育训练：每天应至少60分钟有氧和抗阻相结合的训练。每天应进行30分钟的有氧运动，以达到每个年龄最大有氧能力的60%～80%：最大有氧能力（maximal aerobic capacity，MAC）＝最大心率（maximal heart rate，MHR）＝（220-年龄）。每天应进行30分钟阻力训练，比如俯卧撑。如果不在管理体重的情况下训练，抗阻训练可能会使血压升高。然而，在管理下循序渐进的训练将增加肌肉量，提高胰岛素敏感性及降低血压。一旦患者处于理想的心血管状况，血压将会下降11.3/7.5 mmHg，并且CHD患病率也会下降。每周大约4200 kJ可最大程度降低CHD发病风险。运动可增加eNOS，NO水平，提高ED，增加冠状动脉血流量，并且降低SVR和胰岛素抵抗。

6. 其他行为的改善：压力管理、生物反馈、放松、瑜伽、普拉提课程、心理治疗、催眠治疗、冥想、精神疗法和宗教可能也会降低血压。

7. 间断服用其他药物增加血压水平：

(a) 口服避孕药
(b) 非甾体类抗炎药（NSAID）和环氧化酶-2（COX-2）抑制剂：与利尿剂、BB、ACEI、ARB相互作用
(c) 抗组胺药/消肿剂：苯丙醇胺、麻黄碱、苯肾上腺素和伪麻黄碱
(d) 皮质类固醇、盐皮质激素和合成代谢类固醇
(e) 拟交感和安非他明类药物
(f) 甘珀酸或甘草
(g) 三环抗抑郁药物
(h) MAO抑制剂
(i) 麦角生物碱
(j) 节食药和“能量”药
(k) 毒素类：铅、钙、铊、汞、砷
(l) 红细胞生成素化合物类

(m) 环孢素和他克莫司

(n) 咖啡

(o) 酒精 (酒精>3 g/d)

(p) 尼古丁

(q) 溴隐亭

(r) 甲氧氯普胺

(s) 洋地黄类

(t) 二硫龙

(u) 锂

(v) 一些草药

8. 保险，患者教育，定期随访，提高患者依从性

9. 理想的营养应包含维生素、矿物质、抗氧化物和营养补充[151,238,253-254]。详细讨论见下一部分。

高血压治疗和预防中的营养、维生素、矿物质、抗氧化剂、饮食和膳食补充剂①

引言

在普通高血压和特殊高血压人群中，未来的降压治疗指南将会要求药物和非药物治疗相结合[7,27]。高血压患者合并DM、肾功能不全、蛋白尿、CHF、CHD，或有心肌梗死、CVA或TIA，将血压控制在140/90 mmHg或以下经常需要3～4种降压药[7,21]。如果将靶器官的降压目标定为130/80 mmHg或者可能为110/70 mmH必须药物与非药物治疗平衡使用。降低血压并且减少TOD，理想的营养和饮食、限钠、膳食补充、理想的IBW、锻炼（有氧运动和抗阻力运动）、限制咖啡和酒精的摄入、戒掉所有的烟草产品是这种联合方法中的关键组成部分[253-254]。

高血压、营养和血管生理学

高血压是环境和基因交互作用的结果。宏量和微量营养素在血压管理、随后的TOD和动脉粥样硬化过程（AS）中至关重要。在人类中，营养和基因的交互作用、氧化应激、炎症反应和之后的基因表达对血压生物学存在正或负的影响。在患者中，ED和血管平滑肌功能障碍是原发性高血压开始和延续的因素。宏量元素和微量元素的正确结合将显著影响高血压和随后的血管并发症的预防和治疗。对血管以及血压进行针对治疗，该方法包括对心血管危险因素、内科疾病并发症、氧化应激和炎症进行识别和优化管理，以便减少AS和TOD。CV风险的计算是确定治疗时机、必要性、类型和侵袭性的必要条件。降低TOD依赖于高血压和非高血压机制。

我们自农业社会前、捕猎-采集环境到我们食物供应均依赖机器加工的高科技农业工业化，人类被迫开始追求营养[18,48,253-254]。旧

① 本书最后的参考文献为[151,213-215,238,253-254]
本章节后的参考文献为[1-51]

石器时代的饮食特点：低钠、高钾、高镁、高纤维、低脂肪、高动物蛋白、低精炼碳水化合物、低胆固醇。这些饮食由水果、蔬菜、浆果类、坚果、鱼、家禽、野味和其他营养成分的食物组成。然而，现代饮食加工、化学成分的改变、快餐、油炸、速冻食物导致与营养相关疾病的流行，比如高血压、高脂血症、DM、代谢综合征和肥胖。

营养学试验和高血压

大量短期和长期临床高血压营养试验报道血压下降可降低心血管发生率和死亡率[4-5,12,44-45,47]。全球高血压指南指出，在特殊阶段和危险分层中，高达50%的高血压患者可通过生活方式的改变进行早期治疗[27,213-215]。然而，对于特殊高血压患者，比如合并较高的全球心血管风险或存在CVP、脑血管疾病、肾功能不全或其他的TOD、DM、代谢综合征或多个心血管危险因素，经常需要立即药物治疗，并结合生活方式的改善[27]。

研究已证实食物中的联合营养尤其是水果和蔬菜，单独和联合的营养食品，营养物或饮食补充物均可降低血压水平（见表3-1）[43,238,253-254]。

DASH 饮食

低钠结合降压的饮食方法（Dietary Approaches to Stop Hypertension，DASH-Ⅱ），血压在2周内下降11.5/6.8 mmHg，在为期2个月的研究中可维持这一血压水平，提高生活质量。这种方法与单药治疗降压水平相等。我们将在本书以下内容中对所有的DASH饮食进行讨论。

钠[253-254]

盐敏感性高血压患者每天摄入2400 mg钠，可导致收缩压平均降低4～6 mmHg，舒张压平均降低2～3 mmHg[3]。降低钠摄入量也可降低肾功能紊乱、蛋白尿、CVD、CHD、MI、CHF、CVA、血管肥厚、LVH、舒张功能紊乱、血小板功能紊乱和交感神经系统活性。在DASH-Ⅱ饮食中，循序渐进限制钠摄入量由每日150 mmol、100 mmol下降到50 mmol，可进一步降低血压。钠与钾、镁、钙的比例和总体钠摄入同等重要。钠钾比 1∶1 为理想水平。降低碳水化合物的摄入可提高低钠降压的效果。TOD 降低也独立于血压下降水平。

表 3-1 临床饮食试验生活方式的改变和 SBP 数据 meta 分析

干预	收缩压下降值
↑镁离子	0～1
↑钙离子	2
↑钾离子	4
↓ETOH	4
鱼油	6
↓钠离子	6
↓体重	8
运动	10
DASH 饮食	12

DASH，降压的饮食方法；SBP，收缩压

钾[253-254]

在高血压患者中，每日 60～120 毫当量钾可使收缩压下降 4.4 mmHg，舒张压下降 2.5 mmHg[3,49]。另外，钾可能降低心血管事件和 CVA，独立于血压下降水平，并且将降低心律失常的风险、肾功能不全、胰岛素抵抗和糖耐量受损。推荐钾/钠比为 5∶1。最好在水果、蔬菜和其他天然健康食品中而非口服药物补钾。在肾功能不全的患者中必须要限制钾摄入量。降压机制包括利钠作用、压力发射敏感性调节、SVR 减小、NE 和 A-Ⅱ 敏感性下降、钠钾 ATP 酶和血管平滑肌细胞 DNA 合成增加，伴随肥厚的血管平滑肌细胞减少、缓激肽和尿激肽释放酶增加。

镁[253-254]

500～1000 mg/d 的镁摄入量可使收缩压下降 2.7 mmHg，舒张压下降 3.4 mmHg[51]。与氨基酸嵌合的镁效果最好，可改善吸收，降低腹泻发生率。镁是一种直接的血管舒张药，可降低 SVR、减少心律失常、提高胰岛素抵抗、降低 LVH、提高动脉顺应性。其机制为阻止钙内流入 VSM 细胞，提高前列腺素（prostaglandin E1

PGE1）水平。镁与钾以合理的合作方式来降低 SVR。必须严格限制肾功能不全患者的镁摄入量。

钙[253-254]

最近一项高血压患者的 meta 分析中报道补钙可使收缩压下降 4.3 mmHg，舒张压下降 1.5 mmHg[9]。在高钠摄入的患者中，钙与钾、镁以自然形式摄取时，降压效果尤为明显[36,41,50]。在黑人、老年人、糖尿病患者、对盐敏感者、孕妇或绝经后妇女和低肾素高血压患者反应最好。维生素 D 必须与钙的摄入相平衡。

蛋白质[253-254]

非动物蛋白高摄入［1 g/(kg·d)］（Intersalt Study and Intermap Study）与低血压有关[3,19]。水解乳清蛋白和沙丁鱼肌肉提取[28]通过 ACEI 可明显降压。每日 3 g 沙丁肌肉蛋白可使血压降低 9.7/5.3 mmHg。乳清蛋白必须水解才能达到降压效果，在 7 天内，每日30 g 蛋白可使血压降低 11/7 mmHg。鲣蛋白也是一种天然的 ACEI，每日 1.5 g，可使血压降低 10.2/7 mmHg。另外，蛋白降低 SNS 活性，诱导尿钠排泄，抑制酪氨酸激酶，降低 VSM 肥大，减少过氧化物阴离子，降低醛固酮。40 g 大豆提取蛋白可使血压降低 4.3/2.1 mmHg，推荐大豆蛋白。大豆蛋白可提高动脉顺应性和激活过氧化物酶体增强物激活受体（peroxisome proliferator-activated recpeor，PPAR）。

脂肪[253-254]

ω-3 脂肪酸（多不饱和脂肪酸，PUFA）比如二十碳五烯酸（eicosapentaenoic acid，EPA）和二十碳六烯酸（docosahexanoic acid，DHA）可显著减低人类血压 5.8～8.1 mmHg[8,32,37,42]，DHA 的降压效果优于 EPA。与 ω-9 脂肪酸（橄榄油）相结合［单不饱和脂肪酸（MUFA）油酸］、低饱和脂肪，消除反式脂肪的酸，并增加 γ-亚麻酸（gamma linolenic acid，GLA），这些饮食改变对血压、VB、AS 都有显著影响。ω-3 脂肪酸和 ω-6 脂肪酸比应为 1∶1～4∶1，伴随咸水鱼（鳕鱼、金枪鱼、鲭鱼、鲑鱼）或 EPA/DHA 的摄入（3～4 g/d）。每天 40 g（4 勺）橄榄油原油[20]，可以使血压下降 8/6 mmHg，并且提高糖耐量。GLA 的量应为日常 DHA 和 EPA 总量的 50%。GLA 也可减少醛固酮，降低肾上腺 AT1R 亲和力和密度，并且降低 SNS 和 RAAS 活性。约 100 IU γ/δ 维生素 E 应与搭配相同剂量的 DHA、EPA 和 GLA，以减少在细胞膜的氧化应激。ω-3 脂肪酸增加 eNOS 和 NO，提高胰岛素敏感性，充当 PPAR α 激动剂，提高 ED，降低 NE，减少钙离子内流，抑制 ACE 活性，此外反式脂肪转化生长因子（transforming growth factor，TGF）β 升高血压。

大蒜[253-254]

一些前瞻性双盲安慰剂对照研究证实：正确的方法和剂量的大蒜（野蒜最好）虽然只能小幅度的降压——收缩压 5～8 mmHg 或平均血压 2～3 mmHg。但是，大蒜可能有许多其他有益血管的影响，因为它是一种天然的 ACEI 和 CCB，还可增加 NO 和 BK 水平，降低对 NE 的敏感性，通过降低 SVR 扩张血管，改善血管僵硬度状况[11]。

海藻[253-254]

在高血压人群中，在 4 周内，每天 3.3 g 海藻可通过 ACEI 到达显著降压的效果[38]，血压平均下降 14/5 mmHg。在日本长期使用似乎是安全的。

纤维[253-254]

临床试验对纤维能否降低血压一直存在争议[3,25]。一些前瞻性研究证实：每天 60 g 燕麦片纤维、3 g β 葡萄糖、葡甘露聚糖或 7 g 车前草可使平均血压下降 7.5 mmHg/5.5 mmHg。纤维可提高胰岛素敏感性和 ED，增加肾尿钠排泄，并降低 SNS 活性。

维生素 C[253-254]

剂量 250～500 mg 每日两次的维生素 C 可以降低血压，特别是最初低血浆抗坏血酸水平的高血压患者[16,21,39]。维生素 C 提高 ED，提高主动脉顺应性、一氧化氮和前列环素的水平，是一种强力抗氧化剂，降低 SVR，并且有轻微的利尿作用。血压平均下降 7/4 mmHg。初始血压越高、抗坏血酸水平越低，维生素 C 的效益越大。与其他抗氧化剂和维生素的组合可以有协同降压作用。

维生素 B_6[253-254]

在一个小样本人群研究中，按 5 mg/(kg · d) 补充维生素 B_6 超过 4 周，血压降低 14/10 mmHg[6]。维生素 B_6，作为一种中央 α-激动剂（如可乐定）、CCB 和利尿剂，能够降低中央交感神经系统活性。吡哆素也提高胰岛素的敏感性，碳水化合物代谢降低交感神经系统活性和终末器官对糖皮质激素和盐皮质激素的反应，从而能改善血压。每天服用不应该超过 200 mg，以避免神经病变。

维生素 E[253-254]

维生素 E 降低人体血压的功效褒贬不一。最近一项关于混合性生育酚的研究（J Hypertension 2007；227：227-234）并没有表明改善血压作用。

维生素 D[253-254]

维生素 D 缺乏导致胰岛素抵抗性高血压和 VSMC 肥大。维生素 D 替代可降低血压，降低心率、PRA、A-Ⅱ。推荐 5000 IU/d 的维生素 D_3 剂量直至血浆水平达到约 80 ng/ml。

白藜芦醇

白藜芦醇能够使中心动脉压降低 7.4 mmHg，通过饮用 250 ml 常规或脱醇红酒（Am J Hypertension 2005；18：1161）。

黑巧克力和可可[253-254]

100 g 黑巧克力能够使收缩压降低 6.4 mmHg。meta 分析表明血压平均降低 4.7 /2.8 mmHg（Am J Clin Nutr 2005；81：611 and Arch Intern Med 2007；167：626）。

番茄红素[253-254]

Paran 等[40]评估了 30 例给予 8 周番茄红素提取物的 1 级高血压患者。8 周内血压下降了 9/7 mmHg。番茄红素在番茄、番茄制品、番石榴、西瓜、木瓜、杏内浓度较高。

辅酶 Q10（泛）[253-254]

酶试验显示，39%的原发性高血压患者缺乏辅酶 Q10（CoQ10），而在对照组中只有 6%[34]。所有报告的前瞻性临床试验人类研究得出辅酶 Q10 显著一致的降压作用，平均血压降低 15/10 mmHg[13-15,31,33]。4～8 周内，100～225 mg/d [1～2 mg/(kg · d)] 可使血浆药物浓度达到约 3 μg/ml 治疗剂量，降压效果明显。在这一药物浓度下，血压可维持稳定。但是，如果间断服用辅酶 Q10，2 周内血压将回到基线水平。辅酶 Q10 降低 SVR、儿茶酚胺和醛固酮水平，改善胰岛素敏感性和血管内皮功能，并增加一氧化氮水平[13-14,33]。以这些剂量长期应用未发现不良反应。慢性摄入辅酶 Q10 可减少 1～3 种降压药。一个有信誉的，经过认证、具有良好的生物利用度和被证明的血浆水平测量值都是临床需要考虑的。

α-硫辛酸[253-254]

在代谢综合征患者和高血压患者中 200 mg 每日两次 α-硫辛酸和 500 mg 每日两次乙酰左旋肉碱可降低血压 7/3 mmHg，还可增加的肱动脉直径（J Clin Hypertens2007；9：249）。

L-精氨酸[253-254]

L-精氨酸是血管氧化氮天然的主要前体。在人类受试者中，每天口服 L-精氨酸 10 g 并且与一些食物联合，如坚果和（或）作为营养补充剂可使血压显著降低 6.2/6.8 mmHg，还可改善 ED、PAD 和血流[30,46]。

牛磺酸[253-254]

牛磺酸，磺酸的 β-氨基酸，高血压患者可显著降低尿量水平[2]。每天 6 g 牛磺酸可使血压下降 9/4 mmHg[22]。牛磺酸可诱导的钠水利尿，血管舒张，增加心房利钠因子（atrial natriuretic factor，ANF），减少交感神经系统的活性和醛固酮水平，提高胰岛素的敏感性，并降低高半胱氨酸水平。

芹菜[253-254]

芹菜的降压成分如 3-丁基苯酞、芹菜素等物质，这些物质作用与 ACEI 或 CCB 类似。人类和动物每天 4 根大的芹菜或等量芹菜汁、油或芹菜籽提取物均可有降压效果压[10,17,26,34-35]。

碧萝芷[253-254]

每天 200 mg 碧萝芷可降低血压 7/2 mmHg，增加 NO 含量，并减少了血栓素 B_2。类似温和的 ACEI 活性（Nutr Res 2001；21：1251）。

褪黑素[253-254]

夜间 2.5 mg 褪黑激素可降低血压 6/4 mmHg（Hypertension

2004；43：192)。

锌[253-254]

低水平锌与高血压病、CHD，DM 和胰岛素抵抗存在关联。锌通过 NFK-B 和活化蛋白Ⅰ（activated protein-Ⅰ，AP-Ⅰ）抑制基因表达和转录，从而影响膜的离子交换。锌、钙、钠、镁、钾之间有密切的关系，尤其是与神经内分泌系统（SNS 和 RAAS）的调制方面密切相关。推荐剂量为 25～50 mg/d。

组合

各种营养制品或膳食补充剂、维生素、矿物质和抗氧化剂的组合也许能进一步达到降压效果，减少氧化应激和炎症，改善血管功能和结构[24]。最佳剂量和组合尚未确定，但今后的研究将为此提供重要的数据。

最后，改变生活方式与小剂量联合降压药提供了叠加的或协同的血压降低，实现较低的血压目标，提高风险因素，代谢参数，血管结构和功能，并允许更低的剂量和药物数量，减少副作用，最大限度地减少 TOD。

天然抗高血压化合物分类

我们先前已讨论，许多天然化合物如食品、营养制品和膳食补充剂、维生素、抗氧化剂或矿物功能以类似的方式作用，是抗高血压药中特殊的一类（表 3-2）。尽管这些天然化合物的效果可小于或等于抗高血压药，并且联合药物或其他营养成分时起效慢，但是抗高血压药的作用被放大了。此外，许多这些天然化合物的降压机制是多种的、叠加的或协同的。

表 3-2　天然抗高血压化合物分类

干预
利尿
霍桑浆果
维生素 B_6（吡哆醇）

续表

牛磺酸
芹菜
GLA
维生素 C（抗坏血酸）
钾离子
镁离子
钙离子
蛋白质
纤维
辅酶 Q-10
左旋肉碱
β 受体阻滞剂
霍桑浆果
中央 α 受体激动剂
牛磺酸
K^+
锌
Na 离子限制
蛋白质
纤维
维生素 C
维生素 B_6
辅酶 Q-10
芹菜
GLA/DGLA
大蒜
直接血管扩张剂
ω-3 脂肪酸
MUFA（ω-9 脂肪酸）
K 离子
镁离子
钙离子
黄豆
纤维
大蒜

续表

黄酮类化合物
维生素 C
维生素 E
辅酶 Q-10
L-精氨酸
牛磺酸
芹菜
ALA
钙通道阻滞剂
ALA
维生素 C（抗坏血酸）
维生素 B_6（吡哆醇）
镁（Mg 离子）
NAC
维生素 E
霍桑浆果
芹菜
ω-3 脂肪酸（EPA 和 DHA）
钙
大蒜
血管紧张素转化酶抑制剂
大蒜
各种海藻（裙带菜等）
金枪鱼蛋白/肌肉
沙丁鱼蛋白/肌肉
霍桑浆果
鲣鱼（干）
碧容健
酪蛋白
水解乳清蛋白
酸奶
明胶
清酒
必需脂肪酸（ω-3 脂肪酸）
鸡蛋黄
玉米醇溶蛋白

续表

干咸鱼
鱼露
锌
水解小麦胚芽分离
血管紧张素受体阻滞剂
钾（K 离子）
纤维
大蒜
维生素 C
维生素 B_6（吡哆醇）
辅酶 Q10
芹菜
GLA 和 GLA

ALA，α-硫辛酸；DGLA，二-γ-亚麻酸；DHA，十二碳六烯酸；EPA，二十碳五烯酸；GLA，亚麻酸；MUFA，单不饱和脂肪酸；NAC，N-乙酰半胱氨酸

营养干预、预防和高血压治疗试验和共识报告

有很多证明改善血压以及心血管事件的前瞻性营养学研究。这些研究概括如下[238,253-254]：

1. 健康专业人员追踪研究：脑血管意外减少（钾摄入量）
2. 健康专业人员追踪研究：充血性心力衰竭/心肌梗死减少
3. 多危险因素干预试验（MRFIT）：减少冠心病
4. 里昂饮食心脏研究：充血性心力衰竭/心肌梗死降低
5. 高血压防治（TOHP Ⅰ和Ⅱ）的试验：血压预防
6. 老年非药物干预试验（Tone）：血压降低
7. 轻度高血压治疗研究（TOMHS）：血压降低
8. DASH-Ⅰ：血压降低
9. DASH-Ⅲ-Na†：血压降低
10. 新生儿限钠研究：BP 预防 15 年
11. 地中海饮食：血压降低
12. 国际米兰地图：血压降低（非动物蛋白）
13. JNC 7：血压降低
14. AHA 营养委员会（血压降低）
15. 饮食干预减少心血管风险试验（CRRDIT）
16. INTERSALT：血压降低
17. 护士健康研究（NHS）
18. 美国男性健康研究（USMHS）
19. 国民饮食心脏研究（NDHS）
20. 前沿研究
21. Premier 临床试验

关于营养和饮食的参考文献

1. Ackermann RT, Mulrow CD, Ramirez G, et al. Garlic shows promise for improving some cardiovascular risk factors. Arch Intern Med 2001; 161: 813-824.
2. Ando K, Fujita T. Etiological and physiopathological significance of taurine in hypertension. Nippon Rinsho 1992; 50: 374-381.
3. Appel LJ. The role of diet in the prevention and treatment of hypertension. Curr Atheroscler Rep 2000; 2: 521-528.
4. Appel LJ, Moore TJ, Obarzanek E, et al. A clinical trial of the effects of dietary patterns on blood pressure. N Engl J Med 1997; 336: 1117-1124.
5. Ascherio A, Rimm EB, Hernan MA, et al. Intake of potassium, magnesium, calcium and fi ber and risk of stroke among US men. Circulation 1998; 98: 1198-1204.
6. Aybak M, Sermet A, Ayyildiz MO, Karakilcik AZ. Effect of oral pyridoxine hydrochloride supplementation on arterial blood pressure in patients with essential hypertension. Arzneimittelforschung 1995; 45: 1271-1273.
7. Bakris GL. A practical approach to achieving recommended blood pressure goals in diabetic patients. Arch Intern Med 2001; 161: 2661-2667.
8. Bao DQ, Mori TA, Burke V, et al. Effects of dietary fish and weight reduction on ambulatory blood pressure in overweight hypertensives. Hypertension 1998; 32: 710-717.
9. Bucher HC, Cook RJ, Guyatt GH, et al. Effects of dietary calcium supplementation on blood pressure. A meta-analysis of randomized controlled trials. JAMA 1996; 275: 1016-1022.
10. Castleman M. The Healing Herbs: The Ultimate Guide to the Curative Power of Nature' s Medicines. Emmaus, PA:

Rodale Press，1991：105-107.

11. Clouatre D. European Wild Garlic：The Better Garlic. San Francisco：Pax Publishing，1995.
12. De Lorgeril M，Salen P，Martin JL，et al. Mediterranean diet，traditional risk factors and the rate of cardiovascular complications after myocardial infarction：Final report of the Lyon Diet Heart Study. Circulation 1999；99：779-785.
13. Digiesi V，Cantini F，Bisi G，et al. Mechanism of action of coenzyme Q10 in essential hypertension. Curr Ther Res 1992；51：668-672.
14. Digiesi V，Cantini F，Brodbeck B. Effect of coenzyme Q10 on essential hypertension. Curr Ther Res 1990；47：841-845.
15. Digiesi V，Cantini F，Oradei A，et al. Coenzyme Q-10 in essential hypertension. Mol Aspects Med 1994；15：8257-8263.
16. Duffy SJ，Gokce N，Holbrook M，et al. Treatment of hypertension with ascorbic acid. Lancet 1999；354：2048-2049.
17. Duke JA. The Green Pharmacy Herbal Handbook. Emmaus，PA：Rodale Press，2000：68-69.
18. Eaton SB，Eaton SB Ⅱ I，Konner MJ. Paleolithic nutrition revisited：A twelve-year retrospective on its nature and implications. Eur J Clin Nutr 1997；51：207-216.
19. Elliott P，Dennis B，Dyer AR，et al. Relation of dietary protein (total，vegetable，animal) to blood pressure：INTERMAP epidemiologic study. Presented at the 18th Scientifi c Meeting of the International Society of Hypertension，Chicago，IL，August 20-24，2000.
20. Ferrara LA，Raimondi S，d' Episcopa I，et al. Olive oil and reduced need for antihypertensive medications. Arch Intern Med 2000；160：837-842.
21. Fotherby MD，Williams JC，Forster LA，et al. Effect of vitamin C on ambulatory blood pressure and plasma lipids in

older persons. J Hypertens 2000; 18: 411-415.
22. Fujita T, Ando K, Noda H, et al. Effects of increased adrenomedullary activity and taurine in young patients with borderline hypertension. Circulation 1987; 75: 525-532.
23. Gaby AR. The role of co-enzyme Q-10 in clinical medicine: Part Ⅱ. Cardiovascular disease, hypertension, diabetes mellitus and infertility. Altern Med Rev 1996; 1 (3): 168-175.
24. Galley HF, Thornton J, Howdle PD, et al. Combination oral antioxidant supplementation reduces blood pressure. Clin Sci 1997; 92: 361-365.
25. He J, Welton PK. Effect of dietary fiber and protein intake on blood pressure. A review of epidemiologic evidence. Clin Exp Hypertens 1999; 21: 785-796.
26. Heinerman J. Heinerman's New Encyclopedia of Fruits and Vegetables. Paramus, NJ: Prentice Hall, 1995: 93-95.
27. Joint National Committee on Prevention, Detection, Evaluation, and Treatment of High Blood Pressure: The sixth report of the Joint National Committee on the prevention, detection, evaluation, and treatment of high blood pressure. Arch Intern Med 1997; 157: 2413-2446.
28. Kawasaki T, Seki E, Osajima K, et al. Antihypertensive effect of valyl-tyrosine, a short chain peptide derived from sardine muscle hydrolyzate, on mild hypertensive subjects. J Hum Hypertens 2000; 14: 519-523.
29. Kawase M, Hashimoto H, Hosoda M, et al. Effect of administration of fermented milk containing whey protein concentrate to rats and healthy men on serum lipids and blood pressure. J Dairy Sci 2000; 83: 255-263.
30. Kelly JJ, Williamson P, Martin A, Whitworth JA. Effects of oral l-arginine on plasma nitrate and blood pressure in cortisol-treated humans. J Hypertens 2001; 19: 263-268.
31. Kendler BS. Nutritional strategies in cardiovascular disease

control: An update on vitamins and conditionally essential nutrients. Prog Cardiovasc Nurs 1999; 14: 124-129.

32. Knapp HR, Fitzgerald GA. The antihypertensive effects of fi sh oil: A controlled study of polyunsaturated fatty acid supplements in essential hypertension. N Engl J Med 1989; 320: 1037-1043.
33. Langsjoen P, Willis R, Folkers K. Treatment of essential hypertension with coenzyme Q10. Mol Aspects Med 1994; 15: 8265-8272.
34. Le OT, Elliott WJ. Dose response relationship of blood pressure and serum cholesterol to 3-N-butyl phthalide, a component of celery oil. Clin Res 1991; 39: 750A. Abstract.
35. Le OT, Elliott WJ. Mechanisms of the hypotensive effect of 3-N-butyl phthalide (BUPH): A component of celery oil. J Am Hypertens 1992; 40: 326A. Abstract.
36. McCarron DA. Calcium metabolism in hypertension. Keio J Med 1995; 44: 105-114.
37. Morris M, Sacks F, Rosner B. Does fish oil lower blood pressure? A metaanalysis of controlled trials. Circulation 1993; 88: 523-533.
38. Nakano T, Hidaka H, Uchida J, et al. Hypotensive effects of wakame. J Jpn Soc Clin Nutr 1998; 20: 92.
39. Ness AR, Chee D, Elliot P. Vitamin C and blood pressure-an overview. J Hum Hypertens 1997; 11: 343-350.
40. Paran E, Engelhard Y. Effect of tomato's lycopene on blood pressure, serum lipoproteins, plasma homocysteine and oxidative stress markers in grade I hypertensive patients. Am J Hypertens 2001; 14: 141A. Abstract P-333.
41. Preuss HG. Diet, genetics and hypertension. J Am Coll Nutr 1997; 16: 296-305.
42. Frisco D, Paniccia R, Bandinelli B, et al. Effect of medium-term supplementation with a moderate dose of n-3 polyunsat-

urated fatty acids on blood pressure in mild hypertensive patients. Thromb Res 1998; 91: 105-112.

43. Reaven P, Parthasarathy S, Grasse BJ, et al. Effects of oleate-rich and linoleate-rich diets on the susceptibility of low density lipoprotein to oxidative modification in mildly hypercholesterolemic subjects. J Clin Invest 1993; 91: 668-676.

44. Resnick LM, Oparil S, Chait A, et al. Factors affecting blood pressure responses to diet: The Vanguard Study. Am J Hypertens 2000; 13: 956-965.

45. Sacks FM, Svetkey LP, Vollmer WM, et al. Effects on blood pressure of reduced dietary sodium and the dietary approaches to stop hypertension (DASH) diet. N Engl J Med 2001; 344: 3-10.

46. Siani A, Pagano E, Lacone R, et al. Blood pressure and metabolic changes during dietary l-arginine supplementation in humans. Am J Hypertens 2000; 13: 547-551.

47. The Treatment of Mild Hypertension Research Group. The Treatment of Mild Hypertension Study: A randomized, placebo-controlled trial of a nutritional hygienic regimen along with various drug monotherapies. Arch Intern Med 1991; 151: 1413-1423.

48. Weder AB. Your mother was right: Eat your fruits and vegetables. Curr Hypertens Rep 1999; 1: 11-12.

49. Whelton PK, He J. Potassium in preventing and treating high blood pressure. Semin Nephrol 1999; 19: 494-499.

50. Whiting SJ, Wood R, Kim K. Calcium supplementation. J Am Acad Nurse Pract 1997; 9: 187-192.

51. Witteman JCM, Grobbee DE, Derk FHM, et al. Reduction of blood pressure with oral magnesium supplementation in women with mild to moderate hypertension. J Clin Nutr 1994; 60: 129-135.

DASH 饮食：DASH-I 和 DASH-Ⅱ钠[4,45]

DASH

发表于 1997 年的 DASH-I 饮食[4]是一个具有里程碑意义的营养试验，该试验证实在高血压患者中，DASH-I 饮食显著的降压效果。2001 年发表的 DASH-Ⅱ钠饮食证实了 DASH-I 的价值，也证实中度到严重限制钠盐可增强降压效果。这些营养研究在高血压非药物管理中至关重要，我们将在此进行详细介绍。

在 DASH-I 饮食是在 379 名受试者中为期 2 个月、多中心、随机、对照前瞻性临床试验，这些受试者血压均在高血压边缘或 I 期高血压（SBP＜160 mmHg，DBP 80～95 mmHg），无伴随疾病及未服用降压药物。平均年龄为 45 岁，3/2 是少数民族（60％的黑人，6％其他种族和 34％的白人）。按照规定营养将人群分 3 组：对照受试者、果实和蔬菜（F＋V）组和组合的饮食（C）的组，见图 3-1 和图 3-2。所有受试者控制饮食 3 周后，1/3 的上述处理组随机化 8 周。在 3 组中钠含量均为 3 g/d。饮食均由研究提供，93％依从率。在研究期间酒精摄入、体重或钠排泄没有变化。研究中每周随访一次。

①高血压的边缘或 I 期高血压（SBP＜160 mmHg，DBP 80～95 mmHg）

②平均年龄 45 岁，2/3 少数民族；$n=379$

③未服用降压药，体健

④知情同意

这项临床试验的结果证明控制饮食可显著降低血压，包括增加谷物类、坚果、家禽、鱼、水果、蔬菜、K 离子、Mg 离子、Ca 离子含量，同时减少饱和脂肪酸和反式脂肪酸、红肉、糖果、糖和其他精制碳水化合物的摄入。高血压受试者在组合饮食组的降压效果最显著，降压 11.4/5.5 mmHg。少数民族受试者，尤其是黑人，和白人相比，降压效果更显著。和非高血压受试者相比，高血压受试者的降压效果更强。在“F＋V”组和“C”组中，尿中 Mg 离子和 K 离子增加，而在“F＋V”组中，尿中钙离子降低。3 组中的尿钠均正常。

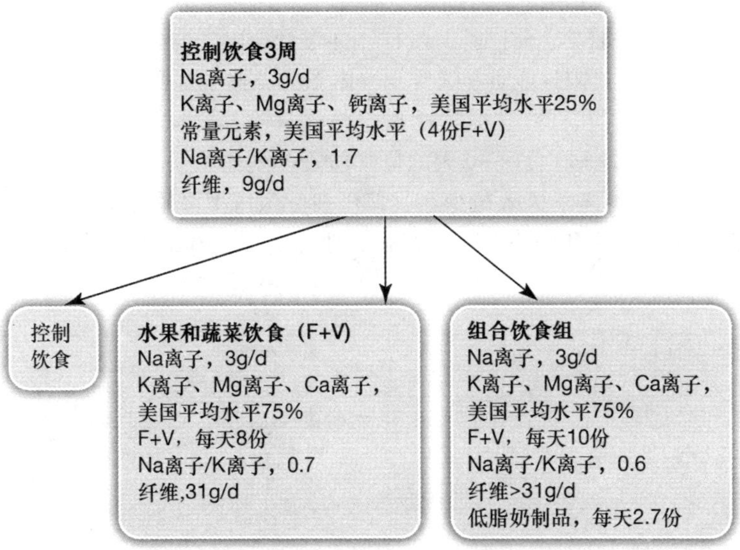

图 3-1 DASH-Ⅰ试验设计

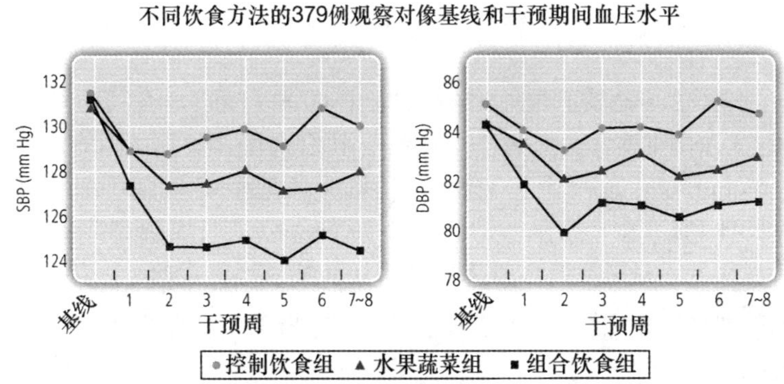

BP，血压；DBP，舒张压；SBP，收缩压

图 3-2 平均收缩压和舒张压

降压效果立竿见影，在2周内可达到接近最高水平，但血压在研究的8周内维持。此外，“F＋V”组和“C”组的生活质量得到了提高。组合治疗组与药物治疗轻度高血压的降压效果是相等的。

DASH-I 强调了联合营养的重要性。

与 DASH-I 饮食相比，在 DASH-Ⅱ饮食在 3 组中进了一步证明了适度至重度限钠能更显著降压（图 3-3）。这个是一项 412 名受试者参加的多中心、随机、对照前瞻性研究，受试者控制饮食或 DASH-Na 离子饮食中 30 天的量（150、100 或 50 mmol 的 Na 离子摄入量）。钠离子摄入越少，收缩压和舒张压下降就越显著。本研究的重要结论和结果显示：高血压患者、黑人和妇女的血压下降最多。

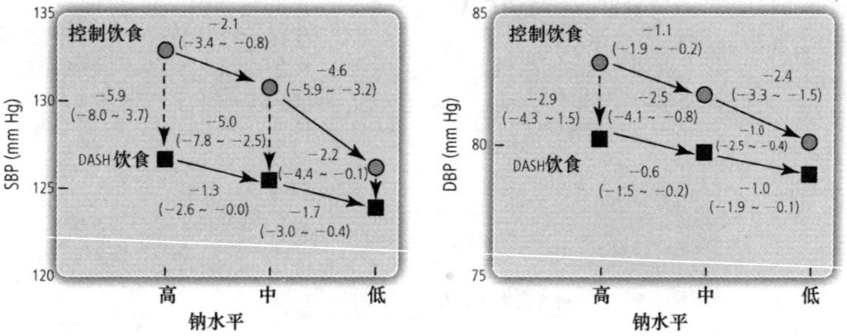

From Havik RJ et al. *Hypertension* 1989; 13(Suppl. 1): 1-22–1-32.

DBP,舒张压；SBP，收缩压

图 3-3 DASH-Ⅱ钠饮食：结果

表 3-3 中比较了在高血压受试者中 DASH-I 和 DASH-Ⅱ的降压效果。DASH-Ⅱ饮食、低钠（50 mmol）饮食的降压更明显（－11.5/6.8 mmHg）。这两个研究的信息是明确的。在高血压患者中，DASH-I 饮食中严格限制钠摄入量 50 mmol/d，可实现与药物治疗轻度高血压相同的降压效果。这些好处是立竿见影的、可持续的，治疗的费用也不高，并且提高营养水平，改善生活质量。

DASH-I 和 DASH-Ⅱ结论

- 钠摄入量从当前推荐的 100 mmol/d 减少到 50 mmol/d，可显著降压
- DASH 组合饮食结合 50 mmol/d 的钠摄入量比单独的方法更能显著降压
- 钠的水平与对照组的降压效果是 DASH 饮食的两倍

（$P<0.001$）

- 在所有受试者中均有降压效果，不涉及年龄、性别、种族或血压水平（正常）
- 高血压患者、黑人和女性的降压效果更明显
- 低钠摄入减弱钾离子和钙离子的降压效果

结论：个体血压高于理想血压，包括高血压Ⅰ期，可通过改变多种生活方式达到降压效果。

关键点：接受行为干预和DASH饮食的亚理想血压患者6个月发展为高血压的概率仅有12%，6个月血压达到理想状态血压的概率为35%。

表3-3　高血压患者和整体人群DASH-Ⅰ和DASH-Ⅱ钠饮食的降压效果总结

	SBP（mmHg）	DBP（mmHg）
DASH-Ⅰ整体组合饮食与对照饮食	−5	−3
DASH-Ⅰ高血压患者组合饮食与对照饮食	−10.7	−5.2
DASH-Ⅱ整体结合低钠DASH饮食与对照高钠饮食	−8.9*	−4.5
DASH-Ⅱ高血压结合低钠DASH饮食与对照高钠饮食	−11.5*	−6.8*

DASH，降压的饮食方法；DBP，舒张压；SBP，收缩压

* $P<0.001$

Premier 临床试验[211]

Premier 临床试验[211]在 810 名受试者中分为参考已制定的指南组、指南+DASH 组、仅有建议组来评估生活方式改善的降压效果（图 3-4～图 3-5）。受试者仅接受建议组中理想血压<120/80 mmHg 的发生率为 19%；在指南组中理想血压的发生率为 39%；指南+DASH 组为 35%。

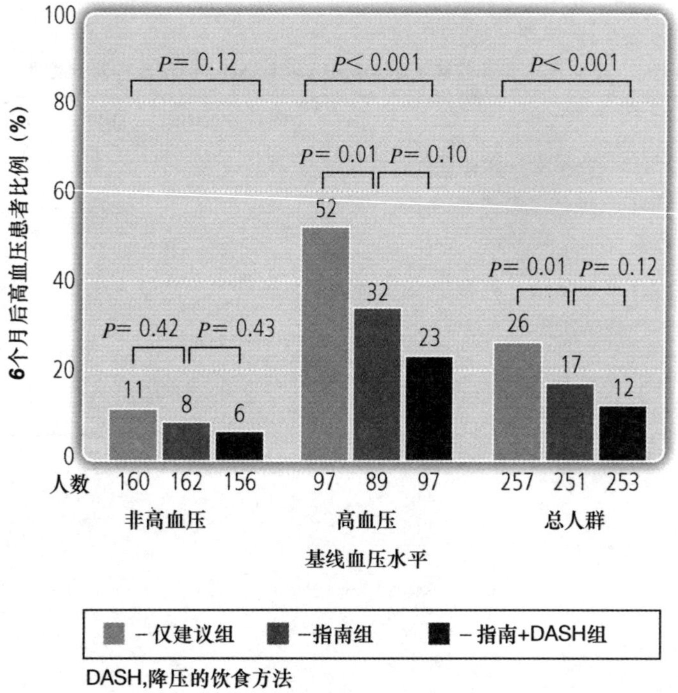

图 3-4 随机分组的非高血压、高血压和总人群 6 个月后高血压患者的百分比

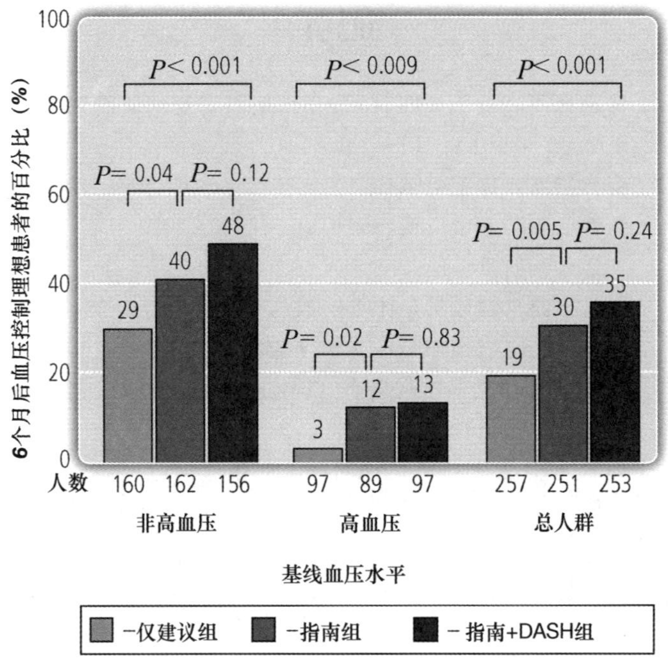

DASH,降压的饮食方法

来源：*JAMA*, April 23/30, 2003; 289: 16.

图 3-5 随机分组的非高血压、高血压和总人群 6 个月后血压控制理想患者的百分比

肥胖

1. 体重每周降低 1.5 kg（3.3 lb）是不安全的，最理想的是降低 0.45～0.91 kg（1～2 lb）
2. 身体脂肪比体重更重要
   男性的脂肪重量应＜15%；
   女性的脂肪重量应＜22%。
3. 每日卡路里的数量是体重磅数的 10 倍
   即 72.57 kg（160 lb）＝1600 卡路里
   1600 卡路里是基本代谢率（basal metabolic rate，BMR）
4. 减一磅体重消耗 3500 卡路里
5. 如果 BMI 大于 27，健康问题就会存在
6. 肥胖的 4 个主要原因：
   (i) 基因
   (ii) 代谢因素
   (iii) 饮食
   (iv) 体育活动缺乏
7. 大于以下的腰围值与疾病风险增加有关，可能是与肥胖相关的 CVD、总死亡率和发病率最好的预测因子：
   男性大于 101.6 cm（40 英寸）
   女性大于 88.9 cm（34 英寸）
8. 颈围也与高的疾病风险有关
   男性大于 39.62 cm（15.6 英寸）
   女性大于 36.58 cm（14.4 英寸）
9. 肥胖将增加以下疾病发病和死亡风险：
   高血压
   高血脂
   2 型糖尿病和胰岛素抵抗
   CHD 和 MI
   脑卒中
   胆囊疾病
   骨关节炎

睡眠障碍

呼吸问题

乳腺癌、前列腺癌、结肠癌和子宫内膜癌；

慢性肾病

微量蛋白尿和蛋白尿

10. IBW 的计算（与体表面积有关）：

女性：152 cm（5 英尺）对应 45.36 kg（100 磅），之后每增加 2.54 cm（1 英寸）加 2.27 kg（5 磅）

男性：152 cm（5 英尺）对应 48.08 kg（106 磅），之后每增加 2.54 cm（1 英寸）加 2.27 kg（6 磅）

上下浮动 10％

体育活动和消耗的千卡

活动 **1** 小时所消耗的能量（单位：卡路里）

体重（磅）	**95**	**125**	**155**	**185**	**215**	**245**
慢走	86	114	140	168	196	222
快走	172	228	280	336	392	555
远足	285	342	420	504	588	666
慢跑	430	570	700	840	980	1110
快跑	480	770	945	1134	1323	1499
重体力劳动	194	256	315	378	441	500
大扫除	108	142	175	210	245	278
	237	313	385	462	539	611
网球	301	399	490	588	686	777
高尔夫（步行）	237	313	385	462	539	611
高尔夫（乘车）	151	200	245	294	343	389
游泳（慢）	344	456	560	672	784	888
游泳	430	570	700	840	980	1110

运动：处方

有氧运动应结合抗阻训练：

- 持续时间：每日/每部分 60 分钟

热身

消耗 300 卡路里

- 强度：

轻度：50%～60%×(220-年龄)

中度：70%×(220-年龄)

高度：80%×(220-年龄)

- 方法：散步、跑步、骑自行车、游泳、慢游泳、跑步机、滑雪、健骑
- 超过 6～8 周脑血管训练方案
- 每周 4200 kJ 冠心病风险降低

降压药治疗的方法选择

1. 阶梯疗法：作用局限[4-5,9]
2. 人口统计学方法（民族、性别、年龄）
3. 肾轮廓解剖分析：对于 V 和 R 型的患者适合拉勒夫法(Laragh)
4. 高血压亚型：个体化治疗——推荐方法[4-5,9]
   (a) 病理生理学：细胞膜病变、离子转运缺陷，结构因素、平滑肌肥厚（血管、心脏、大脑、肾）、功能性因素、血管收缩的因素和 ED
   (b) 血流动力学：SVR、CO、动脉顺应性、器官灌注、血压。选择正确的方法逆转循环失调
   (c) 终末靶器官损害：减少所有终末靶器官损害的危险因素
   (d) 问题
   (e) 民族、年龄、性别
   (f) 质量
   (g) 依从性
   (h) 健康医疗总消费：直接和间接的消费

表 3-4 肾素特征：Laragh 法[218]

高血压患者分为 2 型	
V 型高血压（容积）	**R 型高血压（肾素）**
PRA<0.65 ng/(ml·h) 直接肾素水平<5 μU/ml Na 占绝对优势→ 容积调节的高血压	PRA0.65 ng(ml·h) 直接肾素水平<5 μU/ml 肾素血管紧张素介导血管收缩性高血压
抗压药也分为两种类型	
V 型药物 降低钠摄入→容量因素：螺内酯、利尿剂、AB 或 CCB	**R 型药物** 阻滞血浆肾素血管紧张素系统→CEI、ARB、或 BB
Laragh 法 ● 个人高血压患者潜在的病理生理学和对药物的反应不同	

续表

• 个人高血压患者有V或R型的高血压
• V或R型的高血压患者的药物反应不同
• 靶向单一疗法是治疗大多数患者个体最终可以实现的目标

AB，α受体阻滞剂；ARB，血管紧张素受体阻滞剂；BB，β受体阻滞剂；CCB，钙离子通道阻滞剂；CEI，转化酶抑制剂；PRA，血浆肾素活性

高血压患者的血流动力学

BP＝CO×SVR

CO＝SV×HR

SVR＝PVR＋RVR

特点：血管收缩力增加、动脉顺应性降低。原因为以下几点：

1. 异常电容、振荡和阻力动脉；
2. VSM 结构异常；
3. 血管扩张药和血管收缩药失衡。

高血压患者血流动力学的发展

1. 早期高血压：CO 增加导致 SVR 相对增加（不适当的增加）
2. 确诊高血压：CO 降低、SVR 增加
3. 高血压后期：CO 降低（25％）、SVR 增加（25％～30％）

所有原发性高血压患者因早期血流动力学异常而致 SVR 增加。尽管在一些不常见的案例中发现 CO 可能只是短暂性增加，也可导致 SVR 增加。降压药治疗应反转这种血流动力学的异常。

血流动力学：最优的降压方法

1. 降低 SVR
2. 保证 CO
3. 提高动脉顺应性
4. 维持靶器官灌注

避免代偿性神经体液反射如反射性心动过速、超负荷量的盐和水、血管收缩反射（NE、Ang-Ⅱ和抗利尿激素）可实现上述目标。

控制 24 小时血压

在所有的情况下均能维持血压稳定：休息、运动、压力、精神障碍以及日间血压变异

血管或动脉顺应性

1. 三个血管壁成分影响血管顺应性：

（a）弹性蛋白：具有较高的弹性；
（b）平滑肌：瞬间弹性；
（c）胶原：僵硬。

2. 三个动脉功能组成血压顺应性：
（a）大容量：传输动脉、收缩期储血；
（b）剪切力：小血管分支产生血压剪切力和反射波；
（c）阻力：小动脉控制血流和产生阻力。
3. ED是第一个已证明的薄壁小动脉（振荡和电阻）的弹性成分。在对导管产生影响之前，这增加了薄壁动脉的阻力。
4. 老年高血压和糖尿病患者C2-振荡和抗动脉顺应性显著降低。早期高血压患者、非高血压患者和高血压父母的正常血压孩子C2顺应性下降。低水平C2-AC预测未来心血管事件风险增加。
5. 和原发性高血压患者相比，单纯收缩期高血压（isolated systolic hypertension，ISH）患者C1-阻力顺应性下降得更多。

降压药对血流动力学的影响[4,5,9,13-30]

表 3-5 显示了降压药对血流动力学的影响

1. 降低 SVR，维持 CO 含量，提高动脉顺应性和灌注[3]。

(a) CCB

(b) ACEI

(c) ARB

(d) RI

(e) 血管舒张的 BB

(f) SARA

2. 降低 SVR，维持 CO 和灌注水平，但对动脉顺应性的影响未知。①

(a) 中枢 α 受体激动剂

(b) AB

3. 降低 SVR，保存 CO 和灌注，但顺应性下降。

(a) 直接血管舒张药

(c) BB（有 ISA 作用）

(d) α、β 联合阻滞剂

4. 降低 SVR、CO 和灌注，动脉顺应性下降。

(a) 利尿剂

(b) 神经抑制药

5. SVR 增加，降低 CO、灌注水平和动脉顺应性。

(a) 没有 ISA 的 BB

---

① CCB、ACEI、ARB、RI、血管舒张性 BB 和 SARA 都可以实现最好的血流动力学状态。中枢 α 受体激动剂、α/β 联合阻滞剂和 AB 次之。利尿剂、第一代和第二代非血管舒张性 BB 的血管流动力学状态最差。

表 3-5 降压药对血流动力学的影响

	利尿剂	β 受体阻滞剂	钙通道阻滞剂	ACEI	ARB	中枢 α 激动剂	α 受体阻滞剂	直接血管舒张药	α 和 β 受体阻滞剂	BB（ISA 作用）	神经抑制剂
SVR	↓/→	↑	↓	↓	↓	↓	↓	↓	↓/→	↓	↓
CO	↓	↓	↑/→	↑	↑	→	→/↑	↑	↓/→	↓/→	↓
SV	↓	↓	↑/→	↑	↑	→	→/↑	↑	↓/→	↓/→	↓
HR	↑	↓	→/↓	→	→	↓/→	→/↑	↑	↓/→	→/↑	↓
RBF	↓	↓	↑	↑	↑	↑	↑	↑	↑/→	→	↓
RVR	↑	↑	↓	↓	↓	↓	↓	↓	↓/→	↓/→	↓
GFR	↓	↓	↓/→	↓	↓	↑/→	↑	↑	↑/→	→	↓
大脑血供	↓	↓	↑	↑	↑	↑/→	↑	↑	→	→	↓
CABF	↓	↓	↑	↑	↑	↑/→	→/↑	↑	→	→	↓/→
血管内容量	↓	↑/→	↓	↓	↓	↓/→	→/↓	↑	→/↑	→	↑
动脉顺应性	↓	↓	↑	↑	↑	?	?	↓	↓/→	↓	↓
灌注	↓	↓	↑	↑	↑	↑	↑	↑	↑	↑/→	→/↓
LVH	↓/→	↓/→	↓	↓	↓	↓	↓	↑	↓	↑	↓/→
VSM 增生	↑	→	↓	↓	↓	↓	↓	↑	↓	↑	↓/→
锻炼	→/↓	↓	→/↑	→	→	→	→	→	→/↓	→/↓	↓

↓，降低；↑，升高；→，没有变化;?，不清楚；CABF，冠状动脉血流；CO，心脏输出量；GFR，肾小球滤过率；HR，风险比；LVH，左室肥厚；RBF，肾血流；RVR，肾血管阻力，SV：每搏输出量；SVR，全身血管阻力；VSM，血管平滑肌

第四章
高血压相关问题

高血压相关的终末器官损害[3,31-32]

1. 脑血管
   (a) 脑梗死：血栓形成或腔隙性脑梗死
   (b) 颅内出血：出血性脑 CVA
   (c) 高血压性脑病
   (d) 痴呆及认知功能障碍（血管性痴呆及阿尔茨海默病）
2. 心脏
   (a) CHD
      (i) 心绞痛
      (ii) MI
   (b) CHF
      (i) 收缩性 CHF
      (ii) 舒张性 CHF（舒张性衰竭及功能障碍）
   (c) LVH
   (d) 猝死
3. 肾
   (a) 微量蛋白尿及蛋白尿
   (b) 慢性肾功能不全
   (c) 慢性肾衰竭（ESRD）
4. 大动脉疾病
   (a) 颈动脉狭窄及闭塞
   (b) 下肢动脉疾病及外周血管疾病和跛行
   (c) 主动脉瘤及主动脉夹层
5. 高血压的进展：急进型及恶性高血压
6. 视网膜病变

血压和预期寿命(男性,35岁)[9,32]

1.

BP(mmHg)	**预期寿命(岁)**
120/80	76
130/90	67.5
140/95	62.5
150/100	55

2. 血压水平与总死亡率之间呈正相关。
3. 在任一性别中，SBP或DBP越低，死亡率越低；血压越高，死亡率越高。
4. 平均动脉压（mean arterial pressure，MAP）每升高10 mmHg，心血管发病风险增加40%。
5. 脉压越大，发病率及死亡率越高。
6. 对大多数，尤其是50岁以上的患者而言，与DBP相比，SBP是预测心脑血管发病率及死亡率更好的因子。
7. Framingham和MRFIT研究表明血压在低至110/70 mmHg，心血管病的发病率和死亡率随着血压下降而下降。最近的meta分析支持将115/75 mmHg作为减少TOD的最佳血压。

收缩压、舒张压和脉压的概念[152]

- 在预测心血管疾病方面 SBP 优于 DBP——这种优势随年龄增加会更加明显
- 在某些人群中，脉压预测心血管疾病具有绝对优势
- 老年人群中 DBP 过低（<60 mmHg）与心血管病风险增加相关

SBP、DBP 和脉压的情况见图 4-1～图 4-5 和表 4-1～表 4-3

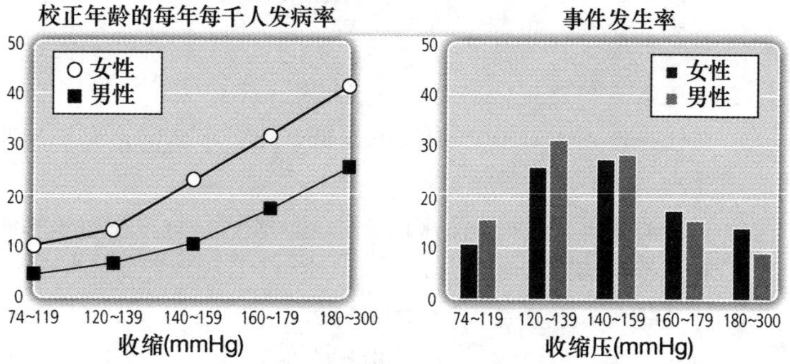

Framingham 心脏研究：随访38年。受访者年龄在35～64岁。

图 4-1 以收缩压水平为自变量的心血管事件风险

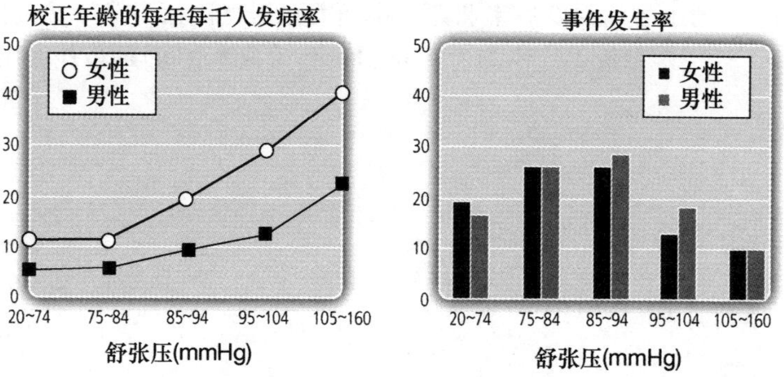

图 4-2 以舒张压水平为自变量的心血管事件风险[154]

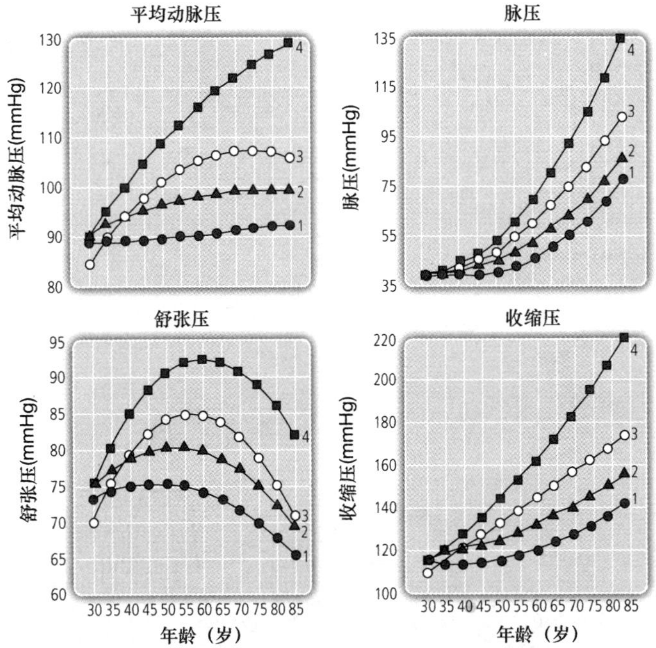

每组个体的平均回归分析。基于血压的散点曲线图，该图是由个体截点值、斜率、二次方程式（曲率）和按年龄、平均动脉压最小二乘法回归的个体平均系数，以每 5 年为间隔（从 30 ～ 85 岁）的预测值，以最小二乘法回归公式预测值 。基线平均收缩压分组：组 1，收缩压 <120mm Hg；组 2，收缩压 120 ～ 139mm Hg; 组 3，140 ～ 159mm Hg; 组 4，收缩压 >160mm Hg

图 4-3 按年龄分类的动脉压[153]

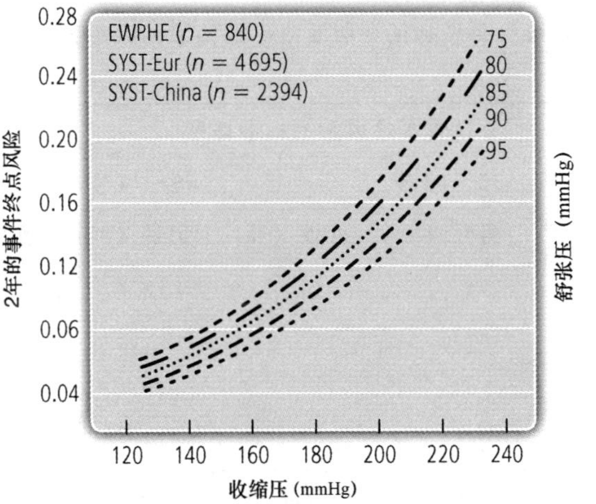

按试验分层校正主动治疗、性别、年龄、既往心血管并发症和吸烟后多元 COX 回归分析的两年心血管事件终点发生概率（欧洲老年高血压试验工作组、欧洲收缩性高血压试验和中国收缩性高血压试验）

图 4-4 在 DBP 固定的情况下 SBP 升高的发病风险

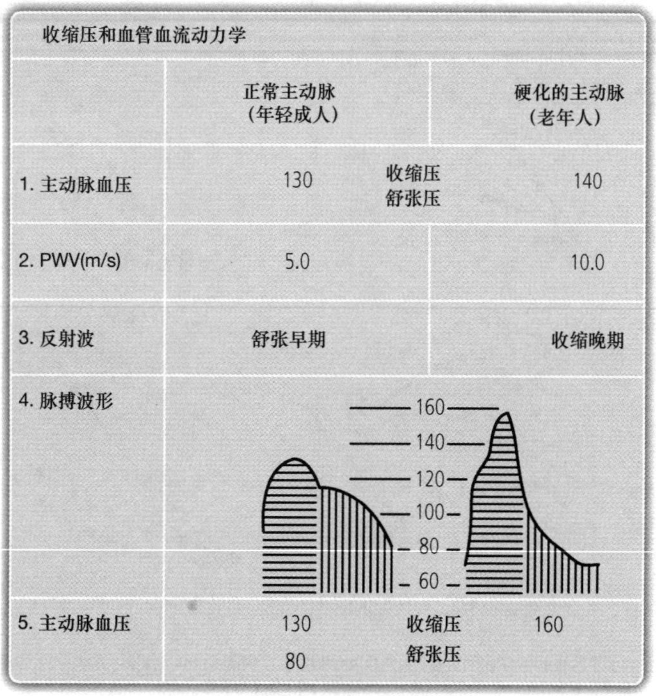

图 4-5　单纯性收缩性高血压（ISH）

表 4-1　血压参数每增加 1 个标准差心血管事件风险的增加值[154]（随访 30 年）

高血压类型	心血管事件风险的标准增量			
	35～64 岁		65～94 岁	
	男性（%）	女性（%）	男性（%）	女性（%）
收缩压	41*	51*	43*	23*
平均动脉压	41*	44*	42*	18*
脉压	29*	42*	36*	22*
舒张压	35*	30*	33*	9**

Source：Framingham Study：According to Age and Sex.
* $P<0.001$；** $P=$NS.

表 4-2　不同高血压类型的心血管事件风险[154]（随访 30 年）

高血压类型	心血管事件风险的标准增量[a]			
	35～64 岁		65～94 岁	
	男性（%）	女性（%）	男性（%）	女性（%）
单纯收缩性高血压	1.8*	1.2***	1.2*	1.6***
单纯舒张性高血压	2.4***	1.9****	1.9****	1.4****
总和（%）	2.74***	2.2***	2.2***	1.6***

Source：Framingham Study：According to Age and Sex.

[a]参照组包括血压正常人群

* $P<0.005$；** $P<0.01$；*** $P<0.001$；**** $P=$NS

表 4-3　以脉压为自变量的心血管事件风险：Framingham 研究[154]（随访 30 年）

脉差（mmHg）	校正年龄后的比例（每 1000 人）			
	35～64 岁		65～94 岁	
	男性	女性	男性	女性
2～39	9	4	2	17
40～49	13	6	16	19
50～59	16	7	32	22
60～69	22	10	39	25
70～182	33	16	58	32

RF，风险因子

* $P<0.001$

第五章
高血压临床试验

临床高血压试验和降压药物治疗[32-43]

在利尿剂和 BB 试验中，1 级和 2 级（轻到中度）高血压（DBP <110 mmHg）的药物治疗已经减少某些终末器官损害（表 5-1 和表 5-2）。

1. 血压降低减少了压力相关的动脉疾病结局：
   a. 颅内出血和脑梗死
   b. CHF，收缩期 CHF①
   c. 高血压加速进展和恶性高血压
   d. 视网膜病变
   e. 主动脉瘤和夹层
   f. 高血压性脑病
2. 在利尿剂和 BB 试验中，血压降低没有预期减少下列疾病：
   a. LVH
   b. 舒张期 CHF
   c. 慢性肾功能不全（chronic renal insufficiency，CRI）和肾衰竭
3. 在利尿剂和 BB 试验中，血压降低并没有以预期程度减少动脉粥样硬化相关疾病，但 ALLHAT 例外，因为它是基于氯噻酮而不是基于利尿剂或 BB 治疗（和 CCB 或 ACEI 试验相比）[150]
   a. CHD
   b. 心绞痛
   c. MI
   d. 猝死
   e. 颈动脉及下肢动脉疾病

BB 单一疗法并没有减少老年人 CHD 和 MI 的发病。然而，STONE、SYST-EUR、SYST-CHINA、HOT、STOP-2、CHEN-DU、INSIGHT、NORDIL、NIC-EH、CONVINCE、VHAS、PREVENT、ALLHAT、VALUE、ASCOT 和 GLANT 前瞻性临床试验已经表明 CCB

---

① ALLHAT 研究发现，氯噻酮对于预防高危老年人群新发非致命性 CHF 方面，可能优于氨氯地平和赖诺普利。

使心脑血管疾病的发病率和死亡率显著降低，尤其在应用氨氯地平的 ALLHAT、VALUE、ASCOT 试验中更为显著。

CAPPP、STOP-2、ALLHAT、PROGRESS、HOPE、ANBP-2 和 ASCOT 发现应用 ACEI 能显著降低 CHD 和 MI 以及其他 CVA 的发病率和死亡率。

LIFE 发现，与 BB 相比，ARB 减少了 CVA 和 CVD 的发生率和死亡率；并且 VALUE 和 MOSES 试验也证实应用 ARB 能够减少 CVD 的发生。RENAAL、IRMA、IDNT 和 AASK 发现 ARB 对高血压合并糖尿病具有肾保护作用。

然而，无症状的 CHF 的出现、研究设计、人口统计学资料、血压差异以及其他因素可能解释这一差异（详见 ALLHAT 研究）。应该强调的是，主要终点事件（MI 的发病）在三个治疗组中是没有差异的。

表 5-1 已完成和正在进行的高血压治疗试验[160]

试验描述							研究对象基本资料			估计事件	
试验	试验全称	例数（n）	计划随访（年）	随机治疗	完成时间	入选标准	年龄（岁）	入选血压水平（mmHg）			
								DBP	SBP	CHD	卒中
AASK	肾病和高血压的非洲裔美国人研究	1200	5	ACE、BB、dCA（more，less）	2001	HBP＋RD	18～70	95	无要求	144	72
ABCD	糖尿病适当血压控制试验	950	5	ACE、dCA	1998	DM	40～70	无要求	无 ISH	119	59
ACTION	应用硝苯地平控释片冠状动脉疾病结局试验	6000	5	dCA、安慰剂	2003	CAD	＞34	无	无	918	333
ADVANCE	使用培哚普利对于2型糖尿病患者血管事件的影响	11140	4.5	培哚普利＋吲达帕胺与安慰剂	2006	DM	＞30	无	无	—	—
ALL-HAT	抗高血压与降脂治疗预防心血管疾病发生试验	40000	6	ACE、AB、dCA、利尿剂（降胆固醇、open）	2002	HBP＋CVD风险	＞55	＞89且＜110	＞139且＜180	2580	2790

续表

试验描述							研究对象基本资料			估计事件	
试验	试验全称	例数（n）	计划随访（年）	随机治疗	完成时间	入选标准	年龄（岁）	入选血压水平（mmHg）			
								DBP	SBP	CHD	卒中
ANBP-2	澳大利亚国家血压研究 2	6000	5	ACE、利尿剂	2002	HBP	65～84	>89	>159	300	150
ASCOT	斯堪的那维亚英国人心脏试验	18000	5	dCA±ACE、BB±利尿剂（降胆固醇、安慰剂）	2003	HBP + CVD 风险	>39～79	>89	>139	1150	400
BENE-DICT	贝加莫糖尿病肾病并发症试验	2400	3	ACE、NCA、安慰剂	2001	DM	>39	>80	>139	200	100
CAPPP	卡托普利预防试验	10800	5	ACE、BB/利尿剂	1998	HBP	23～66	>99	无要求	324	162
CHEN-DU	中国硝苯地平试验										
CLEV-ER	中国拉西地平事件减少试验	10000	3	dCA、安慰剂	2002	HBP + CVD 风险	50～79	95～115	160～210	200	400

续表

试验描述							研究对象基本资料			估计事件	
试验	试验全称	例数（n）	计划随访（年）	随机治疗	完成时间	入选标准	年龄（岁）	入选血压水平（mmHg）			
								DBP	SBP	CHD	卒中
CSG	厄贝沙坦研究协作组										
CON-VINCE	维拉帕米控制新发心血管事件调查研究	15000	5	NCA、BB/利尿剂	2001	HBP+CVD风险	＞54	＞89且＜110	＞139且＜190	1250	750
DIAB-HY-CAR	雷米普利对糖尿病、高血压、心血管事件的影响研究	4000	3	ACE、安慰剂	1999	DM+蛋白尿	＞50	无要求	无要求	300	150
ELSA	European Lacidipine Study of Atherosclerosis	2251	4	dCA、BB	2000	HBP	45～75	＞94且＜116	＞149且＜211	89	44
EURO-PA*	培哚普利降低稳定冠心病患者心脏事件欧洲试验	10500	3	ACE、安慰剂	2004	CAD	＞18	无要求	无要求	964	350

续表

试验描述							研究对象基本资料			估计事件	
试验	试验全称	例数(*n*)	计划随访(年)	随机治疗	完成时间	入选标准	年龄(岁)	入选血压水平(mmHg)			
								DBP	SBP	CHD	卒中
FACET	福辛普利和氨氯地平心脏事件试验	380	3.5	CCB、ACE	1998	NIDDM+HBP	—	＞90	＞140	—	—
GLANT	长期降压治疗研究组	1936		ACE、CCB		HBP	60＋	90～114	＞160	2	5
HDS	高血压合并糖尿病研究	1148	8.2	ACE、BB、open（胰岛素、磺胺类药物、饮食）	1998	HBP＋DM	25～75	＞84	＞149	244	122
HOPE	心脏结局评估研究	9541	4.7	ACE、安慰（维生素E、安慰剂）	2000	CVD风险	＞54	无要求	无要求	1200	550
HOT	高血压最佳治疗试验	19196	3.5	More,Less（阿司匹林、安慰剂）	1997	HBP	50～80	＞99且＜116	无要求	552	276

续表

试验描述							研究对象基本资料			估计事件	
试验	试验全称	例数(*n*)	计划随访(年)	随机治疗	完成时间	入选标准	年龄(岁)	入选血压水平(mmHg)			
								DBP	SBP	CHD	卒中
HYVET	高龄老年高血压患者降压治疗研究	2100	5	ACE、利尿剂、安慰剂	2001	HBP	>89	>89且<110	>159且<220	683	341
IDNT	厄贝沙坦糖尿病肾病试验	1650	3	AⅡA、dCA、安慰剂	2000	DM +蛋白尿	30～70	>84	>134	124	62
INSIGHT	国际硝苯地平控释剂研究：高血压目标干预试验	6592	3	dCA、利尿剂	1999	HBP+CVD风险	55～80	>94	>149	246	123
INVEST	国际维拉帕米群多普利研究	27000	2	NCA、BB	2001	HBP+CAD	>49	无	无	581	268
LIFE	氯沙坦干预减少终点事件	9194	4	AIIA、BB	2001	HBP+LVH	55～80	95～115	160～200	693	347

续表

试验描述							研究对象基本资料			估计事件	
试验	试验全称	例数(*n*)	计划随访(年)	随机治疗	完成时间	入选标准	年龄(岁)	入选血压水平(mmHg)			
								DBP	SBP	CHD	卒中
MIDAS	多中心伊拉地平利尿粥样硬化研	883		dCA、利尿剂	1996	HBP	50～64	>96且<101	>149且<165	—	—
MOSES	依普沙坦与尼群地平减少卒中后并发事件的比较研究	1400	2.5	CCB、ARB	2004	前两年内发生脑卒中	无要求	无要求	无要求	—	—
NICS-EH	中老年高血压干预国家合作研究	1000	5	dCA、利尿剂	1997	HBP	>59	<115	>159且<220	30	1
NORDIL	北欧地尔硫研究	11000	5	NCA、BB/利尿剂	2002	HBP	50～69	>99	无要求	360	180
OPERA	奥马曲拉对动脉粥样硬化事件危险性增加患者的影响	12600		奥马曲拉与安慰剂							

续表

试验描述							研究对象基本资料			估计事件	
试验	试验全称	例数 (n)	计划随访（年）	随机治疗	完成时间	入选标准	年龄（岁）	入选血压水平 (mmHg)			
								DBP	SBP	CHD	卒中
PART-2	雷米普利预防动脉周扬樱花试验	617	4	ACE、安慰剂	1998	动脉粥样硬化	18～75	无要求	无要求	40	14
PATE	老年降压治疗疗效试验	1748	3	ACE、CCB	2000	HBP	＞60	＞84	＞150	45	37
PEACE	使用 ACEI 预防事件试验	8000	5	ACE、安慰剂		CAD	＞50	无要求	无要求	1224	444
PHYLLIS	减少斑块降低高血压血脂的意大利研究	450	3	ACE、安慰剂（降胆固醇、安慰剂）	2000	CIT	45～70	95～115	＞150 且＜211	7	4
PRE-SERVE	前瞻性随机依那普利回归分析	303	无	CCB、ACE	2001	左室质量指数＞50	＞50	＞90	＞150	—	—
PRE-VENT	络活喜血管作用的前瞻性随机评价试验	825	5	dCA、安慰剂	1997	经血管造影诊断的冠心病	30～80	无要求	无要求	20	6

续表

试验描述							研究对象基本资料			估计事件	
试验	试验全称	例数 (*n*)	计划随访 (年)	随机治疗	完成时间	入选标准	年龄 (岁)	入选血压水平 (mmHg)			
								DBP	SBP	CHD	卒中
PRO-GRESS	培哚普利防止复发性中风研究	6000	5	ACE、安慰剂	2000	脑卒中或TIA	无要求	无要求	无要求	600	300
PRO-TECT	培哚普利消退血管增厚试验										
QUIET	喹那普利缺血事件试验	1750	3	ACE、安慰剂	1996	血管造影证实的CHD	18～75	无要求	无要求	500	350
RENAAL	使用血管紧张素Ⅱ受体拮抗剂厄贝沙坦对NIDDM进行随机评估	1500	4	ANA、安慰剂	2002	DM	31～71	<110	<200	100	50
SCAT	辛伐他汀/依那普利冠状动脉粥样硬化研究	460	5	ACE、安慰剂（降胆固醇、安慰剂）	1998	CAD		无要求	无要求	42	15

续表

试验描述							研究对象基本资料			估计事件	
试验	试验全称	例数(n)	计划随访(年)	随机治疗	完成时间	入选标准	年龄(岁)	入选血压水平(mmHg)			
								DBP	SBP	CHD	卒中
SCOPE	老年高血压患者认知和预后研究	4000	2.5	AIIA、安慰剂	2003	HBP	70～89	90～99	160～179	60	30
SHELL	老年收缩期高血压拉西地平长期研究	4800	3.5	dCA、利尿剂	1999	HBP	＞59	＜95	＞160	101	50
STONE	上海老年硝苯地平试验	1632	2.5	CCB、安慰剂	1995	HBP	60～79	无要求	无要求	—	—
STOP-2	瑞典老年高血压病治疗	6628	4	ACE、BB尿剂、dCA	1998	HBP	70～84	＞104	＞179	318	167
SYST-EUR	收缩期高血压欧洲试验	4695	1.6	dCA、安慰剂	1997	ISH	＞59	＜95	160～119	500	250
SYST-CHINA	收缩期高血压中国试验	2400	2.8	CCB、安慰剂		ISH	＞60				

续表

试验描述							研究对象基本资料			估计事件	
试验	试验全称	例数（n）	计划随访（年）	随机治疗	完成时间	入选标准	年龄（岁）	入选血压水平（mmHg）			
								DBP	SBP	CHD	卒中
VALUE*	长期使用缬沙坦抗高血压评价	14400	6	AIIA、dCA	2004	HBP+CVD风险	＞49	＜115	＜210	1450	869
VHAS	维拉帕米和高血压、动脉粥样硬化研究 维拉帕米控制高血压和动脉粥样硬化研究	1414	2	NCA、利尿剂	1996	HBP	40～65	＞94	＞159	40	20

AIIA，血管紧张素Ⅱ受体拮抗剂；ang CHD，血管造影冠心病；asp，阿司匹林；athero，动脉粥样硬化；CAD，冠状动脉疾病；chol，降胆固醇；CIT，颈动脉内膜增厚；dCA，二氢吡啶类钙拮抗剂；diur，利尿剂；ins，胰岛素；less，非强化降压；LVH，左心室肥厚；more，强化降压；NCA，非二氢吡啶类钙拮抗剂，open，开放对照；plac，安慰剂；prot，蛋白尿；RD，肾病；sul，磺胺类；vitE，维生素 E

表 5-2 在轻、中度高血压和 CHD 人群中应用利尿剂和 BB 的 23 个随机、对照、临床试验（1979—1992）

序号	试验（年份）	是否双盲	初始例数	舒张压（mmHg）	治疗	平均随访（年）	CHD 发生率
1	HDFP（1979）[33]	否	10940	90～114	转诊治疗与阶梯治疗	5	降低
2	A Cooperative Ⅱ (1970)[34]	双盲	380	90～114	安慰剂与利尿剂＋利血平＋肼屈嗪	3.8	无差异
3	Oslo（1980）[37]	否	785	90～109	不用药与利尿剂＋甲基多巴＋心得安	10	升高
4	Australian (1980)[38]	双盲	3427	95～110	安慰剂与利尿剂＋甲基多巴＋普纳洛尔＋吲哚洛尔	4.1	无差异
5	MRC（1984）[39]	单盲	17354	90～109	安慰剂与苄氟噻嗪/心得安	5	无差异
6	MRFIT（1982）[40]	open	8012	90～114	噻嗪类利尿剂	7	无差异
7	EWPHE (1985)[41]	双盲	840	90～120	安慰剂与噻嗪类利尿剂＋氨苯蝶啶＋甲基多巴	4.8	无差异
8	MPPCD (1985)[42]	否	1203	95～110	未用药与吲哚洛尔、普纳洛尔、利尿剂、肼屈嗪	5	升高
9	USPHS (1977)[45]	双盲	389	90～115	安慰剂与利尿剂、利血平	7～10	无差异

续表

序号	试验（年份）	是否双盲	初始例数	舒张压（mmHg）	治疗	平均随访（年）	CHD 发生率
10	VA～NHLBI (1978)[46]	双盲	1012	85～105	安慰剂与氯噻酮＋利血平	1～5	无差异
11	IPPSH（1972）[47]	双盲	6357	100～125	无治疗与氧烯洛尔	3～5	无差异
12	HEP（1936）[48]	否	884	105～120	无治疗与阿替洛尔＋噻嗪类利尿剂	8	无差异
13	HAPPHY (1987)[49]	否	6500	100～130	利尿剂与阿替洛尔/美托洛尔	4	无差异
14	MAPHY (1983)[50]	否	3234	100～130	美托洛尔与噻嗪类利尿剂	5	在美托洛尔及噻嗪类利尿剂组降低
15	SHEP（1991）[51]	双盲	4736	SBP＞160；DBP＜90	安慰剂与噻嗪类利尿剂＋β受体阻滞剂	5	只有非致命性 MI 降低
16	STOP（1991）[52]	双盲	1627	105～120	阿米洛利、阿替洛尔、美托洛尔、吲哚洛尔	5	无差异
17	VA COOPI (1967)[157]	双盲	143	SBP＞186；DBP＞121	安慰剂与利尿剂、肼屈嗪	1.5	降低（在严重高血压人群中）

续表

序号	试验（年份）	是否双盲	初始例数	舒张压（mmHg）	治疗	平均随访（年）	CHD 发生率
18	CARTER (1970)[161]	双盲	97	SBP＞160；DBP＞110	利尿剂与安慰剂	4.0	只有 CVA 降低，未提及 CHD
19	BARRACLOUGH (1973)[162]	双盲	116	109	利尿剂与安慰剂	2.0	降低（但无统计学意义）
20	HYPERTEN-SION-STROKE COOP (1974)[163]	双盲	452	SBP＞167；DBP＞100	利尿剂与安慰剂	2.3	CVA 降低，无 CHD 数据
21	Kuramoto (1989)[164]	双盲	91	SBP＞168；DBP＞86	利尿剂与安慰剂	4.0	降低
22	SHEP-P (1989)[165]	双盲	551	SBP＞172；DBP＞75	低剂量利尿剂	2.8	CVA 降低，无 CHD 数据
23	MRC-II (1992)[166]	双盲	4396	SBP＞185；DBP＞91	低剂量利尿剂＋BB OSP	5.8	利尿剂组降低，BB 组未降低

EWPHE，欧洲老年人高血压工作小组；HAPPHY，高血压人群心脏病一级预防；HDFP，高血压检测和随访计划；HEP，老年人群高血压；IPPPSH，高血压国际前瞻性一级预防研究；MAPHY，高血压人群中美托洛尔预防动脉粥样硬化试验；MPPCD，心血管疾病多因素的一级预防；MRC，医学研究理事会试验；MRFIT，危险因素的多因素干预实验；SHEP-P，老年收缩期高血压项目；SHEP-P，试点；STOP，瑞典老年人群高血压试验；USPHS，美国公共卫生服务试验；VA-NHLBI，退伍军人管理局-国家心、肺和血液研究所

高血压治疗中出现的几个问题[①]

1. 降压治疗初期要求血压降到什么水平？这个水平依赖于人口学资料、危险因素和伴随疾病而变化吗？
2. 降低 TOD 的最佳目标血压值是多少？这个水平依赖于人口学资料、危险因素和伴随疾病而变化吗？
3. 不同种类的降压药与心、脑血管、肾结局的发生有差异吗？

① 这些问题会在高血压和降压治疗的临床试验这部分解决

临床高血压试验：重要的临床终点

1. 心血管发生和死亡风险随血压水平上升而升高（图 5-1）。

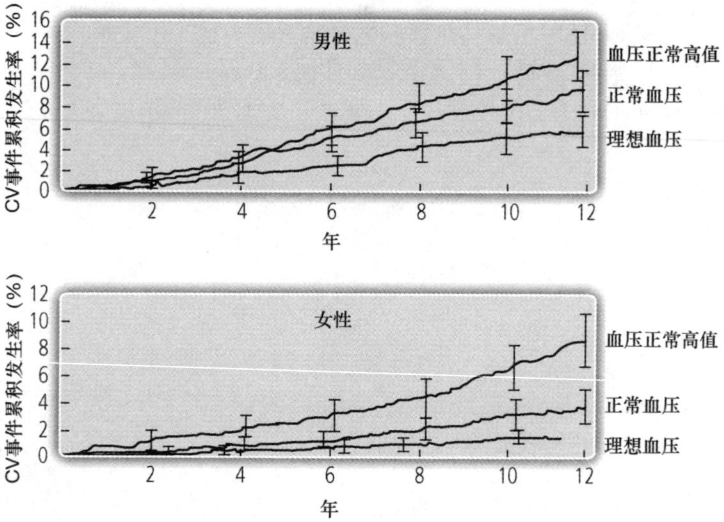

理想血压，<120/80 mmHg, 正常血压，120～129/80～84 mmHg;
正常高值，<130～139/85～89 mmHg,
Source: Vasan RS et al. *N Engl J Med* 2001; 345: 1291–1297.

图 5-1 血压正常高值对 CV 风险的影响

2. 如果不进行干预，高血压会进展甚至恶化。
   a. 接受安慰剂的患者高血压更容易进展（>15%）；
   b. 接受药物治疗的患者没有或少有进展（<1%）。
3. 高血压能诱导血管损害和动脉粥样硬化，而且动脉粥样硬化与高血脂、糖尿病或吸烟等其他危险因素具有协同作用。
4. 与年轻、没有伴随心血管或肾病的人群相比，老年高血压、具有心血管危险因素、心血管或肾病人群服用任何药物同等幅度降压治疗后更能短时间内获益。
5. 大多数大规模前瞻性临床高血压试验的肾结局很大程度被忽视或者没有充分报道。
6. 排除了很多试验后，最近的主要几项 meta 分析研究（高血压随机对照试验）已经在数据分析中筛选出来。然而，结论不仅存在偏差而且是无效的[156-160]。

7. 1985 年以前的所有利尿剂/BB 试验均使用了高剂量利尿剂[氢氯噻嗪（HCTZ）＞50 mg/d]，而之后的研究使用了 12.5～25 mg 的低剂量。
8. 在 1989 年 SHEP 研究之前，临床试验纳入人群的标准和血压控制的界限都是由 DBP 决定的，而不是 SBP。然而现在已经清楚地确定，SBP 对预测大多数患者（尤其是超过 55 岁）的心血管风险更重要。

年龄每隔十岁之内，与已知的血压绝对差异相关的血管死亡的比例差异与 SBP 115 mmHg、DBP 75 mmHg 的血压水平是相同的，目前尚没有低于这个标准的证据。在 40～69 岁，SBP 每增加 20 mmHg（或相当于 DBP 变化 10 mmHg）与大于 2 倍的卒中死亡率、冠心病和其他血管死亡率有关。40～49 岁人群的所有血管死亡的比例差异相当于 80～89 岁人群的一半，但是每年的绝对风险差异在老年人群中更明显。不同年龄组男性和女性的脑出血和脑缺血的患病率是相似的。对于从单次血压测量预测血管损害来说，SBP 和 DBP 的平均值比单独 SBP 或 DBP 更有价值，而 PP 的价值要小得多（图 5-2）。

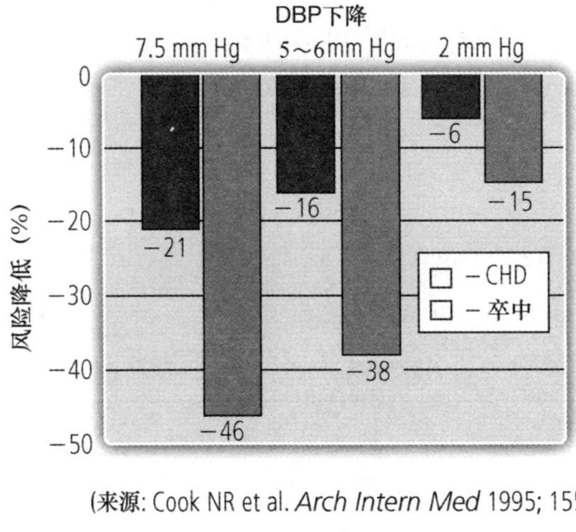

图 5-2 一级预防中 DBP 小幅下降的影响

在中年和老年人群中，一般血压与血管（和全因）死亡直接且显著相关，没有任何比 115/75 mmHg 这个阈值还要低的证据。

从表 5-3 中注意到：

1. BB 和利尿剂都能显著降低卒中风险，但是不论高剂量还是低剂量，利尿剂都比 BB 更有效（34%～54%与 29%）。BB 在降低 CVA 方面均不如其他种类降压药物。
2. 高剂量利尿剂并没有减少 CHD 的发生，但低剂量利尿剂使 CHD 减少了 28%，而 BB 没有减少 CHD 发生。
3. 这项 meta 分析并没有全部包括前面列出的 23 项研究，只选择了 23 项中的 18 项。它排除了第 6、8、11、13 和 14 项研究。有三项研究没有报道 CHD 事件[18,20,22]。
4. 血压同等幅度降低，老年患者比年轻患者获益更多、更快。

表 5-3 18 项高血压人群安慰剂与利尿剂-BB 随机对照试验的 meta 分析[157,202,204,206]

药物疗法 结局	剂量	试验数	事件、正在治疗/控制	RR(95%CI)
卒中				
利尿剂	高	9	88/232	0.49(0.39～0.62)
利尿剂	低	4	191/347	0.66(0.55～0.78)
β受体阻滞剂		4	147/335	0.71(0.59～0.86)
HDFP	高	1	102/158	0.64(0.50～0.82)
冠心病				
利尿剂	高	11	211/331	0.99(0.83～1.18)
利尿剂	低	4	215/363	0.72(0.61～0.85)
β受体阻滞剂		4	243/459	0.93(0.80～1.09)
HDFP	高	1	171/189	0.90(0.73～1.10)

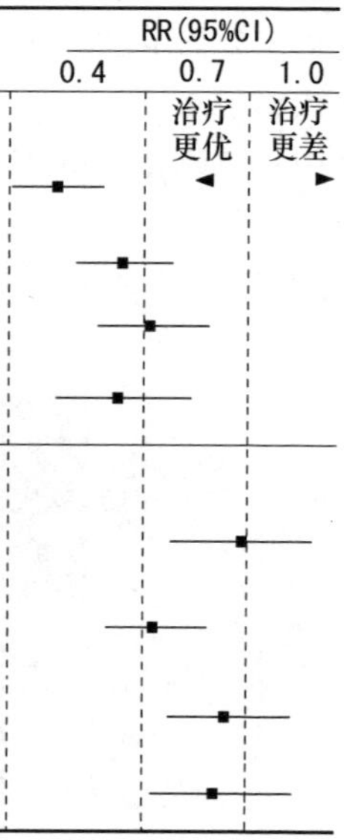

轻-中度高血压和CHD人群的利尿剂/BB临床试验概括

CHD死亡率增加

Oslo	1980
MPPCD	1985

猝死增加（心电图异常）

MRFIT	1982
HDFP	1979

CHD死亡降低

HDFP 1979

SHEP 1991（SBP>160 mmHg）

MRC-2 1992（只有利尿剂组，无BB组）

MAPHY 1988（BB优于利尿剂，无安慰剂）

CHD死亡风险在对照组和治疗组（积极治疗组和非积极治疗组）之间无差异：

VA Cooperative	1970
Barraclough	1973
USPHS	1977
VA-NHLBI	1978
Australian	1980
MRC	1984
MRFIT	1982
EWPHE	1985
IPPPSH	1972
HEP	1986

HAPPHY	1987
STOP	1991

应用利尿剂的临床试验总结

1. 与大多数其他种类降压药相比，利尿剂（非袢利尿剂）也能有效降低血压。在同等剂量情况下，吲达帕胺可能比氢氯噻嗪的降压作用稍微好一点。
2. 低剂量或非高剂量利尿剂是首选（例如，氢氯噻嗪或氯噻酮 6.25～25 mg/d，吲达帕胺 0.625～2.5 mg/d)。氯噻酮效果是氢氯噻嗪的 1.5 倍。15 mg 氯噻酮相当于 25 mg 氢氯噻嗪。然而，吲达帕胺可能是优选，因为其较少引起低钾血症、高血糖、高尿酸血症，更好地减少 LVH 以及具有肾保护作用。吲达帕胺可改善 GFR，并且对较低 GFR 的患者是有效的。
3. CVA 发生率减少 38%～51%，这类似于其他种类抗高血压药物，但优于 BB。
4. 在一些低剂量利尿剂研究中，CHD 和 MI 降低约 28%，但大剂量利尿剂（吲达帕胺除外）不减少 CHD 或 MI 发生率。除外 ALLHAT，多数临床试验均使 CHD 适度降低。冠心病患者、电解质紊乱（低钾血症或低镁血症）或者应用洋地黄药物易于引起心律失常，猝死的风险也增加。在 ASCOT 试验中，利尿剂/BB 联合在降低所有心血管事件方面不如 CCB/ACEI 组合。
5. 与 ACEI 和 ARB 治疗相比，单一利尿剂治疗并不足以改善肾功能不全、GFR 降低、ESRD 和蛋白尿，并且可能与长期应用利尿剂的肾毒性有关。但是，吲达帕胺不在肾毒性利尿剂之列。
6. CHD 降低约 52%。然而，LVH 并没有和应用 ACEI、ARB、CCB 类药物一样减少。
7. 使用利尿剂时，转其他降压药（吲达帕胺除外），2 型糖尿病及高血压更常见。但是 BB 的致糖尿病作用类似或更差。
8. 与其他药物相比，利尿剂通过增加颈动脉内膜/中层厚度（intima/media thickness，IMT）和冠状动脉钙化阳离子通过电子束 CT（electron beam computed tomography，EBT）

促进动脉粥样硬化。但这些促动脉粥样硬化作用并不适用于吲达帕胺，它是抗动脉粥样硬化的。

9. 包括低钾血症、低镁血症、高血糖、高尿酸血症和痛风、同型半胱氨酸血症、高脂血症，PAI-1 增加、代谢性碱中毒、高钙血症、低钠血症和胰岛素抵抗在内的代谢和生化异常是常见的。HCTZ 也增加 CRP，因此具有血管炎性效应。
10. 增加肾细胞癌和结肠癌的风险。
11. 长期利尿剂治疗对小动脉的结构和功能并无改善。尽管 BP 降到正常范围，血管内皮功能障碍和动脉顺应性异常仍然存在。
12. 长期使用不良反应高、达标率低。

应用 BB 的临床试验总结

1. 在总人群中 BB 的降压作效果不如其他降压药物，而且这在黑人和老年人口中尤其突出。与降低肱动脉压情况不同，BB 降低中央动脉压的作用次于其他降压药物。
2. CVA 虽然减少，但不如利尿剂、CCB、ACEI 和 ARB 降低 CVA 的效果好。CVA 减少约 29%。
3. 在抗高血压治疗中，单一 BB 并没有显著减少 CHD 和 MI（7%，无统计学差异）。然而对于已知 CHD 的患者，其将来事件发生率和 CHD 的进展是减少的。
4. 能够降低和预防 CHF 的发生。BB 适用于 CHF 患者。
5. 心肌梗死后患者应接受非 ISA-BB 或 α/β 受体阻滞剂联合治疗。
6. 肾保护和降低蛋白尿的作用可能不如 ACEI、ARB 和 CCB，但可能比噻嗪类和类似噻嗪类利尿剂要好。
7. 不良反应很高，达标率很低。
8. 高脂血症（HDL 降低和甘油三酯升高）、高血糖症和胰岛素抵抗等代谢异常是常见的。
9. 药物诱导的新发 2 型糖尿病和糖耐量异常的发生通常是由于应用利尿药（氢氯噻嗪和氯噻酮）和 BB 引起的胰岛素抵抗造成的。以上两种药物均能诱导 2 型糖尿病，但二者联合用药具有叠加或协同作用。

抗高血压治疗的随机对照临床高血压试验的meta分析

最近的几项meta分析研究已经发表，综述了在高血压治疗中使用新降压药的临床心脑血管结局[156,158-159,197,202-206]，并且比较了利尿剂/BB试验的结果。

meta分析可以提供由抗高血压药物引起的有提示心血管结局和具体影响的结果，但这些结果并不是决定性的。分析中存在很多缺陷：

1. 研究选择偏倚和发表的临床试验未完成审查。
2. 不同的研究设计、不同人口统计的样本量、入选和排除标准、定义的主要和次要的结局以及初始和治疗后血压水平的统计分析。伴随的心血管危险因素，使用的药物种类和用药剂量及频率，诸如伴随的非降压治疗、结局定义差异和指定治疗的个体依从等所有类型的混杂因素。
3. 概括性假设是否准确以及随后纳入meta分析得出间接的结论的这些试验报告结果缺乏有效的批判性分析。

1. 这些meta分析的汇总结果表明，与安慰剂相比，以下临床心血管结局减少：
   a. CHF减少52%
   b. CVA减少38%～42%
   c. MI /CHD减少16%～20%

以上结果是假定SBP降低10～12 mmHg和DBP降低5～6 mmHg基础上得出的。

2. 关于具体的药物种类，似乎对CHF、CVA、CHD或MI的结局并无显著差异。尽管存在一种药物优于另一种药的趋势，但是都达不到统计学差异。例如，二氢吡啶类CCB减少缺血性CVA作用强于其他类抗高血压药物，但是总死亡率在各类药物之间是相等的。

这些meta分析将在下面详细表述（表5-4～表5-9和图5-3～图

5-15)。

Pahor 等进行的 **meta** 分析[159]

- 本次分析包括由 27 743 研究对象组成的 9 项试验。
- 试验选择是存在偏倚、不完善的。它包括不适合本次 meta 分析的小试验样本。
- 结果和结论是无效的，而且主要的批评已经公开。
- CVA 的发病率和总死亡率在各种类降压药中是相等的。
- CCB 药物导致 MI、CHF 和心血管事件发生率更高的观点是无效的，因为研究存在选择偏倚、纳入短效 CCB 试验、纳入没有能力定义结局的却有统计学差异的小样本研究。随后，更好、更精确的大样本的前瞻性临床试验完全反驳了这样的 meta 分析。
- 详见参考文献。这充其量是一个得出不合适的推理偏倚结论的普通 meta 分析。

表 5-4 第一轮分析包括的试验[158]

缩写	治疗方案比较	提供的数据类型	患者例数	病史	平均年龄（岁）	男性患者比例（%）
积极治疗与安慰剂比较试验						
HOPE[36]	雷米普利与安慰剂	表格式大数据	9297	CHD、CVD 或糖尿病合并 CVD RF	66	73
PART[237]	雷米普利与安慰剂	IPD	617	CHD 或 CVD	61	82
QUIET[39]	喹那普利与安慰剂	表格式大数据	1750	CHD	58	82
SCAT[40]	依那普利与安慰剂	表格式大数据	460	CHD	61	89
PREVENT[38]	氨氯地平与安慰剂	IPD	825	CHD	57	80
SYST-EUR[41]	尼群地平与安慰剂	IPD	4695	高血压	70	33
强化降压和非强化降压试验比较						
ABCD[28]	目标 DBP 75 mmHg 与＜90 mmHg	表格式大数据	470	高血压合并糖尿病	58	67
HOT[42]	目标 DBP ＜80 mmHg 与＜85 mmHg 或＜90 mmHg*	表格式大数据	18790	高血压	62	53
UKPDS-HDS[34-35]	目标 DBP ＜85 mmHg 与＜105 mmHg	IPD	1148	高血压合并糖尿病	56	55

续表

缩写	治疗方案比较	提供的数据类型	患者例数	病史	平均年龄（岁）	男性患者比例（%）
基于不同药物种类的疗程试验比较						
CAPPP[29]	卡托普利与 BB（非特异性）或利尿剂（非特异性）	表格式大数据	10985	高血压	53	53
STOP[233]	依那普利/赖诺普利与非洛地平/依拉低平与阿替洛尔/美托洛尔/心得乐/HCTZ＋阿米洛利	表格式大数据	6614	高血压	76	33
UKPDS-HDS[34-35]	卡托普利与阿替洛尔	IPD	758	高血压合并糖尿病	56	54
INSIGHT[30]	硝苯地平 GITS 与 HCTZ＋阿米洛利	表格式大数据	6321	高血压合并 CVDRF	65	46
NICS-EH[31]	尼卡地平与三氯噻嗪类	IPD	429	高血压	70	33
NORDIL[32]	地尔硫䓬与 BB 或利尿剂	表格式大数据	10881	高血压	60	49
VHAS[43-44]	维拉帕米与氯噻酮	表格式大数据	1414	高血压	54	49
ABCD-hypertensive[28]	依那普利与尼索地平	表格式大数据	470	高血压合并糖尿病	58	67

CVD RF，其他心血管疾病危险因素；GITS，控释片；IPD，个体参与者数据

*在 HOT 的所有随机组中，非洛地平是一线药物。

表 5-5 血压差异、随机治疗剩余比例和血压达标比例[159]

缩写	入组 SBP 和 DBP (mmHg)	随访期间随机组对照血压差异* (mmHg)		随机治疗剩余比例和血压达标比例 (%)		随访期 (年)
		SBP	DBP	治疗研究	对照*	
积极治疗与安慰剂比较试验						
HOPE	139/79	−3	−1	71	73	5
PART-2	133/79	−6	−4	72	75	4
QUIET	123/74	NA	NA	72	75	2
SCAT	130/78	−4	−3	NA	NA	5
PREVENT	129/79	−5	−4	69	78	3
SYST-EUR	174/86	−10	−5	72	66	2
强化降压和非强化降压策略试验比较						
ABCD-hypertensive†	155/98	−6	−8	49	89	5
HOT‡	169/105	−3	−3	55	80	4
UKPDS-HDS §	160/94	−10	−5	56	91	8

续表

缩写	入组 SBP 和 DBP (mmHg)	随访期间随机组对照血压差异* (mmHg)		随机治疗剩余比例和血压达标比例 (%)		随访期（年）
		SBP	DBP	治疗研究	对照*	
基于不同药物种类的疗程试验比较*						
CAPPPH	161/99	+3	+1	67	86	6
STOP-2	194/98	<3	<1	64	62	5
UKPDS-HDS	160/94	+1	+2	78	65	8
INSIGHT	173/99	<1	<1	60	67	4
NICS-EH	172/94	0	+2	92	94	4
NORDIL	173/106	+3	<1	77	93	5
VHAS	169/102	<1	<1	78	77	2
ABCD-hypertensive†	155/98	<1	<1	45	40	5

NA，无

* 在除 ABCD 以外的所有研究中，各组随机指定 BB 和（或）利尿剂对照。

† 随机指定钙离子阻滞剂作为对照，指定 ACEI 作为治疗。平均血压水平达到：强效降压组 132/78 mmHg 与非强效降压组 138/86 mmHg。

‡ 指定最强效降压方案（目标 DBP<80 mmHg）作为治疗组，非强效降压方案组为对照组。平均血压水平达到：强效降压组 140/81 mmHg 与非强效降压组 143/84 mmHg。

§ 平均血压水平达到：强效降压组 144/62 mmHg 与非强效降压组 154/87 mmHg。研究入组时随机分组之间存在血压差（2/2 mmHg）。

表 5-6　不同高血压试验积极治疗的基本资料比较

基本资料	试验								
	UKPDS[16,27]*	STOP[26]	CAPPP[4]	NORD1L[9]	INSIGHT[8]	ALLHAT[10]	MIDAS[3]	NICS[5]	VHAS[53]†
类型	非盲	非盲	非盲	非盲	双盲	双盲	双盲	双盲	非盲
病例数	1148	6614	10985	10881	6321	24335	883	414	1414
治疗									
参照组	阿替洛尔 <180/105	HCTZ/α 或β受体阻滞剂	利尿剂或β受体阻滞剂	噻嗪类或β受体阻滞剂	HCTZ/A	氯噻酮	HCTZ	三氯噻酮	氯噻酮
试验组	卡托普利 <150/85	ACEI 或 DHP	卡托普利	地尔硫䓬（SR）	硝苯地平（GITS）	多沙唑嗪	依拉低平	尼卡地平（SR）	维拉帕米（SR）
年龄（SD）	56（8）	76（..）	53（8）	60（7）	65（7）	67（8）	59（9）	70（7）	53（7）
平均 SBP/DBP（mmHg）									
入组	160/94	194/98	161/99	173/106	167/96	145/83	150/97	172/94	169/102
随访间差异§	−1/−1	−0.3/+0.5	−3/−1	−3.1/+0.2	～0/～0	−2/+1	−3.5/～0	−0.7/−1.2	−1.0/+0.4
病例比例（%）									
女性	45	67	47	51	54	47	22	67	51

续表

基本资料	试验								
	UKPDS[16,27]*	STOP[26]	CAPPP[4]	NORD1L[9]	INSIGHT[8]	ALLHAT[10]	MIDAS[3]	NICS[5]	VHAS[53]†
心血管并发症	..	～20	4	－8	～20	45	～4	～28	5
糖尿病	100	11	5	7	21	36	..	..	411
随访时间（年）									
中位数	8.4	..	..	..	..	3.3	3.0	4.3	2.0
平均数	..	5.0	6.1	4.5	3.5	..	..	..	..

ACEI，血管紧张素转化酶抑制剂型；DHP，二氢吡啶钙通道阻滞剂（非洛地平或依拉地平）；GITS，控制剂；HCTZ，氢氯噻嗪；HCTZ/A，氢氯噻嗪如阿米洛剂；SR，缓释剂

＊ UKPDS 比较了阿替洛尔和卡托普利，并测量两个水平的 SBP/DBP。

†VHAS 研究给药在初始 6 个月为双盲方式，后来为非盲模式。

§ 负值表示旧类药物更严格的控制血压。

表 5-7 针对特定病因死亡的新老抗高血压药物的优势汇总估计[156]

	Zeten *P* 值*	新老抗高血压药物的优势汇总估计百分比†		
		估值（SD）	95% CI	*P*
死亡原因‡				
卒中				
CCB	0.95	−5.3 (17.9)	−31.4～30.7	0.79
ACEI	0.89	−5.6 (18.6)	−32.5～31.8	0.79
CCB 和 ACEI	0.99	−5.4 (14.0)	−26.8～22.5	0.70
MI				
CCB	0.13	22.6 (16.6)	−92～65.8	0.19
ACEI	0.32	−6.3 (15.1)	−28.9～23.4	0 68
CCB 和 ACEI	0.12	7.9 (12.1)	−13.6～35.0	0.53
猝死				
CCB	0.46	−8.8 (18.4)	−34.5～26.8	0.64
ACEI	0.07	3.8 (19.3)	−26.5～46.7	0.89
CCB 和 ACEI	0.12	−5.3 (15.1)	−28.0～25.1	0.74
MI 和猝死				
CCB	0.92	7.9 (12.2)	−13.8～35.2	0.53
ACEI	0.07	−2.5 (11.6)	−21.4～20.9	0.85
CCB 和 ACEI	0.20	2.5 (9.3)	−13.8～22.1	0.81

* 对于所有致命性结局，异质性假说在整个评价试验中是不成立的。

† 负值表示新药物更好的结局。

‡ 评价试验已列出（除了 ALLHAT），因为从发表的报告获得的 CV 死亡率是不可用的。特定原因心血管死亡率在 MIDAS-3、M1CS-5 和 VHAS-63 中也没有报道。

表 5-8 初始血压和血压差异的方差解释[156]

	方差解释和相应的概率					
	总模型		初始血压		血压差异	
	R^2	*P*	R^2	*P*	R^2	*P*
结局						
心血管死亡						
SBP	0.47	0.002	0.11	0.05	0.36	0.0004
DBP	0.42	0.005	0.10	0.08	0.32	0.001
心血管事件						

续表

	方差解释和相应的概率					
	总模型		初始血压		血压差异	
	R^2	*P*	R^2	*P*	R^2	*P*
SBP	0.66	<0.0001	0.006	0.56	0.65	<0.0001
DBP	0.51	0.002	～0	0.99	0.51	0.001
卒中						
SBP	0.71	<0.0001	0.004	0.48	0.71	<0.0001
DBP	0.66	0.0001	0.007	0.55	0.65	<0.0001
卒中						
SBP	0.55	0.001	0.02	0.37	0.53	0.0005
DBP	0.54	0.001	0.09	0.06	0.45	0.002

每个回归模型都包括入组 BP 和研究组间血压差异作为独立变量，并通过方差的比值比的倒数加权。

表 5-9　meta 回归分析中观测的 OR 值及由 SBP 差异预测的 OR 值[156]

	观测的 OR 值* (95%CI)	预测的 OR 值 (95%CI) †	差异 [% (95%CI)]‡	*P* §
ALLHAT[10]				
心血管事件	1.24 (1.1～1.33)	1.14 (0.98～1.32)	−8.4 (−27.0～7.4)	0.32
卒中	1.18 (0.99～1.39)	1.06 (0.92～1.22)	−11.3 (−38.1～10.3)	0.33
心肌梗死	1.01 (0.88～1.16)	1.13 (0.98～1.31)	10.7 (−8.2～26.2)	0.25
CAPPP[4]				
心血管死亡	0.80 (0.58～1.09)	0.99 (0.81～1.22)	19.8 (−16.1～44.6)	0.24
心血管事件	1.10 (0.95～1.27)	1.23 (1.03～1.46)	10.3 (−11.5～27.9)	0.33
卒中	1.29 (1.03～1.61)	1.14 (0.96～1.34)	−13.4 (−49.0～13.8)	0.37

续表

	观测的 OR 值* (95%CI)	预测的 OR 值 (95%CI) †	差异 [% (95%CI)]‡	$P^{§}$
心肌梗死	1.01 (0.80～1.26)	1.21 (1.02～1.44)	17.0 (−9.8～37.2)	0.19
HOPE[7]				
心血管死亡	0.73 (0.62～0.86)	0.86 (0.74～0.99)	14.4 (−5.7～30.6)	0.15
心血管事件	0.76 (0.67～0.85)	0.82 (0.75～0.91)	8.4 (−6.2～21.0)	0.24
卒中	0.68 (0.52～0.86)	0.77 (0.69～0.85)	11.1 (−12.3～29.6)	0.32
心肌梗死	0.79 (0.69～0.90)	0.85 (0.77～0.93)	7.2 (−8.6～20.6)	0.35
NORDIL[5]				
心血管死亡	1.16 (0.89～1.50)	1.00 (0.81～1.22)	−16.1 (−60.8～16.2)	0.37
心血管事件	1.04 (0.91～1.20)	1.24 (1.04～1.47)	15.5 (−4.8～31.9)	0.13
卒中	0.81 (0.65～1.01)	1.14 (0.97～1.35)	28.8 (6.8～45.5)	0.01
心肌梗死	1.19 (0.95～1.48)	1.22 (1.02～1.46)	3.0 (−28.1～26.5)	0.83
PART-2/SCAT[12,15]				
心血管死亡	0.47 (0.21～0.98)	0.83 (0.73～0.95)	43.3 (−19.8～73.2)	0.14
心血管事件	0.64 (0.44～0.94)	0.78 (0.70～0.86)	17.3 (−22.8～44 3)	0.35
心肌梗死	0.63 (0.38～1.05)	0.80 (0.73～0.88)	21.2 (−31.1～52.7)	0.36

* OR 值在已发表的文章报道。

† 平均 OR (95%CI) 由 meta 回归线预测。

‡ 差异由预测 OR 值减去观察 OR 值而得，表示为预测 OR 值百分比。

§ 观测和预测的 OR 值之间的差异。

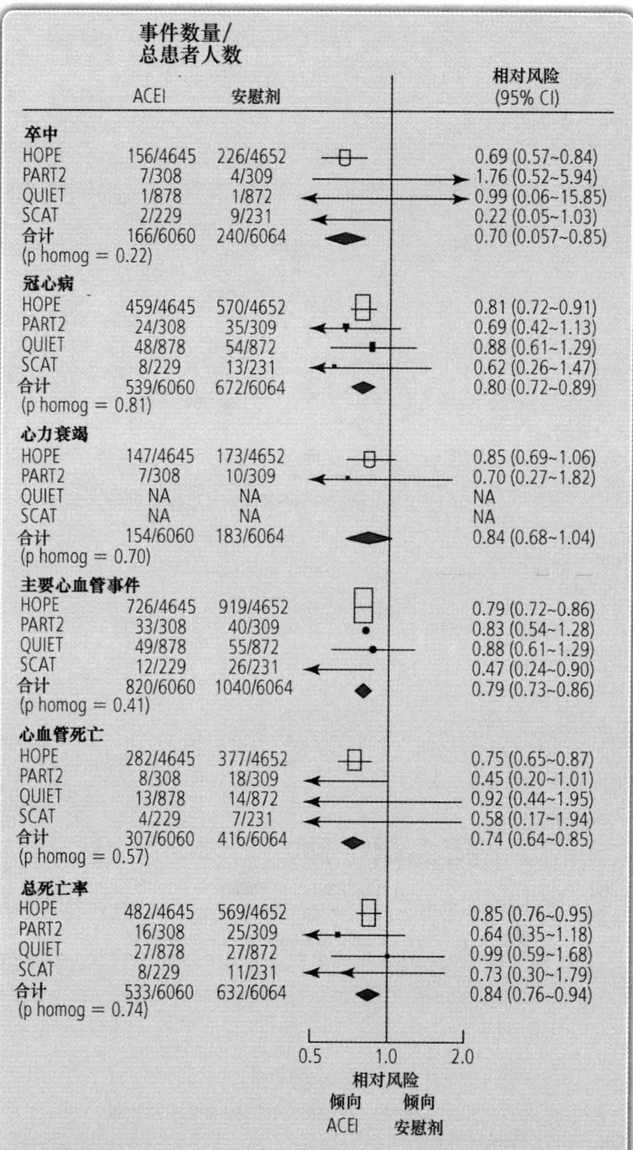

框和水平线表示每个试验的风险和95%CI。框的大小与试验结果的方差倒数成比例。菱形代表的作用汇集估计95%CI，并集中在汇总相对风险。ACE-I，血管紧张素转化酶抑制剂；p homog，X^2 同质化检验的 P 值；NA，无相关数据

图 5-3 血管紧张素转化酶抑制剂治疗组与安慰剂组的比较

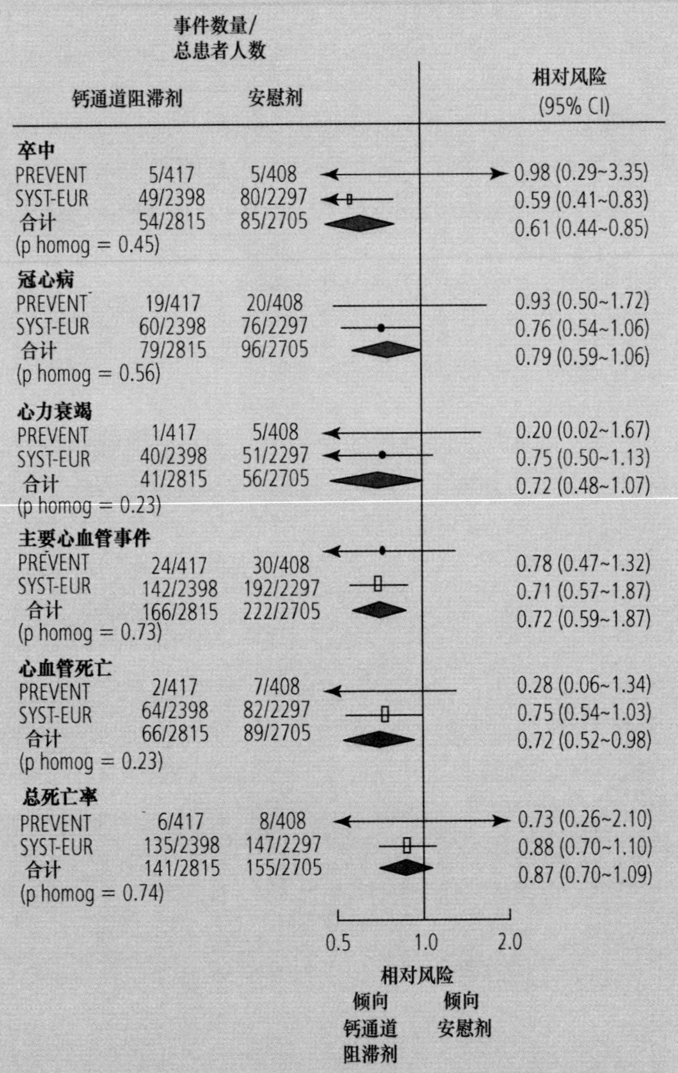

框和水平线表示每个试验的风险和95%CI。框的大小与试验结果的方差倒数成比例。菱形代表的作用汇集估计95%CI，并集中在汇总相对风险。ACE-I，血管紧张素转化酶抑制剂；p homog，x^2 同质化检验的P值；NA，无相关数据

图 5-4 钙通道阻滞剂治疗组与安慰剂组的比较

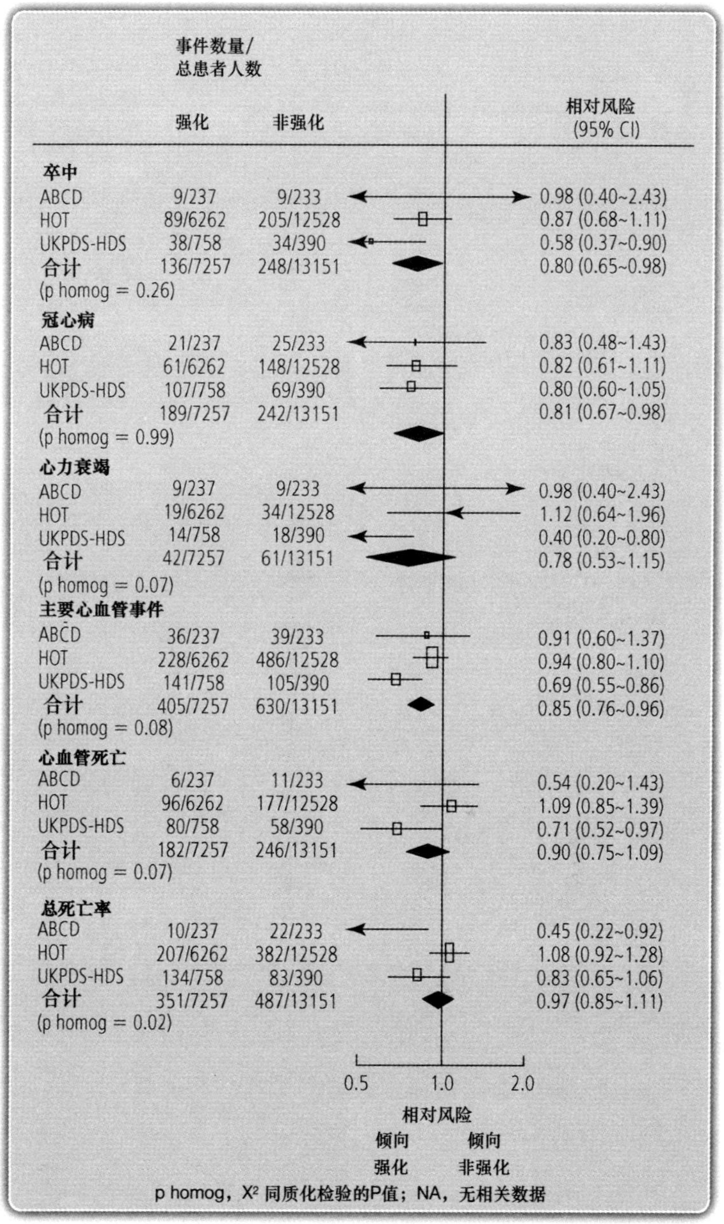

图 5-5 强化降压和轻度降压——两种降压策略的比较

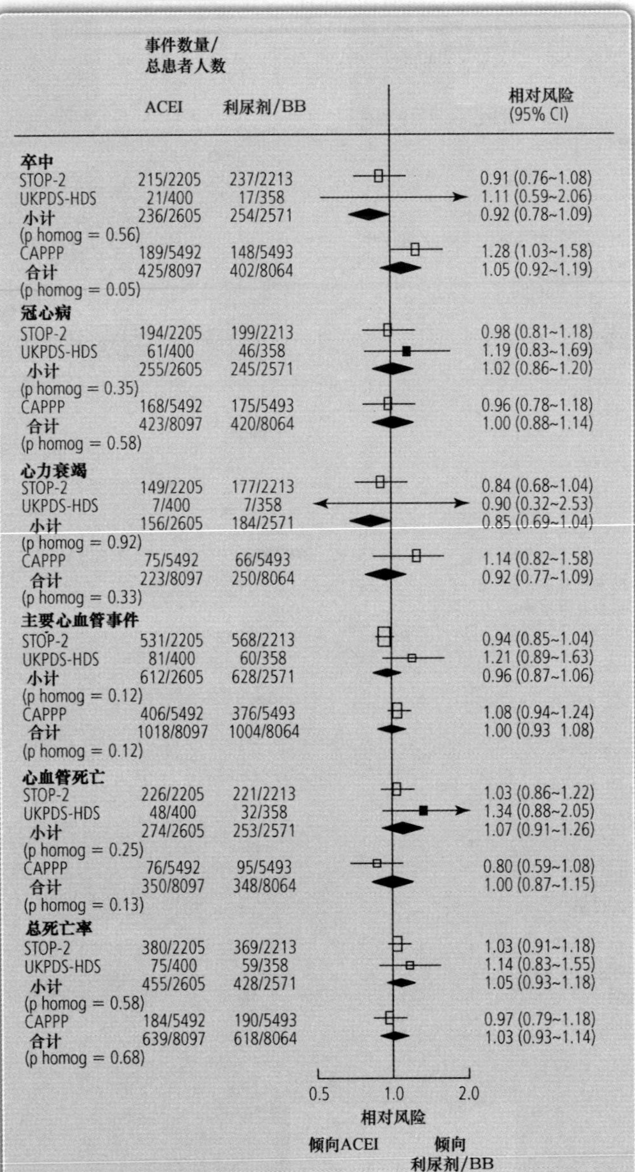

ACEI，血管紧张素转化酶抑制剂；p homog，X^2 同质化检验的P值

图 5-6 血管紧张素转化酶抑制剂治疗组与利尿剂组或β受体阻滞剂组的比较

	事件数量/总患者人数 钙通道阻滞剂	利尿剂/BB	相对风险 (95% CI)
卒中			
INSIGHT	79/3157	84/3164	0.94 (0.70~1.28)
NICS-EH	6/215	8/214	0.75 (0.26~2.12)
STOP-2	207/2196	237/2213	0.88 (0.74~1.05)
小计	292/5568	329/5591	0.89 (0.77~1.04)
NORDIL	159/5410	196/5471	0.82 (0.67~1.01)
VHAS	5/707	4/707	1.25 (0.34~4.64)
Subtotal NHP	164/6117	200/6178	0.83 (0.68~1.02)
合计	456/11685	529/11769	0.87 (0.77~0.98)
(p homog = 0.91)			
冠心病			
INSIGHT	100/3157	91/3164	1.10 (0.83~1.46)
NICS-EH	2/215	2/214	1.00 (0.14~7.00)
STOP-2	221/2196	199/2213	1.12 (0.93~1.34)
小计 DHP	323/5568	292/5591	1.11 (0.96~1.30)
NORDIL	235/5410	208/5471	1.14 (0.95~1.37)
VHAS	9/707	10/707	0.90 (0.37~2.20)
小计 NHP	244/6117	218/6178	1.13 (0.95~1.35)
合计	567/11685	510/11769	1.12 (1.00~1.26)
(p homog = 0.99)			
心力衰竭			
INSIGHT	28/3157	16/3164	1.75 (0.95~3.24)
NICS-EH	0/215	3/214	
STOP-2	186/2196	177/2213	1.06 (0.87~1.29)
小计 DHP	214/5568	196/5591	1.11 (0.92~1.34)
NORDIL	63/5410	54/5471	1.18 (0.82~1.69)
VHAS	1/707	0/707	
小计 NHP	64/6117	54/6178	1.18 (0.82~1.69)
合计	278/11685	250/11769	1.12 (0.95~1.33)
(p homog = 0.29)			
主要心血管事件			
INSIGHT	220/3157	206/3164	1.07 (0.84~1.63)
NICS-EH	9/215	13/214	0.69 (0.30~1.58)
STOP-2	562/2196	568/2213	1.00 (0.90~1.10)
小计 DHP	791/5568	787/5591	1.01 (0.92~1.10)
NORDIL	445/5410	433/5471	1.04 (0.92~1.18)
VHAS	15/707	14/707	1.07 (0.52~2.20)
小计 NHP	460/6117	447/6178	1.04 (0.92~1.18)
合计	1251/11685	1234/11769	1.02 (0.95~1.10)
(p homog = 0.84)			
心血管死亡			
INSIGHT	75/3157	64/3164	1.17 (0.89~1.29)
NICS-EH	2/215	0/214	
STOP-2	212/2196	221/2213	0.97 (0.81~1.16)
小计 DHP	289/5568	285/5591	1.01 (0.86~1.18)
NORDIL	131/5410	115/5471	1.15 (0.90~1.48)
VHAS	5/707	5/707	1.00 (0.29~3.44)
小计 NHP	136/6117	120/6178	1.15 (0.90~1.46)
合计	425/11685	405/11769	1.05 (0.92~1.20)
(p homog = 0.61)			

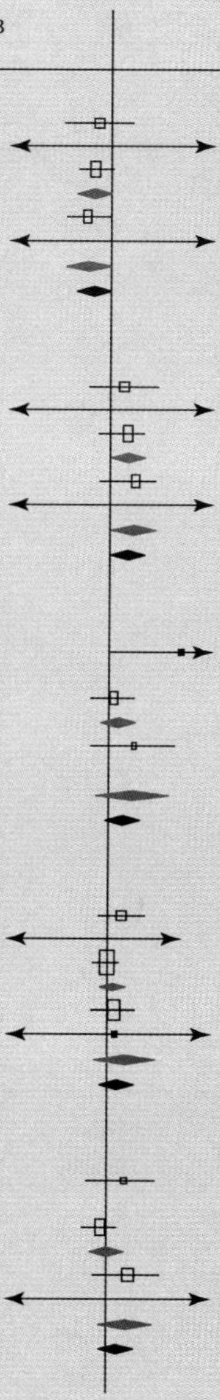

图 5-7 钙通道阻滞剂治疗组与利尿剂组或β受体阻滞剂组的比较

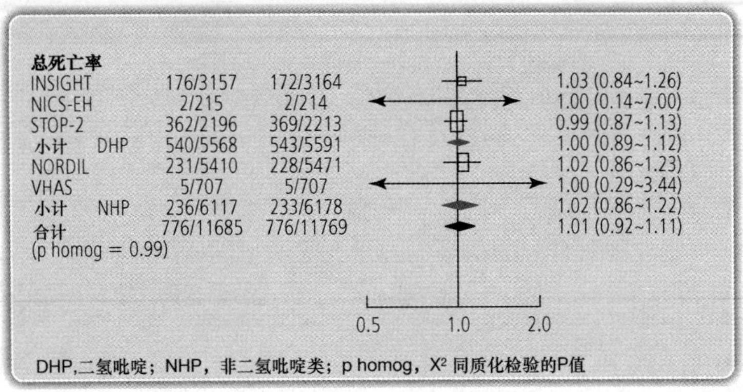
总死亡率
INSIGHT 176/3157 172/3164 1.03 (0.84~1.26)
NICS-EH 2/215 2/214 1.00 (0.14~7.00)
STOP-2 362/2196 369/2213 0.99 (0.87~1.13)
小计 DHP 540/5568 543/5591 1.00 (0.89~1.12)
NORDIL 231/5410 228/5471 1.02 (0.86~1.23)
VHAS 5/707 5/707 1.00 (0.29~3.44)
小计 NHP 236/6117 233/6178 1.02 (0.86~1.22)
合计 776/11685 776/11769 1.01 (0.92~1.11)
(p homog = 0.99)
0.5
1.0
2.0
DHP,二氢吡啶；NHP，非二氢吡啶类；p homog，X² 同质化检验的P值

图 5-7 （续）

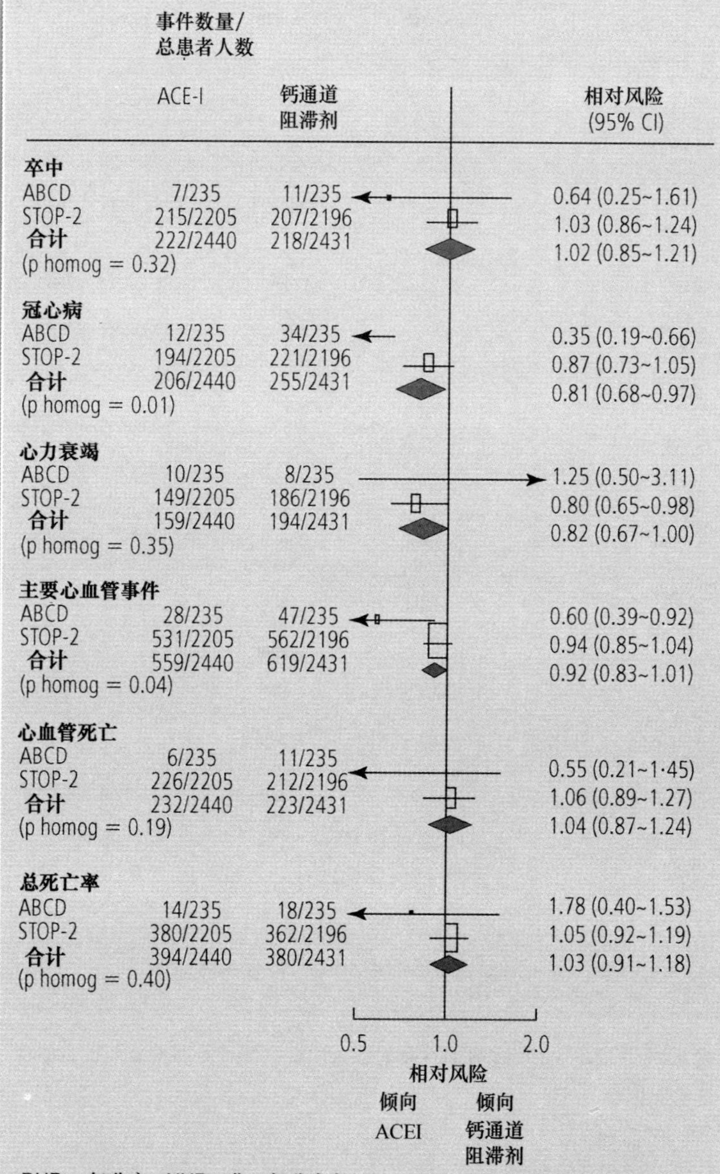

DHP,二氢吡啶；NHP，非二氢吡啶类；p homog，X^2 同质化检验的P值

图 5-8　血管紧张素转化酶抑制剂治疗组与钙通道阻滞剂组的比较

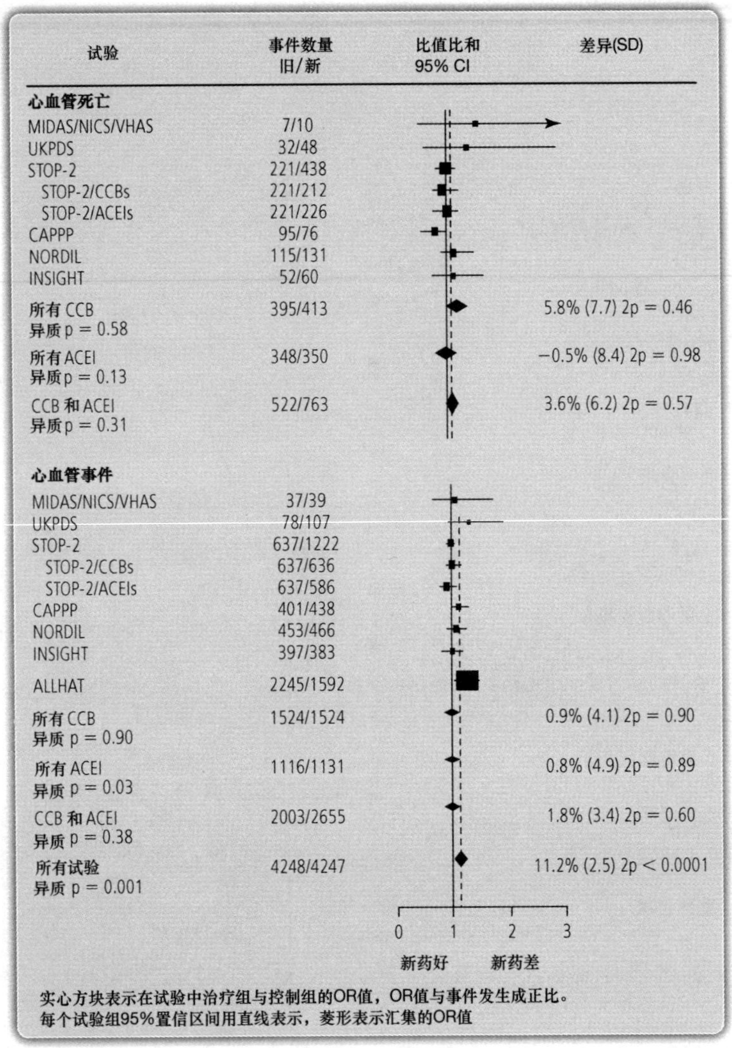

图 5-9 新旧降压药物治疗对试验心血管疾病的死亡率和所有心血管事件影响的比较

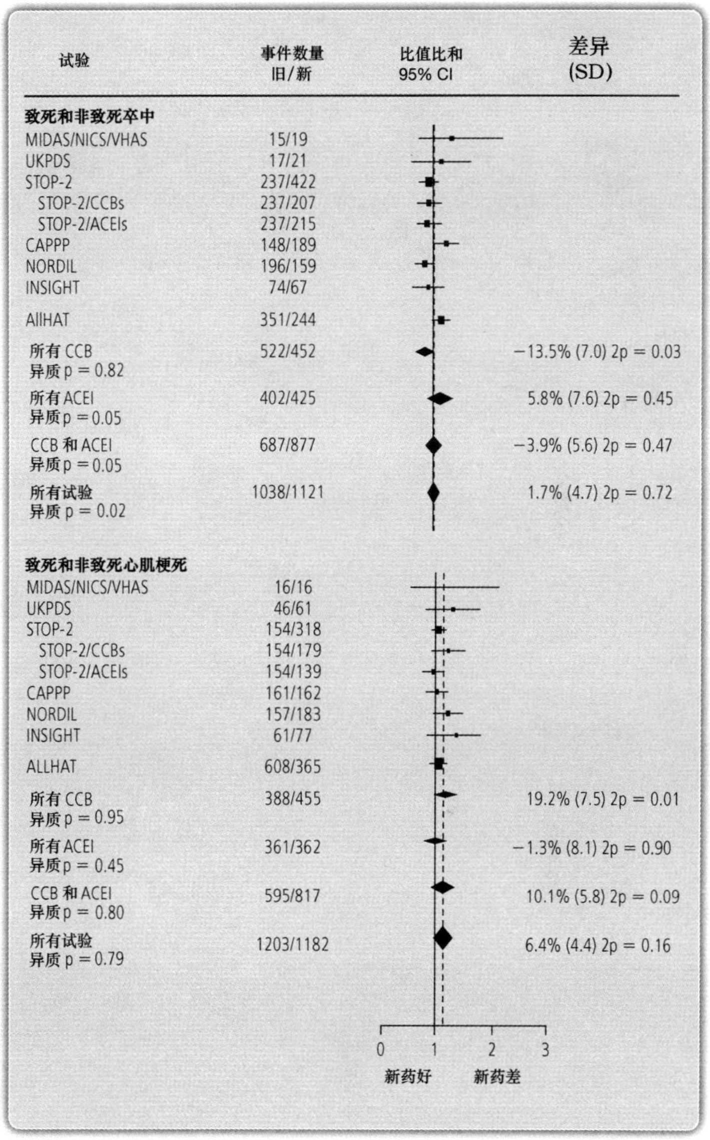

图 5-10 新旧药物对致死和非致死脑卒中和心肌梗死治疗效果的比较

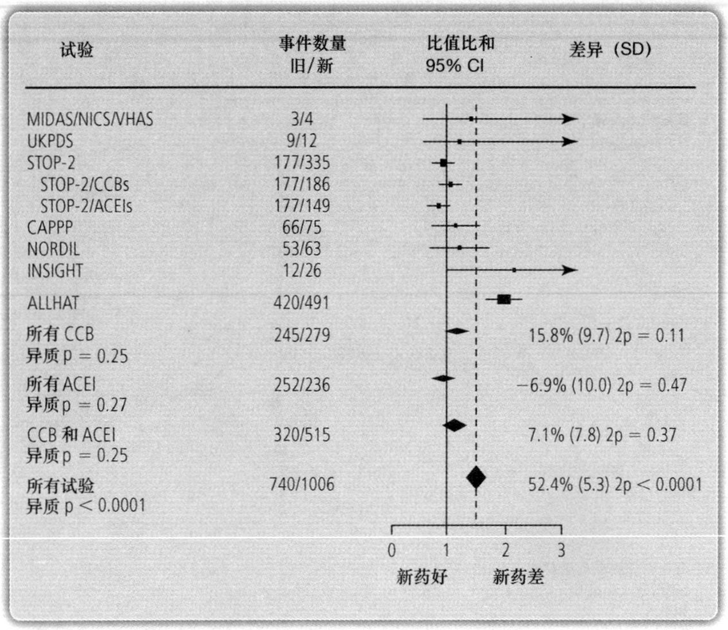

图 5-11 新旧药物对致死性和非致死性充血性心力衰竭治疗效果的比较

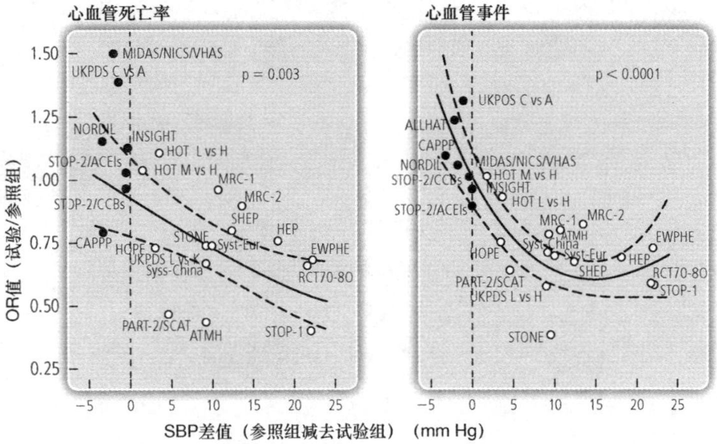

OR 值通过试验组与参照组对比所得。参照组血压减去在试验组血压算出血压差。负值表明参照组血压控制更严格。回归线表示 95%置信区间，并对个体的 OR 值的倒数进行加权。实心符号表示试验中新老药物的对比。

图 5-12 心血管死亡率、所有心血管事件 OR 值与相应收缩压差值之间的联系[156]

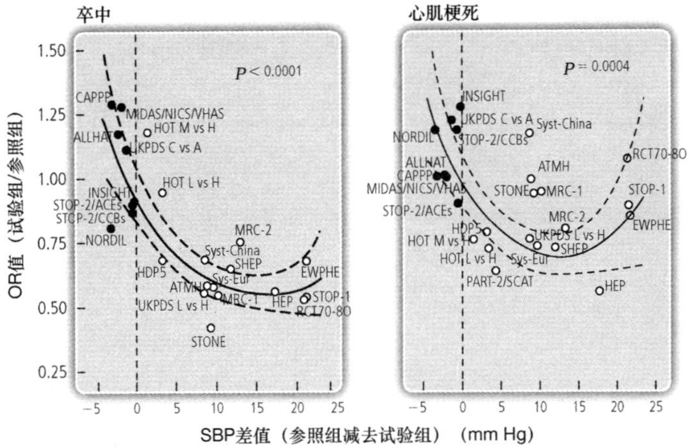

致命的和非致命的心肌梗死，包括猝死。OR 值为实验组与治疗参考组的比值。血压差值通过计算参照组血压与试验组血压的差值获得，血压差值为负值表示在治疗参照组中血压控制较严格。95% 置信区间用回归线表示，并对个体 OR 值的倒数加权。实心的符号表示新旧药物试验的对比。

图 5-13 致命和非致命心肌梗死 OR 值与相应的收缩压差值之间的联系[156]

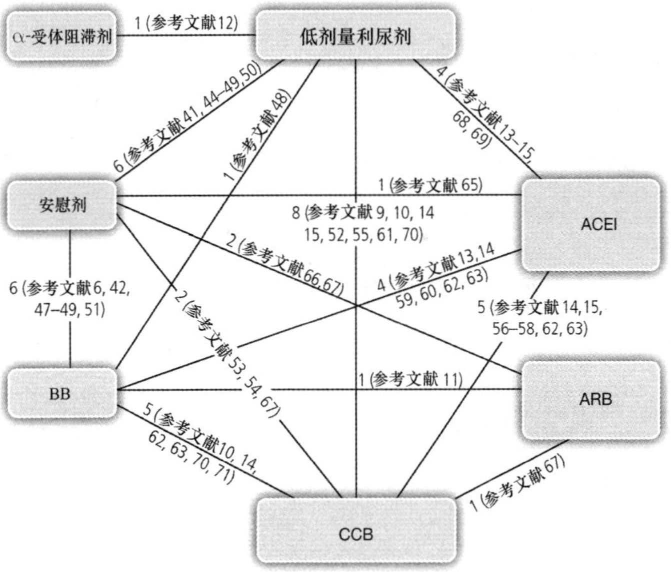

每个一线降压药是一个方格。方格之间用一条或多条线相连。连线上的数字表示联合用药的试验数量。每条连线都有对应的参考文献。ALLHAT 试验（降压、降脂预防心脏病试验）[12,15] 中包含数个连线（ACEI、CCB、ACEI-CCB 及α受体阻滞剂）。排除了应用高剂量利尿剂的试验。JAMA,MAY21,2003;289,(19).

图 5-14 一线降压药 meta 网格分析

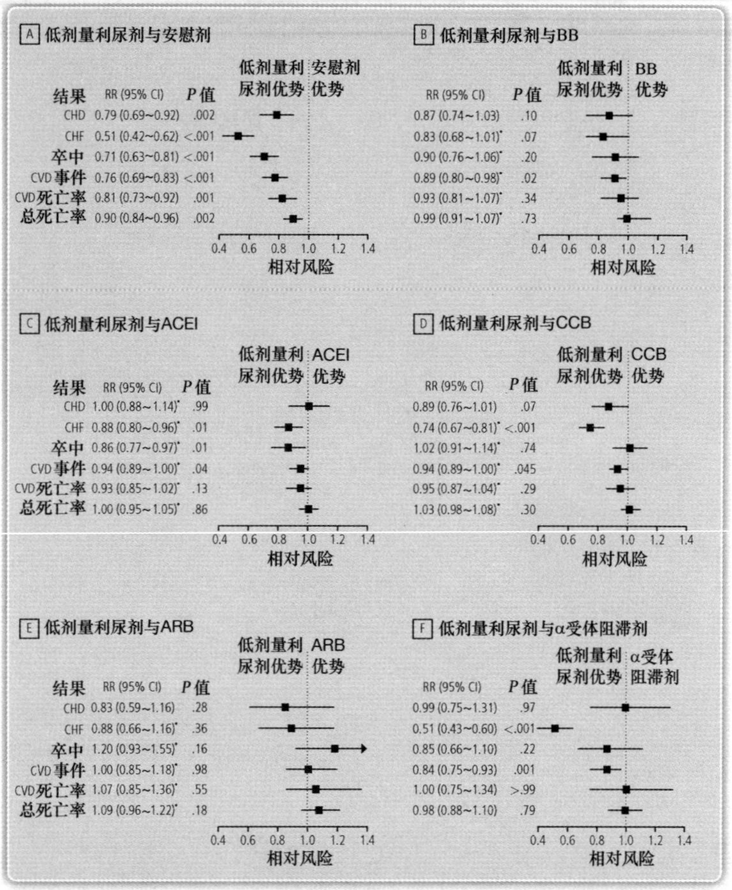

结果表明β受体阻滞剂、血管紧张素转化酶抑制剂、钙通道阻滞剂、血管紧张素受体阻滞剂优于安慰剂组($P<0.05$)。α受体阻滞剂在任一组中均没有优于安慰剂组($P>0.05$)。

ACE,血管紧张素转化酶; CHD,冠心病; CHF,充血性心力衰竭; CI,置信区间; CVD,心血管疾病; RR,相对风险。

Adapted from JAMA.May 21.2003;289(19)

图 5-15 高血压随机对照试验一线降压治疗策略的 meta 网格分析

降血压治疗合作试验的 meta 分析[158]

本概述共包括 74 696 例（15 项试验）患者。

1. 包括 12124 例患者的 4 项安慰剂与 ACEI 对照试验。
   CVA 减少 30%
   CHD 减少 20%
   心血管事件减少 21%
2. 包括 5520 例患者的 2 项安慰剂与 CCB 对照试验。
   CVA 减少 39%
   心血管事件减少 28%
3. 包括 20408 例患者的 3 项试验得出，强化降压比非强化降压事件发生更少。
   CVA 减少 20%以上
   CHD 减少 19%以上
   主要心血管事件减少 15%以上
4. 比较不同类药物的 8 项试验（有 37872 例患者）均未见任何心血管结局存在显著差异。
5. 15 项试验的受试者的平均年龄是 62 岁，男性占 53%。

Staessen、Wang 和 Thijs 的 meta 分析：高血压临床试验和临床结局的总结[156]

基于 27 项 meta 分析（超过 136 124 例患者）研究，SBP 降低 10～12 mmHg 和 DBP 降低 5～6 mmHg 减少以下心血管终点事件[156]。

CHF	减少	52%
CVA	减少	38%～42%
CHD 和 MI	减少	16%～21%

结论是，抗高血压药物结局试验的结果可以通过随机组之间的血压差异来解释。所有降压药物均有类似的长期效应和安全性。

有人提出，CCB 能够较大程度降低 CVA（13.5%；95%CI，1.3～24.2；$P=0.03$），较小程度降低心肌梗死的风险（19.2%；CI，3.5～37.3；$P=0.01$）。该 CVA 降低趋势在 ALLHAT（NS）和最近一项 meta 分析中得以证实，但心肌梗死的风险在 ALLHAT 中没有证实（CCB）（氨氯地平＝氯噻酮＝赖诺普利）。

相关结局的具体血压降低值：

- SBP 降低 10 mmHg，DBP 降低 4 mmHg：
  CVA 下降 30%
  心肌梗死下降 23%
- DBP 降低 5～6 mmHg（如果 DBP 占优势）：
  CVA 下降 38%
  心肌梗死下降 16%

延伸阅读：临床高血压试验的健康结局分析

1. Joint National Committee on Prevention, Detection, Evaluation and Treatment of High Blood Pressure. The Sixth Report of the Joint National Committee on Prevention, Detection, Evaluation, and Treatment of High Blood Pressure. *Arch Intern Med* 1997; 157: 2413-2446.
2. Joint National Committee on Detection, Evaluation, and Treatment of High Blood Pressure. The Fifth Report of the Joint National Committee on Detection, Evaluation, and Treatment of High Blood Pressure (JNC V). *Arch Intern Med* 1993; 153: 154-183.
3. Psaty BM, Smith NS, Siscovick DS, et al. Health outcomes associated with antihypertensive therapies used as fi rst-line agents: A systematic review and meta-analysis. *JAMA* 1997; 277: 739-745.
4. Veterans Administration Cooperative Study Group on Antihypertensive Agents. Effects of treatment on morbidity in hypertension: Results in patients with diastolic blood pressures averaging 115 through 129mm Hg. *JAMA* 1967; 202: 116-122.
5. Veterans Administration Cooperative Study Group on Antihypertensive Agents Ⅱ. Effects of treatment: Results in patients with diastolic blood pressure averaging 90 through 114mm Hg. *JAMA* 1970; 213: 1143-1152.
6. Medical Research Council Working Party. MRC trial of treatment of mild hypertension: Principal results. *BMJ* 1985; 291: 97-104.
7. Hypertension Detection and Follow-up Program Co-operative Group. The effect of treatment on mild hypertension: Results of the Hypertension Detection and Follow-up Program. *N Engl J Med* 1982; 307: 976-980.
8. Hypertension Detection and Follow-up Program Co-operative Group. Five-year findings of the Hypertension Detection and Fol-

low-up Program, Ⅲ: Reduction in stroke incidence among persons with high blood pressure. *JAMA* 1982; 247: 633-638.

9. Brown MJ, Palmer CR, Castaigne A, et al. Morbidity and mortality in patients randomized to double-blind treatment with a long-acting calcium channel blocker or diuretic in the international nifedipine GITS study: Intervention as a Goal in Hypertension Treatment (INSIGHT). *Lancet* 2000; 356: 366-372.
10. Hansson L, Hedner T, Lund-Johansen P, et al. Randomised trial of effects of calcium antagonists compared with diuretics and beta-blockers on cardiovascular morbidity and mortality in hypertension: The Nordic Diltiazem (NORDIt) study. *Lancet* 2000; 356: 359-365.
11. Dahlof B, Devereux RB, Kjeldsen SE, et al. Cardiovascular morbidity and mortality in the Losartan Intervention For Endpoint reduction in hypertension study (LIFE): A randomised trial against atenolol. *Lancet* 2002; 359: 995-1003.
12. ALLHAT Offi cers and Coordinator for the ALLHAT Collaborative Research Group. Major cardiovascular events in hypertensive patients randomized to doxazosin vs. chlorthalidone: The Antihypertensive and Lipid-lowering Treatment to Prevent Heart Attack Trial (ALLHAT). *JAMA* 2000; 283: 1967-1975.
13. Hansson L, Lindholm LH, Niskanen L, et al. Effect of angiotensin-convertingenzyme inhibition compared with conventional therapy on cardiovascular morbidity and mortality in hypertension: The Captopril Prevention Project (CAPPP) randomized trial. *Lancet* 1999; 353: 611-616.
14. Hansson L, Lindholm LH, Ekbom T, et al. Randomized trial of old and new antihypertensive drugs in elderly patients: Cardiovascular mortality and morbidity the Swedish Trial in Old Patients with Hypertension-2 study. *Lancet* 1999; 354: 1751-1756.

15. ALLHAT Offi cers and Coordinators for the ALLHAT Collaborative Research Group. Major outcomes in high-risk hypertensive patients randomized to angiotensin converting enzyme inhibitor or calcium-channel blocker vs. diuretic: The Antihypertensive and Lipid Lowering Treatment to Prevent Heart Attack Trial (ALLHAT). *JAMA* 2002; 288: 2981-2997.
16. Pahor M, Psaty BM, Alderman MH, et al. Health outcomes associated with calcium antagonists compared with other fi rst line antihypertensive therapies: A meta-analysis of randomised controlled trials. *Lancet* 2000; 356: 1949-1954.
17. Blood Pressure Lowering Treatment Trialists' Collaboration. Effects of ACE inhibitors, calcium antagonists, and other blood pressure lowering drugs: Results of prospectively designed overviews of randomised trials. *Lancet* 2000; 356: 1955-1964.
18. MacMahon S, Neal B. Differences between blood pressure lowering drugs. *Lancet*2000; 356: 352-353.
19. Lumley T. Network meta-analysis for indirect treatment comparisons. *Stat Med* 2002; 21: 2313-2324.
20. MacMahon SW, Cutler JA, Furberg CD, Payne GH. The effects of drug treatment for hypertension on morbidity and mortality from cardiovascular disease: A review of randomized controlled trials. *Prog Cardiovasc Dis* 1986; 29 (suppl. 1): 99-118.
21. Collins R, Peto R, MacMahon S, et al. Blood pressure, stroke, and coronary heart disease. Part 2, Short-term reductions in blood pressure: Overview of randomised drug trials in their epidemiologic context. *Lancet* 1990; 335: 827-838.
22. Mulrow CD, Cornell JA, Herrera CR, Kadri A, Farnett L, Aguilar C. Hypertension in the elderly: Implications and generaliability of randomized trials. *JAMA* 1994; 272:

1932-1938.

23. Hebert PR, Moser M, Mayer J, Glynn RJ, Hennekens CH. Recent evidence on drug therapy of mild to moderate hypertension and decreased risk of coronary heart disease. *Arch Intern Med* 1993; 153: 578-581.
24. Cutler JA, Psaty BM, MacMahon S, Furberg CD. Public health issues in hypertension control: What has been learned from clinical trials. In: Laragh JH, Brenner BM, eds. *Hypertension: Pathophysiology, Diagnosis and Management*, 2nd edn. New York, NY: Raven Press, 1995: 253-279.
25. Carter AB. Hypotensive therapy in stroke survivors. *Lancet* 1970; 1: 485-489.
26. Hegeland A. Treatment of mild hypertension: A five-year controlled drug trial: The Oslo Study. *Am J Med* 1980; 69: 725-732.
27. Liu L, Wang JG, Gong L, et al. Comparison of active treatment and placebo in older Chinese patients with isolated systolic hypertension. *J Hypertens* 1998; 16: 1823-1829.
28. Multiple Risk Factor Intervention Trial Research Group. Multiple Risk Factor Intervention Trial: Risk factor changes and mortality results. *JAMA* 1982; 248: 1465-1477.
29. Miettinen TA, Huttunen JK, Naukkarinen V, et al. Multifactorial primary prevention of cardiovascular diseases in middle-aged men: Risk factor changes, incidence and mortality. *JAMA* 1985; 254: 2097-2102.
30. Wolff FW, Lindeman RD. Effects of treatment in hypertension: Results of a controlled study. *J Chronic Dis* 1966; 19: 227-240.
31. Sprackling ME, Mitchell JRA, Short AH, Watt G. Blood pressure reduction in the elderly: A randomised controlled trial of methyldopa. *BMJ* 1981; 283: 1151-1153.
32. The IPPPSH Collaborative Group. Cardiovascular risk and

risk factors in a randomized trial of treatment based on the beta-blocker oxprenolol: The International Prospective Primary Prevention Study in Hypertension (IPPPSH). *J Hypertens* 1985; 3: 379-392.
33. SCOPE Trial Investigators. Primary results of SCOPE. Presented at the International Society of Hypertension, Prague, Czech Republic, June 27, 2002.
34. Hansson L, Lithell H, Skoog I, et al. Study on cognition and prognosis in the elderly (SCOPE). *Blood Press* 1999; 8: 177-183.
35. Barraclough M, Joy MD, MacGregor GA, et al. Control of moderately raised lood pressure: Report of a co-operative randomized controlled trial. *BMJ* 1973; 3: 434-436.
36. Hypertension-Stroke Cooperative Study Group. Effect of antihypertensive treatment on stroke recurrence. *JAMA* 1974; 229: 409-418.
37. Smith WM. Treatment of mild hypertension: Results of a ten-year intervention trial. *Circ Res* 1977; 40 (5 suppl. 1): 198-1105.
38. Perry Jr HM, Goldman Al, Lavin MA, et al. Evaluation of drug treatment in mild hypertension: VA-NHLBI feasibility study. *Ann N Y Acad Sci* 1978; 304: 267-288.
39. Anonymous. The Australian therapeutic trial in mild hypertension: Report by the Management Committee. *Lancet* 1980; 1: 1261-1267.
40. Kuramoto K, Matsushita S, Kuwajima I, Murakami M. Prospective study on the treatment of mild hypertension in the aged. *Jpn Heart J* 1981; 22: 75-85.
41. Amery A, Birkenhager W, Brixko P, et al. Mortality and morbidity from the European working party on high blood pressure in the elderly trial. *Lancet* 1985; 1: 1349-1354.
42. Coope J, Warrender TS. Randomised trial of treatment of hypertension in elderly patients in primary care. *BMJ* 1986;

293：1145-1151.
43. Wilhelmsen I，Berglund G，Elmfeldt D，et al. Beta-blockers versus diuretics in hypertensive men：Main results from the HAPPHY trial. *J Hypertens* 1987；5：561-572.
44. Perry Jr MH，Smith WM，McDonald RH，et al. Morbidity and Mortality in the Systolic Hypertension in the Elderly Program (SHEP) pilot study. *Stroke* 1989；20：4-13.
45. SHEP Cooperative Research Group. Prevention of stroke by antihypertensive drug treatment in older persons with isolated systolic hypertension：Final results of the Systolic Hypertension in the Elderly Program (SHEP). *JAMA* 1991；265：3255-3264.
46. Kostis JB，Davis BR，Cutler J，et al. Prevention of heart failure by antihypertensive drug treatment in older persons with isolated systolic hypertension. *JAMA* 1997；278：212-216.
47. Dahlof B，Lindholm LH，Hansson L，Schersten B，Ekbom T，Wester PO. Morbidity and mortality in the Swedish Trial in Old Patients with Hypertension (STOPHypertension). *Lancet* 1991；338：1281-1285.
48. Medical Research Council Working Party. Medical Research Council trial of treatment of hypertension in older adults：Principal results. *BMJ* 1992；304：405-412.
49. The Dutch TIA Trial Study Group. Trial of secondary prevention with atenolol after transient ischemic attack or nondisabling ischemic stroke. *Stroke* 1993；24：543-548.
50. PATS Collaborating Group. Post-Stroke Antihypertensive Treatment Study：A preliminary report. *Chin Med J (Engl)* 1995；108：710-717.
51. Eriksson S，Olofsson BO，Wester PO. Atenolol in secondary prevention after stroke. *Cerebrovasc Dis* 1995；5：21-25.
52. Borhani NO，Mercuri M，Borhani PA，et al. Final out-

come results of the Multicenter Isradipine Diuretic Atherosclerosis Study (MIDAS): A randomized controlled trial. *JAMA* 1996; 276: 785-791.

53. Staessen JA, Fagard R, Thijs L, et al. Randomized double-blind comparison of placebo and active treatment for older patients with isolated systolic hypertension. The Systolic Hypertension in Europe Trial Investigators. *Lancet* 1997; 350: 757-764.
54. Staessen JA, Thijs L, Birkenhager WH, Bulpitt CJ, Fagard R. Update on the Systolic Hypertension in Europe (SYST-EUR) Trial. *Hypertension* 1999; 33: 1476-1477.
55. Rosei EA, Dal Palu C, Leonetti G, et al. Clinical results of the Verapamil in Hypertension and Atherosclerosis Study (VHAS). VHAS Investigators. *J Hypertens* 1997; 15: 1337-1344.
56. Estacio RO, Jeffers BW, Hiatt MR, Biggerstaff SL, Gifford N, Schrier RW. The effect of nisoldipine as compared with enalapril on cardiovascular outcomes in patients with non-insulin-dependent diabetes and hypertension. *N Engl J Med* 1998; 338: 645-652.
57. Schrier RW, Estacio RO. Additional follow-up from the ABCD trial in patients with type 2 diabetes and hypertension. *N Engl J Med* 2000; 343: 1969.
58. Tatti P, Pahor M, Byington RP, et al. Outcome results of the Fosinopril versus Amlodipine Cardiovascular Events Trial (FACET) in patients with hypertension and non-insulin dependent diabetes mellitus. *Diabetes Care* 1998; 21: 597-603.
59. UK Prospective Diabetes Study Group. Tight blood pressure control and risk of macro-vascular and micro-vascular complications in type 2 diabetes: UKPDS 38. *BMJ* 1998; 317: 703-713.
60. UK Prospective Diabetes Study Group. Effi cacy of atenolol

and captopril in reducing risk of macro-vascular and micro-vascular complications in type 2 diabetes: UKPDS 39. *BMJ* 1998; 317: 713-720.

61. National Intervention Cooperative Study in Elderly Hypertensives Study Group. Randomized double-blind comparison of a calcium antagonist and a diuretic in elderly hypertensives. *Hypertension* 1999; 34: 1129-1133.
62. Agodoa LY, Appel L, Bakris GL, et al. Effect of ramipril vs. amlodipine on renal outcomes in hypertensive nephrosclerosis. *JAMA* 2001; 285: 2719-2728.
63. Wright Jr JT, Bakris G, Green T, et al. Effect of blood pressure lowering and antihypertensive drug class on progression of hypertensive kidney disease: Results from the AASK trial. *JAMA* 2002; 288: 2421-2431.
64. Wright J, for the AASK Study Group Investigators. The African-American Study of Kidney Disease and Hypertension. Presented at the American Society of Hypertension, New York, NY, May 18, 2002.
65. PROGRESS Collaborative Group. Randomised trial of perindopril-based blood pressure-lowering regimen among 6105 individuals with previous stroke or transient ischaemic attack. Lancet 2001; 358: 1033-1041.
66. Parving HH, Lehnert H, Brochner-Mortensen J, et al., for the Irbesartan in Patients with Type 2 Diabetes and Microalbuminuria Study. The effect of irbesartan on the development of diabetic nephropathy in patients with type 2 diabetes. *N Engl J Med* 2001; 345: 870-878.
67. Lewis EJ, Hunsicker LG, Clarke WR, et al. Reno-protective effect of angiotensinreceptor antagonist irbesartan in patients with nephropathy due to type 2 diabetes. *N Engl J Med* 2001; 345: 851-860.
68. The ANBP2 Investigators. Primary results of the Australian National Blood Pressure 2 Trial. Presented at the Interna-

tional Society of Hypertension, Prague, Czech Republic, June 23-27, 2002.

69. Wing LMH, Reid CM, Ryan P, et al. For the Second Australian National Blood Pressure Study Group. A comparison of outcomes with angiotensin-converting enzyme inhibitors and diuretics for hypertension in the elderly. *N Engl J Med* 2003; 348: 583-592.

70. Black HR, Grimm JRH, Hansson L, et al. Controlled Onset Verapamil Investigation of Cardiovascular Endpoints: CONVICE primary results. Presented at the American Society of Hypertension, New York, NY, May 18, 2002.

71. Zanchetti Z, Bond G, Hennig M, et al. Calcium antagonist lacidipine slows down progression of asymptomatic *caroitd* atherosclerosis: Principal results of the European Lacidipine Study on Atherosclerosis (ELSA): A randomized, double-blind, long-term trial. *Circulation* 2002; 106: 2422-2427.

72. Sewester CS, Dombek CE, Olin BR, Scott JA, Hebel SK, Novak KK, eds. *DrugFacts and Comparisons*. St. Louis, MO: Wolters Kluwer Co, 1996.

73. Berlin JA, Laird NM, Sacks HS, Chalmers TC. A comparison of statistical methods for combining event rates from clinical trials. *Stat Med* 1989; 8: 141-151.

74. Bucher HC, Guyatt GH, Griffi th LE, Walter SD. The results of direct and indirect treatment comparisons in meta-analysis of randomized controlled trials. *J Clin Epidemiol* 1997; 50: 683-691.

75. Ekbom T, Dahlof B, Hansson L, Lindholm SH, Schersten B, Wester PO. Antihypertensive efficacy and side effects of three beta-blockers and a diuretic in elderly hypertensives: A report from the STOP-Hypertension study. *J Hypertens* 1992; 10: 1525-1530.

76. Alderman MH, Furberg CD, Kostis JB, et al. Hyperten-

sion guidelines: Criteria that might make them more clinically useful. *Am J Hypertens* 2002; 15: 917-923.
77. Yusuf S, Wittes J, Friedman L. Overview of results of randomized clinical trials in heart disease I: Treatments following myocardial infarction. *JAMA* 1988; 260: 2088-2093.
78. Soriano JB, Hoes AW, Meems L, Grobbee DE. Increased survival with betablockers: Importance of ancillary properties. *Prog Cardiovasc Dis* 1997; 39: 445-456.
79. Heidenreich PA, McDonald KM, Hastie T, et al. Meta-analysis of trials comparing b-blockers, calcium antagonists, and nitrates for stable angina. *JAMA* 1999; 281: 1927-1936.
80. Heidenreich PA, Lee TT, Massie BM. Effect of beta-blockers on mortality in patients with heart failure: A meta-analysis of randomized clinical trials. *J Am Coll Cardiol* 1997; 30: 27-34.
81. Lechat P, Packer M, Chalon S, Cucherat M, Arab T, Boissel JP. Clinical effects of beta-adrenergic blockade in chronic heart failure: A meta-analysis of doubleblind, placebo-controlled, randomized trials. *Circulation* 1998: 98: 1184-1191.
82. Task Force on the Management of Stable Angina Pectoris. Management of stable angina pectoris: Recommendations of the Task Force of the European Society of Cardiology. *Eur Heart J* 1997; 18: 394-413.
83. Gibbons RJ, Chatterjee K, Daley J, et al. ACC/AHA/ACP-ASIM guidelines for the management of patients with chronic stable angina: Executive summary and recommendations. *Circulation* 1999; 99: 2829-2848.
84. Ryan TJ, Antman EM, Brooks NH, et al. 1999 Update: ACC/AHA guidelines for the management of patients with acute myocardial infarction: Executive summary and recom-

mendations. *Circulation* 1999; 100: 1016-1030.
85. Braunwald E, Antman EM, Beasley JW, et al. ACC/AHA guidelines for the management of patients with unstable angina and non-ST-segment elevation myo-cardial infarction: Executive summary and recommendations. *Circulation* 2000; 102: 1193-1209.
86. Williams SV, Fihn SD, Gibbons RJ. Guidelines for the management of patients with chronic stable angina: Diagnosis and risk stratification. *Ann Intern Med* 2001; 135: 530-547.
87. The Heart Outcomes Prevention Evaluation Study Investigators. Effects of an angiotensin-converting-enzyme inhibitor, ramipril, on cardiovascular events in high-risk patients. *N Engl J Med* 2000; 342: 145-153.
88. Flather MD, Yusuf S, Kober L, et al. Long-term ACE-inhibitor therapy in patients with heart failure or left-ventricular dysfunction: A systematic overview of data from individual patients. ACE-Inhibitor Myocardial Infarction Collaborative Group. *Lancet* 2000; 355: 1575-1581.
89. Garg R, Yusuf S. Overview of randomized trials of angiotensin-converting enzyme inhibitors on mortality and morbidity in patients with heart failure. Collaborative Group on ACE Inhibitor Trials. *JAMA* 1995; 273: 1450-1456.
90. Pahor M, Psaty BM, Alderman MH, Applegate WB, Williamson JD, Furberg CD. Therapeutic benefits of ACE inhibitors and other antihypertensive drugs in patients with type 2 diabetes. *Diabetes Care* 2000; 23: 888-892.
91. Cupples LA, D' Agostino RB. Some risk factors related to the annual incidence of cardiovascular disease and death using pooled repeated biennial measurements: Framingham Heart Study, 30-year follow-up. In: Kannel WB, Wolf PA, Garrison RJ, eds. *The Framingham Study: An Epidemiological Investigation of Cardiovascular Disease*. Bethesda,

MD：National Institutes of Health，1987. NIH No. 87-2703.

92. Song F，Altman DG，Glenny AM，Deeks JJ. Validity of indirect comparisons for estimated efficacy of competing interventions：Empirical evidence from published meta-analyses. *BMJ* 2003；326：472.

93. Blackwelder WC. "Proving the null hypothesis" in clinical trials. *Control Clin Trials* 1982；3：345-353.

94. Blackwelder WC，Chang MA. Sample size graphs for "proving the null hypothesis." *Control Clin Trials* 1984；5：97-105.

95. Neaton JD，Grimm Jr RH，Prineas RJ，et al. Treatment of Mild Hypertension Study（TOMHS）：Final results. Treatment of Mild Hypertension Research Group. *JAMA* 1993；270：713-724.

354 项随机试验的综合 meta 分析[220]

设计

354 项应用固定剂量噻嗪类、BB、ACEI、ARB 以及 CCB 类药物的随机、双盲、安慰剂对照临床试验的 meta 分析。

结论

联合、低剂量药物治疗能够提高疗效并减少不良反应。在平均血压为 150/90 mmHg 的 60～69 岁发生脑卒中的人群中，以半标准剂量的 3 种降压药来降血压（SBP 降低 20 mmHg 和 DBP11 mmHg），从而脑卒中风险减少了 63％和缺血性心脏病的风险减少了 46％。

关键点

- 标准剂量的 5 类降压药的功效类似，半标准剂量时功效仅降低 20％；且半标准剂量比标准剂量的不良反应大大减少。
- 这些药物对所有治疗前的血压水平是有效的。
- 降压药物联合应用对降压作用是叠加的，而其不良反应不叠加。
- 小剂量联合使用 3 种降压药会使卒中减少 2/3、心脏疾病减少一半。

比较CCB和其他抗高血压药物的前瞻性高血压临床试验：共有29个试验[160]

1. 发表的安慰剂对照试验（6项试验）

Ⅰ. IDNT：厄贝沙坦糖尿病肾病试验（Irbesartan Diabetes Nephrology Trial）

Ⅱ. PREVENT：络活喜血管作用的前瞻性随机评价试验（Prospective Randomized Evaluation of Vascular Effects of Norvasc Trial）

Ⅲ. STONE：上海老年硝苯地平试验（Shanghai Trial of Nifedipine in the Elderly）

Ⅳ. SYST-EUR：收缩期高血压欧洲试验（Systolic Hypertension in Europe Trial）

Ⅴ. CHEN-DU：中国硝苯地平试验（Nifedipine Trial in China）

Ⅵ. SYST-CHINA：收缩期高血压中国试验（Systolic Hypertension in China Trial）

2. 最近公布的安慰剂对照试验（3项试验）

Ⅰ. CLEVER：中国拉西地平事件减少试验（China's Lacidipine Event Reduction Trial）

Ⅱ. BENEDICT：贝加莫糖尿病肾病并发症试验（Bergamo Nephrology Diabetes Complication Trial）

Ⅲ. ACTION：应用硝苯地平控释片冠状动脉疾病结局试验（A Coronary Disease Trial Investigating Outcome with Nifedipine GITS）

3. 不同的抗高血压类药物比较：发表试验（15项试验）

Ⅰ. AASK：肾疾病和高血压的非洲裔美国人研究（African-American Study of Kidney Disease and Hypertension）

Ⅱ. ABCD：糖尿病适当血压控制试验（Appropriate Blood Pressure Control in Diabetes Trial）

Ⅲ. ALLHAT：降压和降脂治疗预防心脏病发作试验（Antihypertensive and Lipid-Lowering Treatment to Prevent Heart Attack Trial）

Ⅳ. CONVINCE：维拉帕米控制新发心血管事件调查研究（Controlled Onset Verapamil Investigation of Cardiovascular Endpoints）

Ⅴ. INSIGHT：国际硝苯地平控释剂研究：高血压目标干预试验（International Nifedipine GITS Study：Intervention as a Goal in Hypertension Trial）

Ⅵ. NICS-EH：中老年高血压干预国家合作研究（National Intervention Cooperative Study in Elderly Hypertensives）

Ⅶ. NORDIL：北欧地尔硫䓬研究（Nordic Diltiazem Study）

Ⅷ. STOP-2：瑞典老年高血压病治疗（Swedish Therapy in Old Patients with Hypertension）

Ⅸ. VHAS：维拉帕米在高血压和动脉粥样硬化中的研究（Verapamil in Hypertension and Atherosclerosis Study）

Ⅹ. MIDAS：多中心伊拉地平利尿粥样硬化研究（Multicenter Isradipine Diuretic Atherosclerosis Study）

Ⅺ. HOT：高血压最佳治疗试验（Hypertension Optimal Treatment Trial）

Ⅻ. PATE：老年降压治疗疗效试验（Practioners Trial on the Efficacy of Antihypertensive Treatment in the Elderly）

ⅩⅢ. GLANT：长期抗高血压治疗研究组（Study Group on Long-term Antihypertensive Therapy）

ⅩⅣ. FACET：福辛普利和氨氯地平心脏事件试验（Fosinopril and Amlodipine Cardiac Events Trial）

ⅩⅤ. PRESERVE：前瞻性随机依那普利回归分析（Prospective Randomized Enalapril Regression Study）

4. 不同的抗高血压类药物比较：最近发表的试验（5 项试验）

Ⅰ. ELSA：欧洲拉西地平动脉粥样硬化研究（European Lacidipine Study of Atherosclerosis）

Ⅱ. INVEST：国际维拉帕米群多普利研究（International Verapamil Trandolapril Study）

Ⅲ. SHELL：老年收缩期高血压拉西地平长期研究（Systolic Hypertension in the Elderly Lacidipine Long-Term Study）

Ⅳ. ASCOT：盎格鲁-斯堪的纳维亚心脏转归试验（Anglo-Scandinavian Cardiac Outcomes Trial）

Ⅴ. VALUE：长期使用缬沙坦抗高血压评价（Valsartan Anti-hypertensive Long-Term Use Evaluation）

应用 CCB 类的临床高血压试验

1. STONE：上海老年硝苯地平试验（Shanghai Trial of Nifedipine in the Elderly）
2. SYST-EUR：收缩期高血压欧洲试验（Systolic Hypertension in Europe Trial）
3. CHEN-DU：中国硝苯地平试验（Nifedipine Trial in China）
4. SYST-CHINA：收缩期高血压中国试验（Systolic Hypertension in China Trial）
5. HOT：高血压最佳治疗试验（Hypertension Optimal Treatment Trial）
6. NICS-EH：中老年高血压干预国家合作研究（National Intervention Cooperative Study in Elderly Hypertensives）
7. INSIGHT：国际硝苯地平控释剂研究：高血压目标干预试验（International Nifedipine GITS Study：Intervention as a Goal in Hypertension Trial）
8. NORDISK：北欧地尔硫䓬研究（Nordic Diltiazem Study）
9. CONVINCE：维拉帕米控制新发心血管事件调查研究（Controlled Onset Verapamil Investigation of Cardiovascular Endpoints）
10. PREVENT：络活喜血管作用的前瞻性随机评价试验（Prospective Randomized Evaluation of Vascular Effects of Norvasc Trial）
11. VHAS：维拉帕米在高血压和动脉粥样硬化中的研究（Verapamil in Hypertension and Atherosclerosis Study）
12. PATE：日本老年降压治疗疗效试验［Practioners Trial on the Efficacy of Antihypertensive Treatment in the Elderly (Japan)］
13. ALLHAT：降压和降脂治疗预防心脏病发作试验（Antihypertensive and Lipid-Lowering Treatment to Prevent Heart Attack Trial）
14. STOP-2：瑞典老年高血压病治疗（Swedish Therapy in Old

Patients with Hypertension)

15. IDNT：厄贝沙坦糖尿病肾病试验（Irbesartan Diabetes Nephrology Trial）
16. AASK：肾病和高血压的非洲裔美国人研究（African-American Study of Kidney Disease and Hypertension）
17. ABCD：糖尿病适当血压控制试验（Appropriate Blood Pressure Control in Diabetes Trial）
18. ELSA：欧洲拉西地平动脉粥样硬化研究（European Lacidipine Study of Atherosclerosis）
19. INVEST：国际维拉帕米群多普利研究（International Verapamil Trandolapril Study）
20. SHELL：老年收缩期高血压拉西地平长期研究（Systolic Hypertension in the Elderly Lacidipine Long-Term Study）
21. MIDAS：多中心伊拉地平利尿粥样硬化研究（Multicenter Isradipine Diuretic Atherosclerosis Study）
22. GLANT：长期抗高血压治疗研究组（Study Group on Long-term Antihypertensive Therapy）
23. FACET：福辛普利和氨氯地平心脏事件试验（Fosinopril and Amlodipine Cardiac Events Trial）
24. PRESERVE：前瞻性随机依那普利回归分析（Prospective Randomized Enalapril Regression Study）
25. ACTION：应用硝苯地平控释片冠状动脉疾病结局试验（A Coronary Disease Trial Investigating Outcome with Nifedipine GITS）
26. ASCOT：盎格鲁-斯堪的纳维亚心脏转归试验（Anglo-Scandinavian Cardiac Outcomes Trial）
27. VALUE：长期使用缬沙坦抗高血压评价（Valsartan Antihypertensive Long-Term Use Evaluation）
28. CLEVER：中国拉西地平事件减少试验（China's Lacidipine Event Reduction Trial）
29. BENEDICT：贝加莫糖尿病肾病并发症试验（Bergamo Nephrology Diabetes Complication Trial）

1. STONE[126]

- 单盲
- 1632 男性和女性（中国）
- 60～79 岁
- 3 年的研究（平均随访 30 个月）
- 硝苯地平片 10 mg（不是控释片）
- 安慰剂对照
- 附加治疗：卡托普利或 HCTZ

高发生率终点事件的数量和意义

	原始治疗分配事件数		
	安慰剂	硝苯地平	*P* 值
全部事件	77	32	0.0001
心血管事件	59	24	0.0001
卒中	36	16	0.0030
严重心律不齐	13	2	0.0007
非心血管事件	18	8	0.0366
全因死亡	26	15	0.0614
心血管死亡	14	11	0.4870

2. SYST-EUR[127]

- 研究日期：1990—1996 年，198 个子队列
- 4695 例患者，年龄＞60 岁（平均 70 岁）
- 2/3 的女性
- BP：SBP 160～219 mmHg，DBP＜95 mmHg
- 药物：

尼群地平 10～40 mg，1 次/日（2/3 的单药治疗）

依那普利 5～20 mg，1 次/日

氢氯噻嗪 12.5～25 mg，1 次/日

SYST-EUR 结果

	安慰剂组	治疗组
SBP（mmHg）	13	23
DBP（mmHg）	2	7

	安慰剂组（1000 人·年）	**治疗组（1000 人·年）**	**降低百分比（*P*）**
总 CVA	13.7	7.9	42（0.003）
非致命 CVA	10.1	5.7	44（0.007）
总心脏病	20.5	15.1	26（0.03）
非致命性心脏病	12.6	8.5	33（0.03）
总心血管事件	33.9	23.3	31（0.001）
心血管死亡	13.5	9.8	27（0.07）
CHF	8.7	6.2	29（0.12）
MI	8.0	5.5	30（0.12）
MI 死亡	2.6	1.2	56（0.08）

SYST-EUR 研究结论

1. 应用尼群地平治疗老年单纯收缩期高血压降低心血管和脑血管并发症的发生率。
2. 每 1000 例 5 年的治疗预防了 29 例 CVA 或者 53 例主要心血管终点事件。
3. 与安慰剂相比，尼群地平没有增加出血和肿瘤的发生。
4. SHEP 研究显示，应用 CCB 的糖尿病高血压人群的全因死亡、心血管、脑血管、冠状动脉事件显著减少，这一点是优于利尿剂和 BB 的（图 5-16）。

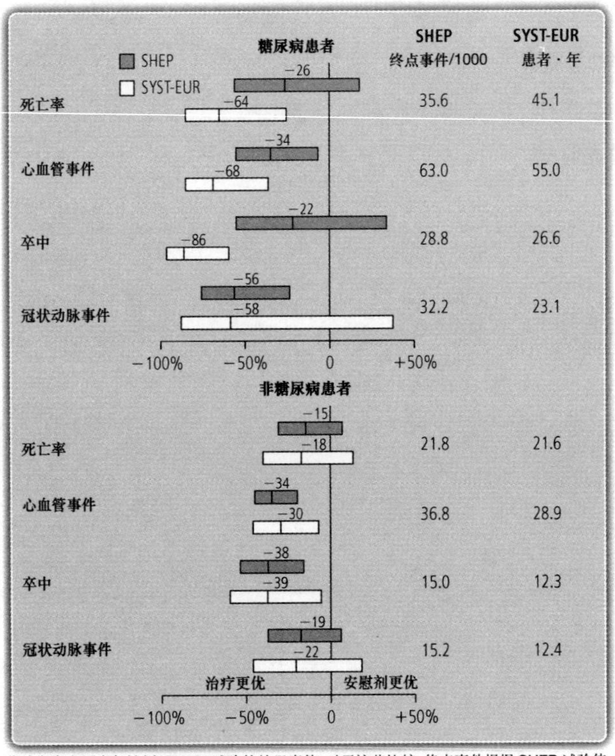

收缩期高血压老年计划(SHEP)试验的结局事件。对于这些比较，终点事件根据 SHEP 试验使用的定义进行标准化。在图的右侧显示两个试验的安慰剂组每 1000 人年的事件数量。直条代表 95%置信区间；直条上面的数字代表与安慰剂相比积极治疗的益处。

(From Tuomilehto J, Rastenyte D, Birkenhäger W, et al. Effects of calcium-channel blockade in older patients with diabetes and systolic hypertension *N Engl J Med* 1999; 340: 677–684 with permission).

图 5-16 SYS-EUR 和 SHEP 的结局

应用 CCB 的临床高血压试验（续）

3. 成都硝苯地平试验
   - 683 高血压患者
   - 6 年间治疗组心血管事件由 14% 降至 5.2%（$P=0.05$）
4. 收缩期高血压中国试验（SYST-CHINA）[128]
   - 2400 例超过 60 岁的 ISH 患者
   - 尼群地平与安慰剂（部分为卡托普利或 HCTZ）对比
   - 目标 SBP ＜150 mmHg 或降低 20 mmHg
   - 随访中位数为 2 年 10 个月

SYST- CHINA 结果

- 全因死亡率降低 79%
- 心血管死亡率降低 32%
- 总致命和非致命性心血管事件减少 37%
- CHF 减少 58%
- CVA 减少 58%
- MI 无显著减少
- 致命癌症无显著减少

5. 高血压最佳治疗（HOT）试验 1
   - 18 700 例患者，有 26 个国家，年龄在 50～80 岁
   - DBP 100～115 mmHg
   - 随机分到 3 个治疗组

DBP <90 mm Hg；85.2% 达标率

DBP< 85 mm Hg；83.2%达标率

DBP <80 mm Hg；81.1%达标率

非洛地平	78%
ACEI	41%
BB	28%
利尿剂	22%

ASA 对比安慰剂

HOT 试验 2 结果

- DBP 在 82.6 mmHg 主要心血管事件的发病率最低
- 最佳收缩压在 138.5 mmHg
- 心血管风险降低 30%，并低于使用利尿剂或 BB 的前瞻性试验（$P<0.05$）
- 所有人群的 QOL 提高，但大多数在 DBP<80 mmHg 范围内
- ASA 使心血管事件减少 15%，MI 减少 36%，但 CVA 没有变化。非致命出血发生率增加，但是致命的出血差异无统计学意义
- 对于 DBP70 mmHg，CV 的风险没有增加反而下降
- 心血管风险降低，甚至在糖尿病高血压患者更显著（$P<0.005$）

6. 中老年高血压干预国家合作研究（NICS-EH）：CCB 与利尿剂对比
   - 414 例患者，年龄>60 岁，始于 1989 年
   - 收缩压 160～220 mmHg
   - DBP<115 mmHg
   - 治疗方案：尼卡地平缓释片 20 mg 每日两次与三氯噻嗪 2 mg 每日一次
   - 在日本 5 年随访时间

CCB：172/94～147/81 mmHg

利尿剂：173/93～147/79 mmHg

结果

- 心血管终点

CCB：10.3%；利尿剂：8.6%；*P* 值无统计学差异

- 心血管病发病率

CCB：27.8%；利尿剂：26.8%；*P* 值无统计学差异

1000/人年比率

引自：Modified from National Intervention Cooperative Study in Elderly Hypertensives Study Group：Randomized，double-blind comparison of a calcium antagonist and a diuretic in elderly hypertensives.（Hypertension 1999；34：1129-1133.）

INSIGHT[168]

1. 双盲、前瞻性、随机，涉及 703 个中心、8 个国家

2. 包括男性和女性，55～80 岁，有高血压和一个额外的危险因子

3. 硝苯地平控释剂对比 HCTZ/阿米洛利＋阿替洛尔/依那普利

4. 终点：致死或非致死性卒中、MI 或 CHF

5. 随访时间 4.5 年。意向性治疗（intention-to-treat ITT）分析

6. 6321 例患者

7. BP＞150/95 mmHg 或 SBP＞160 mmHg（平均 173%）

8. 结果

不良反应

	硝苯地平（n=3157）		联合阿米洛利（n=3164）		P 值
	n（%）	失访例数	n（%）	失访例数	
不良事件					
所有不良事件	1546（49）	539	1327（42）	304	＜0.0001
严重不良事件	796（25）	198	880（28）	245	0.02
症状性不良事件					
周围水肿	896（28）	267	137（4～3）	14	＜0.0001
晕厥	47（1.5）	9	89（2.8）	6	0.0004
头痛	384（12）	63	292（9.2）	32	0.0002
心悸	81（2.5）	4	86（2.7）	8	0.71
周围血管疾病	95（3.0）	3	168（5.3）	13	＜0.0001
阳痿	50（1.6）	5	60（1.9）	6	0.34
冲脉	135（4.3）	40	74（2.3）	18	＜0.001
糖尿病	96（3.0）	1	137（4.3）	8	0.01
头晕	254（8.0）	21	318（10.0）	17	0.006

续表

	硝苯地平（n=3157）		联合阿米洛利（n=3164）		P 值
	n（%）	失访例数	n（%）	失访例数	
痛风	41（1.3%）	67（2.1）	1	0～01	0.007
意外受伤	41（1.2）	4	69（2.2）	4	0.007
抑郁	124（3.9）	6	182（5.7）	13	0.0009
代谢性不良事件					
低钾血症	61（1.9）	0	195（6.2）	8	<0.0001
低钠血症	8	0	61（1.9）	12	<0.0001
高脂血症	127（4.0）	0	202（6.3）	0	<0.0001
高血糖	178（5.6）	0	244（7.7）	4	0.001
高尿酸血症	40（1.3）	3	201（6.4）	1	<0.001
肾功能受损	58（1.8）	3	144（4.6）	18	<0.0001

心血管终点

	硝苯地平	联合阿米洛利	OR（95%CI）	P 值
主要结局				
复合事件	200（6.3%）	182（5.8%）	1.11（0.90～1.36）	0.34*
心肌梗死				
非致命	61（1.9）	56（1.8）	1.09（0.76～1.58）	0.52
致命	16（0.5）	5（0.2）	3.22（1.18～8.80）	0.017
猝死	17（0.5）	23（0.7）	0.74（0.39～1.39）	0.43
卒中				
非致命	55（1.7）	63（2.0）	0.87（0.61～1.26）	0.52
致命	2（0.1）	1（<0.1）	1.09（0.48～2.48）	0.63
心力衰竭				
非致命	24（0.8）	11（0.3）	2.20（1.07～4.49）	0.028
致命	2（0.1）	1（<0.1）	2.01（0.18～2213）	0.63
其他心血管死亡	13（0.4）	12（0.4）	1.09（0.50～2.38）	0.85

	硝苯地平	联合阿米洛利	OR（95%CI）	P 值
次要结局				
复合事件[†]	383（12.1）	397（12.5）	0.96（0.83～1.12）	0.62
死亡				
所有（首次事件）*	153（4.8）	152（4.8）	1.01（0.80～1.27）	0.62
非心血管因素	71（2.2）	66（2.1）	1.08（0.77～1.52）	0.67
不明原因	22（0.7）	34（1.1）	0.65（0.38～1.11）	0.14
心血管因素	60（1.9）	52（1.6）	1.16（0.80～1.69）	0.4
非致命心血管事件	230（7.3）	245（7.7）	0.94（0.78～1.13）	0.50
主要事件	140（4.4）	130（4.1）	1.08（0.85～1.38）	0.53
心绞痛（加重或新发）	57（1.8）	77（0.4）	0.74（0.52～1.04）	0.10
TIA	25（0.8）	25（0.8）	1.00（0.57～1.75）	1.0
肾衰竭	8（0.3）	13（0.4）	0.62（0.26～1.49）	0.38

* MI、卒中、心力衰竭以及心血管死亡。

† 先前终点事件发生后，硝苯地平组发生了 23 例复合事件（主要结局事件加非知识性心血管事件、肾衰竭、心绞痛、短暂性脑缺血发作），联用阿米洛利组发生了 20 例复合事件。

9. 结论

   a. 与硝苯地平组相比，联合阿米洛利组更容易出现包括低钾血症、低钠血症、高尿酸血症、高血糖和肾损害等在内的代谢紊乱。
   b. 硝苯地平组出现的严重不良反应比联合阿米洛利组要少。
   c. 均能使血压降低 22 /17 mmHg。
   d. 联合阿米洛利组新发糖尿病更多（$P=0.02$）。
   e. 硝苯地平和联合阿米洛利在预防总心脑血管发病和死亡方面同等有效。
   f. 因置信区间范围大以及患者例数受限，导致无法对一些假定有显著 P 值的 10 例或 20 例终点（例如致死性 MI 和非致死性 CHF）进行绝对性的统计分析。

g. 联合阿米洛利降低 GFR 的作用更强［GFR 比硝苯地平组多、下降 2.3ml/min 每年（$P=0.001$）］。

h. 联合阿米洛利组肾功能受损的发生率为 4.6%，而硝苯地平组为 1.8%（$P=0.001$）。

i. 硝苯地平比联合阿米洛利更能降低心脏钙化（通过 EBT 检出）。3 年期间，联合阿米洛利组冠状动脉钙化进展率为 77.85%，而硝苯地平组只有 40%。

NORDIL[169]

1. 开放盲性终点（探索）设计
2. 男性和女性，50～69 岁（平均年龄 60 岁）的原发性高血压患者
3. 治疗方案：地尔硫䓬缓释片与利尿剂和（或）BB
4. 终点：致死性和非致死性 MI、卒中或猝死
5. 随访时间：5 年（平均 4.5 年）ITT 分析
6. 样本量：来自挪威和瑞典 1032 个中心的 10 881 例患者
7. BP：DBP＞100 mmHg 研究的平均血压为
   利尿剂：151.7/88.7 mmHg
   地尔硫䓬：154.9/88.6 mmHg
8. 结果
   结果示于表 5-10 和表 5-11。
9. 结论
   a. 血压降低
   SBP：利尿剂组＜23.3 mmHg，地尔硫䓬组＜20.3 mmHg（$P<0.001$）
   DBP：利尿剂组＝地尔硫䓬组（18.7 mmHg）。
   b. 尽管利尿剂比地尔硫䓬降压效果更好（$P=0.04$），但是利尿剂组的致死性和非致死性卒中更常见（地尔硫䓬组降低 20%，校正收缩压差值后为 32%）。
   c. 两组间致死性和非致死性 MI 发病率无差异（$P=0.1$），但是置信区间范围大和统计功效不足使这个结论更难以解释。
   d. 应用利尿剂相关的疲劳、呼吸困难和阳痿比地尔硫䓬相关的头痛产生的不良反应更多（$P<0.001$）。
   e. 在 DM 人群中，两个治疗组的心血管事件是没有差异的。

表 5-10 终点事件发生情况及 RR 值

	事件例数		每 1000 人·年事件率		RR (95%CI)*	*P*
	地尔硫䓬组	利尿剂和 BB 组	地尔硫䓬组	利尿剂和 BB 组		
主要终点	403	400	16.6	16.2	1.00 (0.87～1.15)	0.97
所有卒中	159	196	6.4	7.9	0.80 (0.65～0.99)	0.04
致命性卒中	21	22	0.8	0.9	0.96 (0.52～1.74)	0.89
所有卒中加 TIA	200	236	8.1	9.5	0.84 (0.70～1.01)	0.07
所有 MI	183	157	7.4	6.3	1.16 (0.94～1.44)	0.17
致命性 MI	28	25	1.1	1.0	1.10 (0.64～1.88)	0.74
心血管死亡	131	115	5.2	4.5	1.11 (0.87～1.43)	0.41
全因死亡	231	228	9.2	9.0	1.00 (0.83～1.20)	0.99
所有心脏事件	487	470	20.2	19.2	1.04 (0.91～1.18)	0.57
DM	216	251	9.4	10.8	0.87 (0.73～1.04)	0.14
所有心脏事件	105	128	4.2	5.1	0.82 (0.64～1.07)	0.14
CHF	63	53	2.5	2.1	1.16 (0.81～1.67)	0.42

TIA，短暂性缺血发作；CHF，充血性心力衰竭

* 回归模型校正了年龄、性别、收缩压以及基线糖尿病、吸烟情况。

表 5-11 基线 DM 人群的终点事件发生情况及 RR 值

	事件例数		每 1000 人·年事件率		RR (95%CI)*	*P*
	地尔硫䓬组	利尿剂和 BB 组	地尔硫䓬组	利尿剂和 BB 组		
主要终点	44	44	29.8	27.7	1.01 (0.66～1.53)	0.98
所有卒中	20	20	13.3	12.3	0.97 (0.52～1.81)	0.92
致命性卒中	1	3	0.6	1.8	0.29 (0.03～2.86)	0.29
所有卒中加 TIA	20	23	13.3	14.2	0.85 (0.46～1.55)	0.6
所有 MI	17	18	11.2	11.1	0.99 (0.51～1.94)	0.99
致命性 MI	5	2	3.2	1.2	2.45 (0.47～12.8)	0.29
心血管死亡	15	13	5.7	7.8	1.16 (0.55～2.44)	0.71
全因死亡	28	26	18.1	15.6	1.07 (0.63～1.84)	0.80
所有心脏事件	54	52	37.2	33.3	1.04 (0.71～1.53)	0.82
房颤	9	14	5.9	85	0.63 (0.27～1.46)	0.28
CHF	13	7	8.5	4.2	1.46 (0.57～3.72)	0.43

* 回归模型校正了年龄、性别、收缩压以及基线糖尿病、吸烟情况。

CONVINCE[170,210]

1. 双盲
2. 男性和女性，55 岁或以上的高血压和一个额外的危险因子
3. 治疗方案：COER-维拉帕米与 HCTZ 或阿替洛尔
4. 终点事件：首次非致死性卒中、非致死性 MI 或任何死亡相关的心血管疾病
5. 随访时间：6 年，随访 3 年提前终止
6. 全球 661 试验点的 16 602 例患者
7. 初始平均血压（157/87 mmHg）在两组中同等程度降低
8. 全因死亡和心血管死亡率在两治疗组中是相等的，但由于研究提前终止，只达到了 729 例事件（预计 2200 事件；表 5-12 和图 5-17）

表 5-12 CONVINCE 试验治疗后主要及次要事件

	参加者事件例数			P 值
	维拉帕米 (COER)	阿替洛尔或 HCTZ	HR (95%CI)	
主要（复合）结局*	364（4.5）	365（4.4）	1.02 (0.88～1.18)	0.77
致命或非致命性 MI	133（1.6）	166（2.0）	0.82 (0.65～1.03)	0.09
致命或非致命性卒中	133（1.6）	118（1.4）	1.15 (0.90～1.48)	0.26
心血管相关死亡	152（1.9）	143（1.7）	1.09 (0.87～1.37)	0.47
主要事件或因心血管住院治疗	793（9.7）	775（9.3）	1.05 (0.95～1.16)	0.31
心绞痛	202（2.5）	190（2.3）	1.09 (0.89～1.33)	0.39
心脏血运重建术/心脏移植	163（2.0）	166（2.0）	1.01 (0.82～1.26)	0.91
心力衰竭	126（1.5）	100（1.2）	1.30 (1.00～1.69)	0.05
TIA/颈动脉内膜剥脱术	89（1.1）	105（1.3）	0.87 (0.66～1.15)	0.33
加速/恶性高血压	22（0.3）	18（0.2）	1.26 (0.67～2.34)	0.47
肾衰竭（急性/慢性）	27（0.3）	34（0.4）	0.81 (0.49～1.35)	0.43
死亡	337（4.1）	319（3.8）	1.08 (0.93～1.26)	0.32
新发肿瘤（不包括黑色素瘤、皮肤癌）	310（3.8）	299（3.6）	1.06 (0.91～1.24)	0.46
死亡	95（1.2）	93（1.1）	1.04 (0.79～1.39)	0.76
因出血导致的死亡或住院	118（1.4）	79（1.0）	1.54 (1.15～2.04)	0.003
因出血导致的死亡	6（0.1）	6（0.1）	1.02 (0.33～3.17)	0.97

	参加者事件例数			P 值
因严重不良事件导致的死亡或住院	1381 (16.9)	1363 (16.4)	1.04 (0.97～1.12)	0.29
因严重不良事件导致的住院	1150 (14.1)	1143 (13.8)	1.03 (0.95～1.12)	0.44

COER，控释缓释

* 首次发生卒中、心梗或心血管相关死亡。

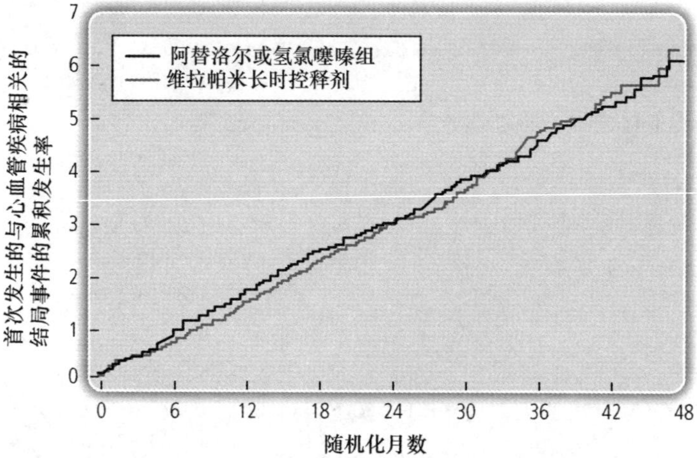

维拉帕米长时控释剂组发生了364例与心血管疾病相关的结局事件，阿替洛尔或氢氯噻嗪组发生了365例（HR=102;95% CI,0.88～1.18）。

图 5-17　随时间变化的主要结局事件发生率

PREVENT[171]

- 3 年，825 例冠心病患者
- 氨氯地平与安慰剂
- 通过定量冠状动脉造影显示在冠心病病变无差异
- 显著降低动脉粥样硬化

  ①B 超检查（$P<0.009$）

  ②颈动脉壁厚度（cartoid wall thickness，CWT）降低 0.0024 mm/y（氨氯地平）

  ③CWT 增加 0.0121 mm/y（安慰剂组）
- 复合心血管发病率和死亡率减少 31%

  ①非致死性心血管事件（CHF，不稳定型心绞痛）减少 35%（$P=0.02$）

  ②血运重建术（CABG、PTCA）降低了 46%（$P=0.001$）
- 氨氯地平能有效地促进 CWT 转归，这与降低心血管发病率和死亡率是一致的

VHAS[172]

- 498 例高血压患者，4 年
- 维拉帕米（SR）240 个 mmHg 与氯噻酮 25 mmHg
- B 型超声所测颈动脉平均厚度：
  维拉帕米 0.082 mm/y/mm；氯噻酮，0.037 mm/y/mm（$P<0.02$）
- 致命和非致命性心血管事件
  维拉帕米，19 例；氯噻酮，35 例（$P<0.01$）
- 氯噻酮组更易出现代谢异常（如血糖、K^+，尿酸）
- 两组的血压同等程度降低
- 维拉帕米比利尿剂氯噻酮更加有效地逆转颈动脉增厚的病变，这与维拉帕米组较低的心血管事件发生率相对应

PATE[173]

1. 60 岁及以上原发性高血压患者（平均血压 150/83 mmHg）
2. 治疗：ACEI（拉普利）对比 CCB（马尼地平）
3. 对 699 例患者历时 3 年的研究
4. 结果
   a. 总死亡率没有差别
   b. 总的心血管发病率和死亡率也相等
   c. 收缩压低于 120 mmHg 与心脏事件有关（可能呈 J 形曲线），与 CVA 无关
   d. 血压降低程度相等
   e. 代谢变化无差异
   f. 癌症发病率和死亡率无差异

致命性和非致命性 CV 事件发生率[173]

致命性和非致命性 CV 事件发生率[173]

	ACEI (*n*= 699)			钙通道阻滞剂 (*n*=1049)		
	事件	致命性	比例*	事件	致命性	比例*
致命性和非致命性 CV 事件	34	7	22.5	50	10	19.7
			$\times^2$ 检验	P=0.78 (致命性)		
				P=0.92 (致命性)		
脑血管事件	14	3	9.3	23	6	9.1
			$\times^2$ 检验	P=0.79 (事件)		
				P=0.68 (致命性)		
脑出血	3	2	2.0	4	4	1.6
脑梗死	9	1	6.0	16	2	6.3
TIA	2	1.3	3			1.2
心脏事件	20	4	13.3	25	3	9.9
			$\times^2$ 检验	P=0.54 (事件)		
				P=0.35 (致命性)		
心绞痛	12	8.0	16	1	6.3	
MI	3	2	2.0	6	1	2.4
心力衰竭	3	2	2.0	1	1	0.4
严重心律失常	2	1.3		2		0.8
其他 CV 事件						
主动脉瘤				2	1	0.8

* 事件数量/(1000 人·年)

ALLHAT[150]

2002 年 12 月 17 日，NHLBI 发布了 ALLHAT 研究（表 5-13～表 5-19，图 5-18～图 5-23）。这是最大的前瞻性临床高血压研究，42 418 例患者随机分布在 623 个临床中心随访 4～8 年（随访年限中位数为 4.9 年）。这是个随机、双盲、多中心临床试验，主要的终点事件包括致命的 CHD 或非致命的 MI，次要终点事件包括全因死亡、脑卒中联合 CHD [非致命的 MI、CHD、死亡、冠状动脉旁路移植（coronary artery bypass graft，CABG）、心绞痛发作住院]、联合心脑血管事件（包括 CHD、脑卒中、下肢血运重建、进行治疗的心绞痛、致命的住院的或治疗的 CHF 或者门诊外周动脉疾病），最终其他的事件比如肾预后（互惠的血清肌酐、终末期肾病和估算肾小球滤过率）和癌症。同时也测量了代谢指标，如胆固醇、血钾、血糖和新发糖尿病。

表 5-13　ALLHAT 生化结果

	氯噻酮	氨氯地平	赖诺普利
血清胆固醇（mg/dl）			
基线	216.1（43.8）	216.5（44.1）	215.6（42.4）
4 年	197.2（42.1）	195.6（41.0）*	195.0（40.6）*
血钾（mmol/l）			
基线	4.3（0.7）	4.3（0.7）	4.4（0.7）*
4 年	4.1（0.7）	4.4（0.7）*	4.5（0.7）*
eGFR [ml/(min·1.73m²)]			
基线	77.6（19.7）	78.0（19.7）	77.7（19.9）*
4 年	70.0（19.7）	75.1（20.7）*	70.7（20.1）*

与氯噻酮比较，* $P<0.05$。

表 5-14 ALLHAT 生化结果空腹血糖（mg/dl）

	氯噻酮	氨氯地平	赖诺普利
总人群			
基线	123.5（58.3）	123.1（57.0）	122.9（56.1）
4 年	126.3（55.6）	123.7（52.0）	121.5（51.3）*
基线无糖尿病而且基线血糖<126 mg/dl			
基线	93.1（11.7）	93.0（11.4）	93.3（11.8）
4 年	104.4（28.5）	103.1（27.7）	100.5（19.5）*
发生糖尿病（随访期间空腹血糖≥126 mg/dl）			
4 年	11.6%	9.8%*	8.1%*

注：与氯噻酮比较，* $P<0.05$。

表 5-15 ALLHAT 非致命心肌梗死+冠心病死亡-亚组比较-RR（95%CI）

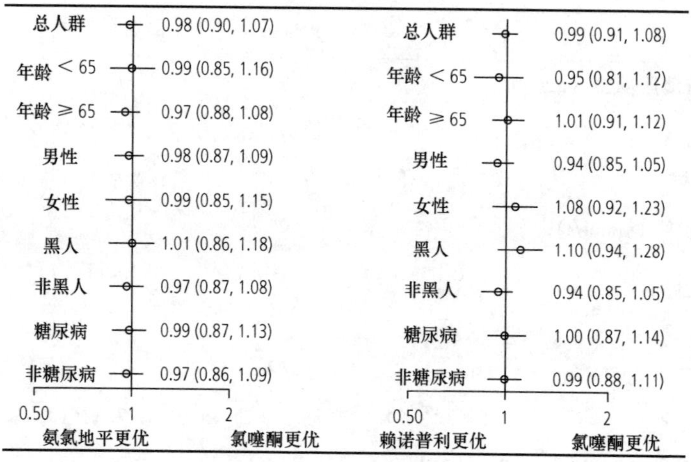

表 5-16　ALLHAT 脑卒中-RR（95%CI）

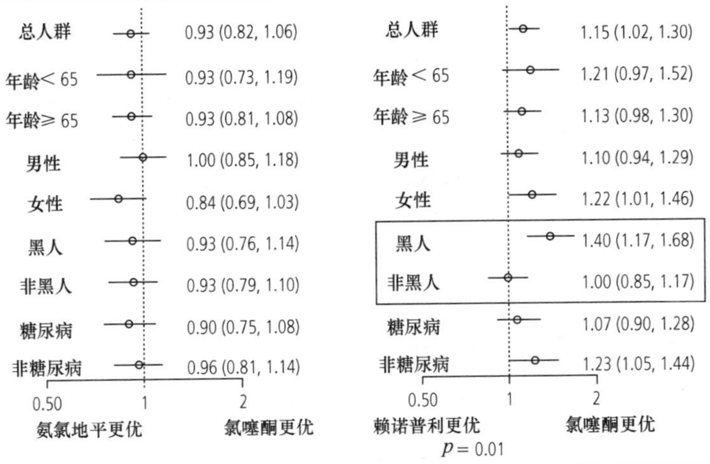

表 5-17　ALLHAT 全因死亡-亚组比较-RR（95%CI）

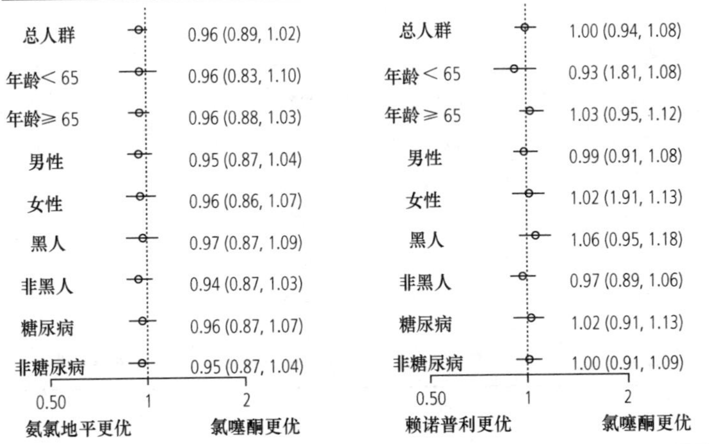

表 5-18　ALLHAT 联合心脑血管疾病-亚组比较-RR（95%CI）

	氨氯地平更优 / 氯噻酮更优		赖诺普利更优 / 氯噻酮更优
总人群	1.04 (0.99, 1.09)	总人群	1.10 (1.05, 1.16)
年龄＜65	1.03 (0.94, 1.12)	年龄＜65	1.05 (0.97, 1.15)
年龄≥65	1.05 (0.99, 1.12)	年龄≥65	1.13 (1.06, 1.20)
男性	1.04 (0.98, 1.11)	男性	1.08 (1.02, 1.15)
女性	1.04 (0.96, 1.13)	女性	1.12 (1.03, 1.21)
黑人	1.06 (0.96, 1.16)	黑人	1.19 (1.09, 1.30)
非黑人	1.04 (0.97, 1.10)	非黑人	1.06 (1.00, 1.13)
糖尿病	1.06 (0.98, 1.15)	糖尿病	1.08 (1.00, 1.17)
非糖尿病	1.02 (0.96, 1.09)	非糖尿病	1.12 (1.05, 1.19)

0.50　1　2　氨氯地平更优　氯噻酮更优　　0.50　1　2　赖诺普利更优　氯噻酮更优

$P = 0.04$

表 5-19　ALLHAT 心力衰竭-亚组比较-RR（95%CI）

	氨氯地平更优 / 氯噻酮更优		赖诺普利更优 / 氯噻酮更优
总人群	1.38 (1.25, 1.52)	总人群	1.20 (1.09, 1.34)
年龄＜65	1.51 (1.25, 1.82)	年龄＜65	1.23 (1.01, 1.50)
年龄≥65	1.33 (1.18, 1.49)	年龄≥65	1.20 (1.06, 1.35)
男性	1.41 (1.24, 1.61)	男性	1.19 (1.03, 1.36)
女性	1.33 (1.14, 1.55)	女性	1.23 (1.05, 1.43)
黑人	1.47 (1.24, 1.74)	黑人	1.32 (1.11, 1.58)
非黑人	1.33 (1.18, 1.51)	非黑人	1.15 (1.01, 1.30)
糖尿病	1.42 (1.23, 1.64)	糖尿病	1.22 (1.05, 1.42)
非糖尿病	1.33 (1.16, 1.52)	非糖尿病	1.20 (1.04, 1.38)

0.50　1　2　氨氯地平更优　氯噻酮更优　　0.50　1　2　赖诺普利更优　氯噻酮更优

这些研究结果被媒体和几个医学杂志大量地误解以及错误引用。实际上，在媒体发布的信息中，有一个误导性的带有错误和遗漏的标题，比如“……NHLBI 发现传统的利尿剂比更新的降压药物更好”。患者和医师再一次对数据和在降压治疗中做什么感到困惑。

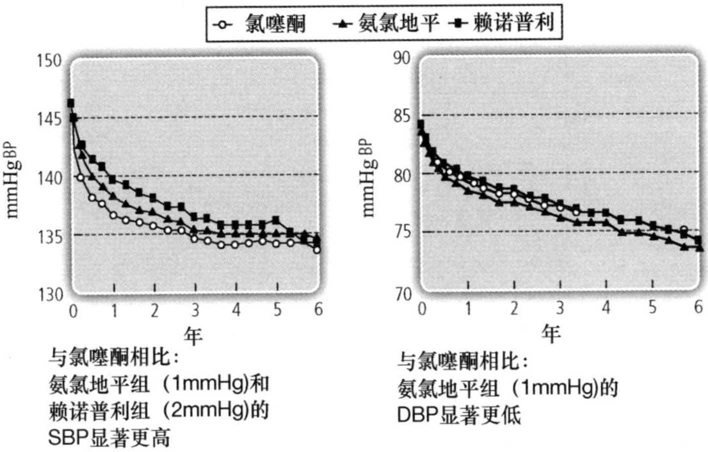

图 5-18 ALLHAT 治疗组血压结果

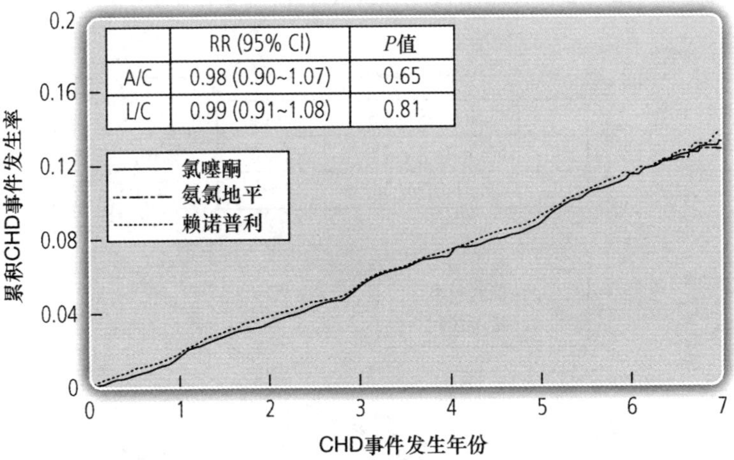

风险数

氯噻酮	**15 255**	**14 477**	**13 820**	**13 102**	**11 362**	**6 340**	**2 956**	**209**
氨氯地平	9 048	8 576	8 218	7 843	6 824	3 870	1 878	215

图 5-19 ALLHAT 治疗组累积首要终点事件（致命性冠心病或非致命性心肌梗死）发生率

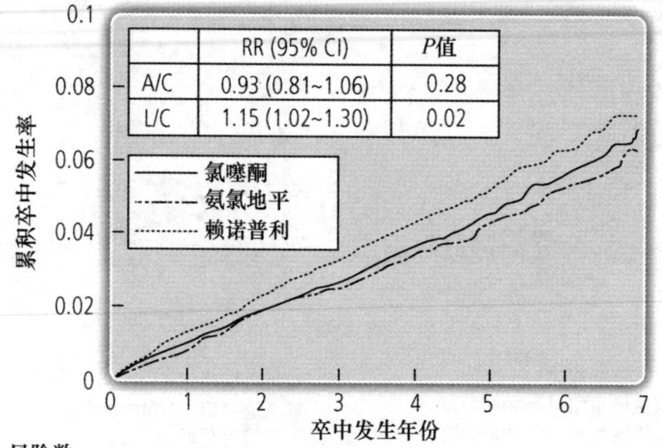

风险数

风险数								
氯噻酮	**15 255**	**14 515**	**13 934**	**13 309**	**11 570**	**6 385**	**3 217**	**567**
氨氯地平	9 048	8 617	8 271	7 949	6 937	3 845	1 813	506

图 5-20 ALLHAT 治疗组累积脑卒中事件发生率

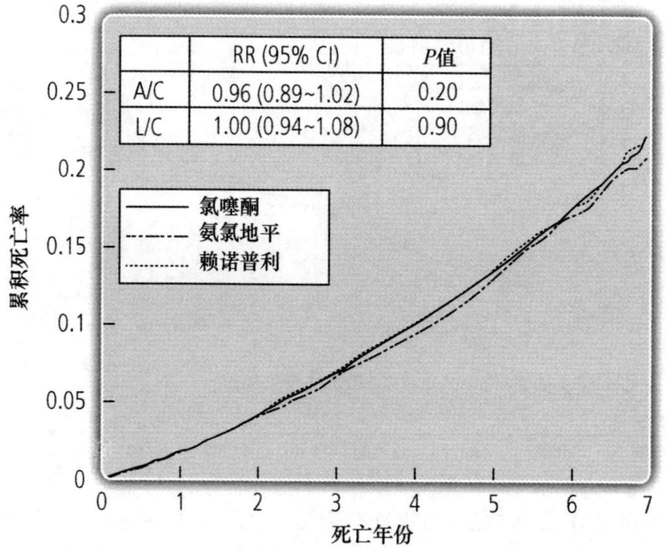

风险数								
氯噻酮	**15 255**	**14 933**	**14 564**	**14 077**	**12 480**	**7 185**	**3 523**	**4 288**
氨氯地平	9 048	8 847	8 654	8 391	7 442	4 312	2 101	217

图 5-21 ALLHAT 治疗组累积全因死亡发生率

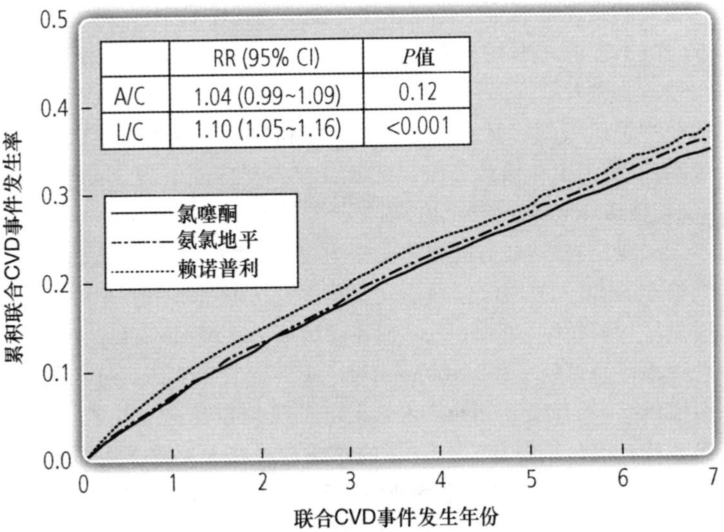

风险数

氯噻酮	**15 255**	**13 752**	**12 594**	**11 517**	**9 643**	**5 167**	**2 362**	**288**
氨氯地平	9 048	8 118	7 451	6 837	5 724	3 049	1 411	153

图 5-22 ALLHAT 治疗组累积终点事件（联合心脑血管事件）发生率

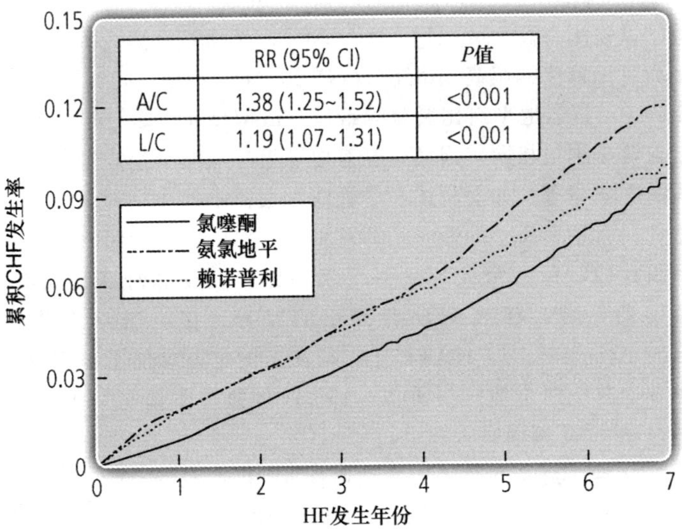

风险数

氯噻酮	**15 255**	**14 528**	**13 898**	**13 224**	**11 511**	**6 369**	**3 016**	**384**
氨氯地平	9 048	8 535	8 185	7 801	6 785	3 775	1 780	210

图 5-23 ALLHAT 治疗组累积心力衰竭事件发生率

重要的是注意到这个研究在伴有血管疾病或CHD危险因素的大于55岁的老年（平均年龄67岁）高危患者和大百分比的女性（47%），非美人群（35%），2型糖尿病人群（36%）中执行。对照组的药物是氯噻酮、氨氯地平、赖诺普利和多沙唑嗪（在试验早期被去除）。每天上午给药一次：氯噻酮12.5～25 mg，氨氯地平2.5～10 mg，赖诺普利10～40 mg。附加治疗使用利血平、可乐定、阿替洛尔（二线药物），最后的肼屈嗪作为三线药物。血压入选的标准是未经治疗的SBP或DBP高血压定义为≥140/90 mmHg，但在两次随访时血压均≤180/110 mmHg，或在随访第一次经过一种或两种高血压药物治疗后血压≤160/100 mmHg，或当第二次随访部分药物未服用时血压≤180/110 mmHg。入选人群的平均血压是146/84 mmHg。在第5年，治疗组中有7%～9%的跨越者，其中大概40%的患者使用了二线药物，平均每个患者使用了至少两种抗高血压药物。

以前的结果是什么？

1. 血压

SBP：氨氯地平组比氯噻酮组高1 mmHg（$P<0.05$）。赖诺普利组比氯噻酮组高2 mmHg（$P<0.05$）。然而，在黑色人种中，赖诺普利组比氯噻酮组高4 mmHg（$P<0.01$）。

DBP：氨氯地平组比氯噻酮组低1 mmHg（$P<0.05$），赖诺普利组与氯噻酮组相同。因此，氨氯地平组与氯噻酮组在降低平均动脉压的影响相等。如上所述，尽管因为大样本使小的差异存在统计学意义，但是实质上的差异是非常小的。如果氯噻酮组直接与氨氯地平组比较，每一个人与另一个人相比收缩压和舒张压均有<1 mmHg的差异，那么就没有真正的差异。在心脏病发作试验（Heart Attack Trial，HAT）中，须注意的是，参加了氯噻酮治疗的患者比其他两个治疗组更多（15 255例氯噻酮组与9048例氨氯地平组和9054例赖诺普利组）。

2. 主要的终点事件——非致命性MI和CHD死亡

氨氯地平（A）=氯噻酮（C）=赖诺普利（L）。在这三种药物组之间没有统计学差异（A/C，$P=0.65$；L/C，$P=0.81$）。C=11.5%；A=11.3%；L=11.4%（6年全部发生率）。

在这个研究中主要的终点事件缺少差异是一个关键的且引人注

目的发现，但是出版的文件中却没有明确地强调这一发现（注意这是一个高危、老年、高血压人群）。研究也指出小的血压组间的差异是没有临床意义的。

3. 其次的终点事件

a. 脑卒中：氨氯地平组具有比氯噻酮组更好的趋势，因为氨氯地平组事件发生率降低了7%，但是这个降低是没有统计学意义的（$P=0.28$）。氯噻酮组比赖诺普利组好15%（6.3%与5.6%；RR=1.15；95% CI，1.02～1.30）（$P<0.02$）。在黑色人种差异是40%，但是在非黑色人种间是没有差异的。这意味着赖诺普利组和氯噻酮组在非黑色人种间是有同等效应的（无统计学意义）。

b. CHF：在预防新发非致命性CHF方面，氯噻酮组比氨氯地平组好38%［10.2%与7.7%；RR = 1.38；95% CI，1.25～ 1.52（6年）］（$P<0.001$）。在预防新发非致命性充血性心力衰竭方面，氯噻酮组优于赖诺普利组20%（8.7%与7.7%；RR，1.19；95% CI，1.07～1.31；$P=0.001$）。

c. 全因死亡：三个治疗组对全因死亡的预测价值是相同的。A/C，$P=0.20$；L/C，$P=0.90$。

d. 联合心血管事件：联合CHD、脑卒中、下肢血运重建、进行治疗的心绞痛、致命的住院的或治疗的CHF或者门诊外周动脉疾病。氨氯地平组与氯噻酮组同等，赖诺普利组与氯噻酮组相比增加了10%的发生率（33.3%与30.9%；RR=1.10；95% CI，1.05～1.16）（$P<0.001$）。

e. 生化结果：尽管进行了补钾（0.3～0.4 mmol/L），但是氯噻酮组与氨氯地平组或赖诺普利组相比，仍引起了更多的低血钾（有统计学差异），这与猝死、高血糖（3～5 mg%）、高胆固醇（1～2 mg%）和新发糖尿病（1.8%～3.5%）有关联。

氯噻酮组与氨氯地平组或赖诺普利组相比，在4.9年后引起了GFR的降低（下降7～8 ml/min）、肌酐增加（$P<0.05$）。这也证明了氯噻酮组患者发生CRI和ESRD的潜在风险更大，未来需要肾替代治疗如透析或移植。预期GFR在4.9年后降低3～5 ml/min。因此，氯噻酮组患者的GFR几乎降低了预期的两倍。

在氨氯地平组或赖诺普利组没有增加癌症或胃肠道出血风险。

结论

1. 本研究三个治疗组间主要的终点事件、致命性 CHD 或非致命性 MI 的（预测价值）均无统计学差异。
2. 三个治疗组间对全因死亡的预测价值相同。
3. 在预防新发非致命性 CHF 方面，氯噻酮组优于氨氯地平组和赖诺普利组。在黑色人种中，赖诺普利组的优势是非常明显的。
4. 在预防黑色人种（而不是非黑色人种）脑卒中方面，氯噻酮组优于赖诺普利组。在预防脑卒中方面，氯噻酮组在任何亚组都劣于赖诺普利组。
5. 氯噻酮组与氨氯地平组和赖诺普利组相比，引起更多的生化指标异常，如低血钾、高血糖、高胆固醇。
6. 氯噻酮组与氨氯地平组和赖诺普利组相比，引起更多的新发糖尿病（有统计学意义）。
7. 氯噻酮组与氨氯地平组和赖诺普利组相比，GFR 降低更多（7～8 ml/min），预期内应该下降 3～5 ml/min。因此，氯噻酮组患者的 GFR 在研究期间几乎降低了预期的两倍。
8. 在预防脑卒中方面，氨氯地平组与氯噻酮组相比有优势，但是没有统计学意义。
9. 氯噻酮组与赖诺普利组相比，血压控制更好，但是这种控制在不同药物、不同种族间、SBP 和 DBP 间是多变的。氯噻酮组与氨氯地平组和赖诺普利组相比，SBP 降低幅度更大，但是氨氯地平组与氯噻酮组相比 DBP 降低幅度更大。因此，氨氯地平组与氯噻酮组在降低平均动脉压方面有相同的影响。
10. 为了使血压从 146/86 mmHg 到 134/75 mmHg 约需要两种药物。

高血压治疗的解读与启示

ALLHAT 中大部分的其次终点事件是由黑人中 CHF 和脑卒中的减少引起的。部分（但不是全部）差异可以通过反对使用特定种类药物导致的血压控制不同来解释。例如，在黑人中，赖诺普利组与氯噻酮组比较，SBP 存在 4 mmHg 的差异。基于 meta 分析研究，这种差异可以解释 16%脑卒中发生的差异。在 CHF 患者中，SBP 4 mmHg 的差异可以解释 CHF 21%的差异和 CHD 与 MI 降低了 6%。因此，如果在赖诺普利组调整了收缩压 4 mmHg 的差异，那么氯噻酮组脑卒中和 CHF 的减少（即分别为 24%和 0）就不那么令人印象深刻了。实际上，赖诺普利组对 CHD 和 MI 风险也许比氯噻酮组好 6%。另外，氯噻酮和氨氯地平组均为长效抗高血压药物，可以控制血压超过 24 h，而赖诺普利大约 16 个小时会失去抗高血压效应。更长效的 ACEI，每天两次，或者那些在 HOPE 和 PROGRESS 发现的具有组织选择性的药物是否会更好？在这些试验中，服用长效的具有组织选择性的 ACEI 导致心血管和脑血管疾病发病率和死亡率降低。在 HOPE 试验中，血压小幅度降低不能解释心血管事件的剧烈减少，提示 ACEI 得益于血管系统所以不会有低血压效应。然而，24 h 动态血压监测亚试验显示服用 ACEI 后血压降低明显。最后的血压结果可以被血压测定的时间影响。而且，ALLHAT 的不精确、观察者偏见或者“四舍五入”同罕见的血压袖带一样必须被考虑。

下面几个理论也许可以解释 CHF 的差别：

1. 氯噻酮优于其他药物。
2. 在研究随机选择期间的初始阶段取消了利尿剂或其他药物，也许可以解释无症状的 CHF，而且导致非氯噻酮治疗组患者出现更高频率的 CHF。
3. 其他改善的心血管事件也许因为生存时间更长而转化为 CHF。
4. CHF 的定义或临床评估和诊断也许不精确或者在不同的临床试点存在不一致。
5. 这是一个老年、高危人群，可能 CHF 未被认可，因此相对于年轻、低危高血压人群来讲是一个不同的人群子集，或者说仅仅反映了研究人群中更好的随访和评估。
6. 氯噻酮治疗组的患者也许掩盖了轻微的或潜在的沉默 CHF 症状，可能会使临床评估出现偏倚。
7. 应该记住，临床对照试验的 CHF 患者，超过 10 000 例患者曾经使用过 ACEI 与安慰剂和 ACEI（或 ARB）。CHF 的改善是更好的，与 ALLHAT 形成对照，这个结果很难去解释。

关于高血压治疗医师现在应该做什么？

这个研究仅仅强调氯噻酮而没有其他的利尿剂，相对其他两种药物来讲更能减少新发性 CHF。研究也显示在黑人中（在非黑人中未发现），氯噻酮比赖诺普利可以更好减少脑卒中的发生，但是未同时与氨氯地平相比。然而，考虑到上面提到过的说明和血压的差异，氯噻酮真的对于 CHF 和脑卒中来说更好吗？怎样解释这些结果？LIFE 试验认为 ARB 优于 BB，HOPE 和 PROGRESS 试验认为 ACEI 有优势，ASCOT 试验证实联合氨氯地平和培哚普利优于噻嗪类利尿剂和阿替洛尔。

氯噻酮降低肾小球滤过率对肾的长期影响是什么？

鉴于 RENAAL、IDNT、IRMA、AASK、INSIGHT、HOPE 和其他研究数据的观点，如何解释 ALLHAT 试验？ESRD 和透析费用是非常昂贵的。特定的药物与靶器官保护的关联有差异吗？最近的综述显示长期使用噻嗪类利尿剂也许会增加 ESRD 的发生。

氯噻酮组，长期（超过 4～8 年）或新发糖尿病、可能的胰岛素抵抗的哪些影响与 CVD 和 ERSD 有关？在美国，2 型糖尿病是肾衰竭最普遍的原因，但是直到新发糖尿病 10 年后才会经常看到。新增的糖尿病风险引发了许多经济问题和发病率、死亡率方面的问题，而这些问题 ALLHAT 试验未解决。许多最近的研究显示利尿剂和 BB 的单一治疗或联合治疗增加了 2 型糖尿病的发生，也不能钝化了 ACEI 和 ARB 胰岛素敏感性。基于 ALLHAT 试验，不建议氯噻酮或利尿剂作为高血压初次治疗的一线药物。

使用氯噻酮药物导致的生化指标异常的长期影响是什么？

实际上，大部分高血压患者进行 3～4 种高血压药物治疗达到新的血压水平目标。这些药物包括吲达帕胺、氯噻酮（或者一些其他低剂量的利尿剂）、氨氯地平或其他的 CCB、ACEI、ARB、肾素抑制剂或者可能的其他药物。血压控制和联合药物的治疗方案必然是最重要的。研究建议 CCB、ACEI、ARB，实际上不管是单一使用还是联合使用均是优先药物。

必须权衡 ALLHAT 与其他的研究（HOT、LIFE、HOPE、PROGRESS、SYST-EUR、INSIGHT、MRFIT、NORDIL、MRC、OSLO、RENAAL、IDNT、IRMA、AASK、ASCOT 等）。ALLHAT 结果不支持这些其他临床试验的结果。

也必须评估患者的人口统计学资料、潜在的心脑血管事件、肾病、初始治疗选择最适当的药物或药物组合的风险。不良反应、新陈代谢问题、氯噻酮禁忌证（磺胺类过敏、怀孕、新陈代谢和肾问题等）也同样重要。

ALLHAT 将会创作指导和做出一些澄清，但随着后续数据的详细分析及亚组情况的公布，也出现了疑惑和批评。期间，还不清楚从 ALLHAT 有多少数据真正生成，目前在治疗高血压方面实际上能够改变多少。这个故事正在上演而且远未结束。如果仅仅为了增加治疗高血压的复杂意识和问题，那么所有的数据都是好的。更多的研究正在使用更好的不同的设计和不同的人群统计学资料，这也许会挑战 ALLHAT 含糊不清的结论。众所周知，老年和那些伴有心血管危险因素、心血管疾病或肾病的患者与年轻和无心血管疾病或肾病的人群相比，对治疗的反应更快，在降低同等血压水平时受益更多。毕竟，ALLHAT 确实是一个关于高危、老年（平均年龄 67 岁）高血压患者的研究，推广到伴有不同心血管危险因素的年轻人群也许是不精确或不适当的。

STOP-2[176]

- 6614 例患者，年龄 70～84 岁
- 研究完成时间超过 5 年
- 利尿剂或 BB 与 CCB 或 ACEI
- 降低同等幅度的血压
- 心血管事件的发生率和死亡率相同
  传统药物 19.8 例事件/1000
  新药物 19.8 例事件/1000
- 最后一次随访 46%使用两种药物，初始药物有 61%～66%使用
- 药物联合：BB 和利尿剂、CCB 和 BB、ACEI 和利尿剂。STOP-2 如图 5-24～图 5-27 所示。

结论

1. 在联合药物组中心血管发病率和死亡率是相同的，但是在 STOP-2 中未研究 CCB+ACEI 联合。
2. ACEI 与 CCB 导致 MI（$P=0.018$）和 CHF（$P=0.025$）发病率降低。
3. 在预防老年单纯收缩压高血压人群脑卒中发病方面，ACEI/CCB 优于（25%）利尿剂/BB（*Blood Pressure* 2004；13：137-143）。

	相对风险*（95%CI）	*P* 值	新药物较好	传统药物较好
心血管死亡率	0.99（0.84～1.16）	0.8		
所有的 MI	1.04（0.86～1.26）	0.6		
所有的脑卒中	0.89（0.76～1.04）	0.1		
所有主要的脑血管事件	0.96（0.86～1.08）	0.4		
全因死亡	1.01（0.89～1.14）	0.9		

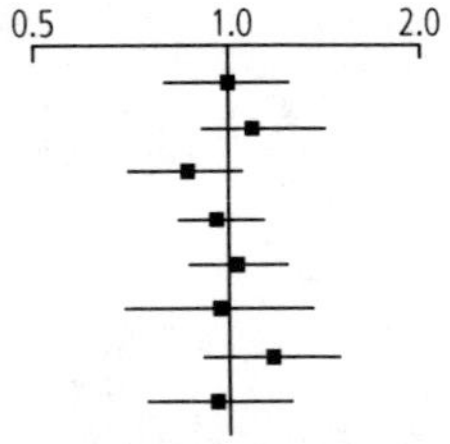

图 5-24 STOP-2 新药物与传统药物相比，心血管发病率和死亡率的相对风险+

	相对风险*（95%CI）	*P* 值	新药物较好	传统药物较好
糖尿病频率	0.96（0.75～1.23）	0.7		
房颤频率	1.09（0.92～1.31）	0.3		
CHF 频率	0.95（0.79～1.14）	0.5		

* 校正了年龄、性别、糖尿病、舒张压和吸烟

† 传统药物：阿替洛尔、美托洛尔、吲哚洛尔、氢氯噻嗪、阿米洛利；CCB：非洛地平、依拉地平

图 5-24 续

	相对风险*（95%CI）	*P* 值	ACEI 较好	传统药物较好
心血管死亡率	1.01（0.84～1.22）	0.8		
所有的 MI	0.90（0.72～1.13）	0.3		
所有的脑卒中	0.90（0.74～1.08）	0.2		
所有主要的脑血管事件	0.94（0.82～1.07）	0.3		
全因死亡	1.02（0.89～1.18）	0.7		
糖尿病频率	0.96（0.72～1.27）	0.7		
房颤频率	1.15（0.94～1.41）	0.1		
CHF 频率	0.83（0.67～1.03）	0.09		

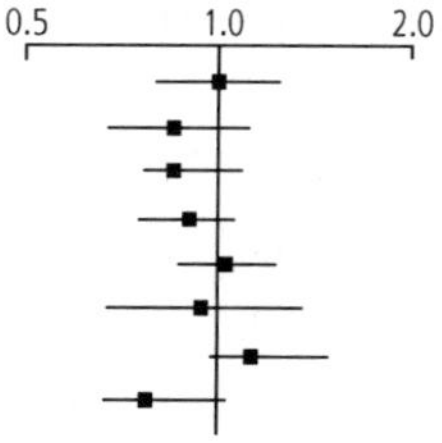

* 校正了年龄、性别、糖尿病、舒张压和吸烟

† 传统药物：阿替洛尔、美托洛尔、吲哚洛尔、氢氯噻嗪、阿米洛利；CCB：非洛地平、依拉地平

图 5-25 STOP-2 新药物与传统药物相比，心血管发病率和死亡率的相对风险†

	相对风险*（95%CI）	*P* 值	钙通道阻滞剂较好	传统药物较好
心血管死亡率	0.97（0.80～1.17）	0.72		
所有的 MI	1.18（0.95～1.47）	0.13		

图 5-26 STOP-2 钙通道阻滞剂与传统药物相比，心血管发病率和死亡率的相对风险†

	相对风险*（95%CI）	*P* 值	钙通道阻滞剂较好 传统药物较好
所有的脑卒中	0.88（0.73～1.06）	0.16	
所有主要的脑血管事件	0.99（0.87～1.12）	0.85	
全因死亡	0.99（0.86～1.15）	0.90	
糖尿病频率	0.97（0.73～1.29）	0.83	
房颤频率	1.04（0.85～1.29）	0.68	
CHF 频率	1.06（0.87～1.31）	0.56	

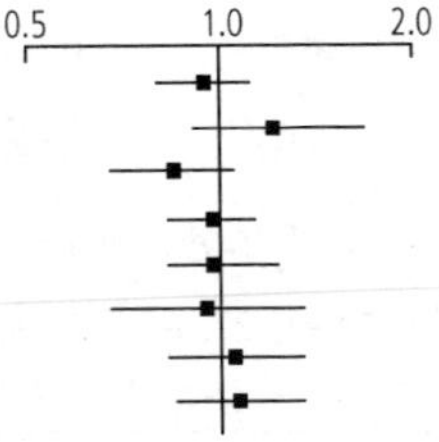

*校正了年龄、性别、糖尿病、舒张压和吸烟

†传统药物：阿替洛尔、美托洛尔、吲哚洛尔、氢氯噻嗪、阿米洛利；CCB：非洛地平、依拉地平

图 5-26 续

	相对风险*（95%CI）	*P* 值	ACEI 较好 钙通道阻滞剂较好
心血管死亡率	1.04（0.86～1.26）	0.72	
所有的 MI	0.77（0.61～0.96）	0.018	
所有的脑卒中	1.02（0.84～1.24）	0.84	
所有主要的脑血管事件	0.95（0.83～1.08）	0.42	
全因死亡	1.03（0.89～1.19）	0.71	
糖尿病频率	0.98（0.74～1.31）	0.91	
房颤频率	1.10（0.90～1.34）	0.37	
CHF 频率	0.78（0.63～0.97）	0.025	

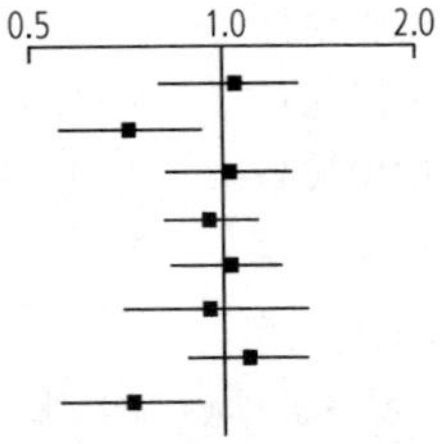

*校正了年龄、性别、糖尿病、舒张压和吸烟

†传统药物：阿替洛尔、美托洛尔、吲哚洛尔、氢氯噻嗪、阿米洛利；CCB：非洛地平，依拉地平

（来源：All five STOP-2 charts above are reprinted with the permission from Hansson L，Lindholm LH，Ekbom T，et al，for the STOP-Hypertension-2 Study Group：Randomized trial of old and new antihypertensive drugs in elderly patients：Cardiovascular mortality and morbidity the Swedish Trial in Old Patients with Hypertensive-2 Study. Lancet 1999；354：1751-1756.）

图 5-27 STOP-2 ACEI 与钙通道阻滞剂相比，心血管发病率和死亡率的相对风险†

IDNT[177]

1. 1715 例伴有 2 型糖尿病性肾病且伴严重蛋白尿（平均每天>1 g）的高血压患者
2. 厄贝沙坦、氨氯地平与安慰剂
3. 平均治疗 2.6 年

结果

a. 厄贝沙坦降低了主要的复合终点事件（ESRP 双倍肌酐和死亡），与安慰剂相比降低了 20%（$P=0.02$），与氨氯地平相比降低了 23%（$P=0.006$）。
   1）厄贝沙坦与安慰剂相比，双倍肌酐的风险降低了 33%（$P=0.0030$；与氨氯地平相比降低了 37%，$P<0.001$）。
   2）厄贝沙坦与安慰剂或氨氯地平相比，ESRP 风险降低了 23%（$P=0.07$）。
   3）厄贝沙坦与安慰剂相比，血肌酐增加的速度降低了 24%（$P=0.008$），与氨氯地平相比速度降低了 21%（$P=0.02$）。
   4）保护肾功能是独立于血压水平的。

b. 全因死亡或心血管复合终点事件（心血管死亡、非致命性 MI、需要住院的 CHF、CVA 或下肢截肢）发病率差异没有统计学意义。

AASK[178]

1. 1094 例年龄 18～70 岁伴有非糖尿病高血压肾病［肾小球滤过率 20～65 ml/(min·1.73 m^2)］的非洲裔美国人
2. 随机，双盲前瞻性研究，3×2 因素试验，4 年
3. 与两种药物时的血压相比，三种抗高血压药物会降低肾小球滤过率
4. 血压水平：MAP＝102～107 mmHg 或 MAP＜92 mmHg
5. 药物：美托洛尔、雷米普利与氨氯地平（开放标签添加药物来控制血压）
6. 结果测量
   a. GFR 改变率（GFR 斜率）
   b. 临床复合结果或 GFR 降低≥50％或基线＞25 ml/min。
   c. ESRP
   d. CVD 事件
   e. 死亡
7. 结果
   a. 两组血压组之间平均 GFR 斜率无差异。
   b. 两组血压组之间临床复合结果无差异。
   c. 三组药物组之间 GFR 斜率无差异。
   d. 雷米普利与美托洛尔相比，临床复合结果降低了 22％（P＝0.04），与氨氯地平相比降低了 38％（P＝0.004）。在美托洛尔和氨氯地平之间无差异。
   e. 然而，仅仅在那些伴有明显的肾病和每天 1 g 蛋白尿（占 1/3）的患者中，ACEI 或 BB 与氨氯地平相比，在减慢 GFR 下降的速度和延长肾病发生的时间方面是更好的。
   f. 在 2/3 伴有轻到中度肾病并且每天＜1 g 蛋白尿的患者中，氨氯地平与 ACEI 有相同的延迟或减慢肾病的进展（GFR）的效果。
   g. 三组的血压是相似的。
   h. 三组间的 CVD 事件没有差异。

i. 最后，如果评估那些每天尿蛋白<300 mg（尿蛋白肌酐比值<0.22）的患者的影响，那么关于 GFR 的降低，氨氯地平与雷米普利之间是没有差异的。

仅仅在那些每天尿蛋白>1 g（尿蛋白肌酐比值>0.66）（占总人群的 1/6）的患者中，ACEI 治疗组 GFR 的整体变化更小。

ABCD[179]

1. 470例伴有2型糖尿病的高血压患者
2. 随访5.3年，终点事件为：24 h CRCl GFR
3. 尼索地平与依那普利
4. 基线DBP＞90 mmHg，DBP目标值为＜75 mmHg与DBP 80～89 mmHg
5. 实际调查平均血压

第一组	132/78 mmHg
第二组	138/86 mmHg

6. 结果
   a. 使用尼索地平或依那普利控制血压者，肾功能稳定，没有明显的尿微量白蛋白。
   b. 全因死亡降低。
   c. 尽管在CCB组心血管事件增加了，但是这个研究没有动力和计划去确定这个结果，因此这是不确定的。

ELSA[181,207]

1. 前瞻性、随机、双盲、多国家的试验性研究
2. 2334 例患者，随访 4 年，年龄 45～75 岁
3. 治疗：拉西地平与阿替洛尔（加上 HCTZ）
4. 入组血压水平：150～210/95～115 mmHg
5. 终点事件：B 型超声检测的最大 IMT 来确定颈动脉是否伴有粥样硬化
6. 结果
   a. 拉西地平的 IMT 进展速率＝0.0087 mm/y，相比阿替洛尔降低了 40%（P＝0.0073）
   b. 阿替洛尔 IMT 进展速率＝0.0145 mm/y。
   c. 拉西地平有更少的斑块进展但是比阿替洛尔多。
   d. 诊室血压降低是同等的，但是 24 h 血压显示阿替洛尔药物更有效（－10/9 mmHg 与－7/5 mmHg）
   e. 拉西地平和阿替洛尔相比，CVA、主要的心血管事件、死亡存在相对减少的趋势，但是无统计学差异。
7. 结论

尽管拉西地平组 24 h 血压更高，有更多的吸烟者，使用他汀类和抗血小板药物者更少，但是独立于血压水平的抗粥样硬化的作用优于阿替洛尔。

INVEST[182,183]

1. 27 000 例来自 1500 个中心，大部分为老年（>60 岁）伴有高血压的 CHD 患者。反常的血管造影结果或 CHD 病史或 MI
2. 治疗：异搏定/群多普利与阿替洛尔/HCTZ（V/T 与 A/H）
3. 结局：全因死亡、非致命性 MI、非致命性 CVA
4. 动态血压（ABM）的亚组研究，抑郁，生活质量，基因型分型
5. V/T 与 A/H 的血压控制的治疗和全部心血管事件的治疗相等
6. 在 A/H 组糖尿病更多，V/T 组 CHF 更多（*JAMA* 2003；290：2805-2816）

SHELL[184,208]

1. 开放的，双盲终点事件（调查），4800 例患者
2. 1882 例男性和女性，年龄≥60 岁并伴有 ISH
3. ISH：SBP＞160 mmHg 且 DBP＜95 mmHg
4. 治疗：拉西地平与氯噻酮（L 与 C）
5. 终点事件：心血管和脑血管事件
6. 随访：在意大利 115 个中心点随访 5 年
7. 亚组研究：24 hABM 和 ECHO
8. 同等的血压降低幅度，氯噻酮：36.8/8.1 mmHg；拉西地平，38.4/7.9 mmHg
9. 总的心血管发病率和死亡率同等
10. 在降低收缩压、心血管事件、总死亡率方面 L＝C（*Blood Pressure* 2003；12：160-167）

MIDAS[185]

1. 883 例高血压患者，血压为 149.7+16.6/96.5+5.1 mmHg
2. 平均年龄 58 岁，随访 3 年的研究
3. 在 9 个中心的随机双盲试验
4. 结局：比较由定量型 B 型超声测量的最大 IMT 平均值的进展速度
5. 治疗：依拉地平与 HCTZ
6. 结果
   a. 两组治疗组之间的最大 IMT 平均值进展速度无差异
   b. HCTZ 比依拉地平降低更多血压，19.5 mmHg 与 16 mmHg（P=0.002）
   c. 两组治疗组之间 DBP 降低幅度相同
   d. 依拉地平与氢氯噻嗪相比有更高的血管事件 CMI、CVD、CHF、心绞痛、突发性死亡发生率，但是无统计学意义（P=0.07）
   e. 在依拉地平组非主要的血管事件和过程，腘动脉旁路移植术增加更多（P=0.2）
7. 结论

缺少力度、研究设计问题和依拉地平组更高的收缩压，导致 IMT 和心血管事件结局数据不确定。

GLANT[174-175]

1. 1936 例伴有轻到中度原发性高血压的日本患者，平均年龄 60 岁
2. ACEI（地拉普利）与 CCB（多种，比如短效、中效、长效的 CCB）
3. 1 年的前瞻性开放试验
4. CCB 与 ACEI 相比血压降低更多（$P<0.001$）
5. 两组间的心血管和脑血管发病率和死亡率是相同的

FACET[180]

1. 380 例非胰岛素依赖性糖尿病（noninsulin-dependent diabetes mellitus，NIDDM）的高血压患者
2. 血压＞140/90 mmHg
3. 氨氯地平与福辛普利
4. 3.5 年的随访时间
5. 结果
   a. 血压控制相当
   b. 代谢参数（脂质类、糖化血红蛋白、血糖）相当
   c. 尽管福辛普利组联合心血管结局（MI、CVA、心绞痛）发生更低，但是研究设计和力度不足以评估临床结局；因此，心血管事件结局数据是不确定的

PRESERVE[186]

- 硝苯地平控释片与依那普利
- 303 例伴有原发性高血压和经超声测定左室质量指数增加的男性和女性
- 48 周的研究时间
- 两组血压降低幅度为 22/12 mmHg
- 两组左室质量指数降低幅度相同

ACTION[160]

- 6000 例 CHD 患者，年龄>34 岁
- 硝苯地平控释片 DHP-CCB 与安慰剂
- 5 年的研究时间

ASCOT 临床试验：LLA、BPLA、LLA2×2[264-266]

- 19 257 例患有高血压并存在心脑血管事件风险，即至少有 3 个其他的心血管危险因素
- 年龄 39～79 岁
- 血压＞139/89 mmHg
- 氨氯地平（络活喜）±培哚普利（DHP-CCB±ACEI）与 BB ±利尿剂（阿替洛尔±苄氟噻嗪）。氨氯地平 5～10 mg 和培哚普利 4～8 mg，或者阿替洛尔 50～100 mg 和苄氟噻嗪 1.25～2.5 mg 固定剂量的阿托伐他汀（立普妥）10 mg 组与安慰剂 ARM 组降低胆固醇水平的比较
- 5 年随访时间，首要的终点事件是非致命性 MI，包括急性 MI 和致命性 CHD，使用 ITT 分析
- 脂质类在 3.3 年时停止检测（过早），血压也过早在随访中期 5.5 年时停止测量，累积观察 106 153 人年（图 5-28～图 5-33，表 5-20）

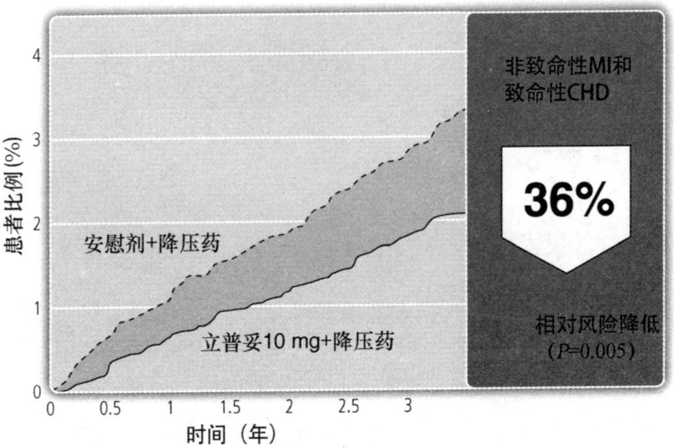

图 5-28　ASCOT LLA：非致命性 MI 和致命性 CHD

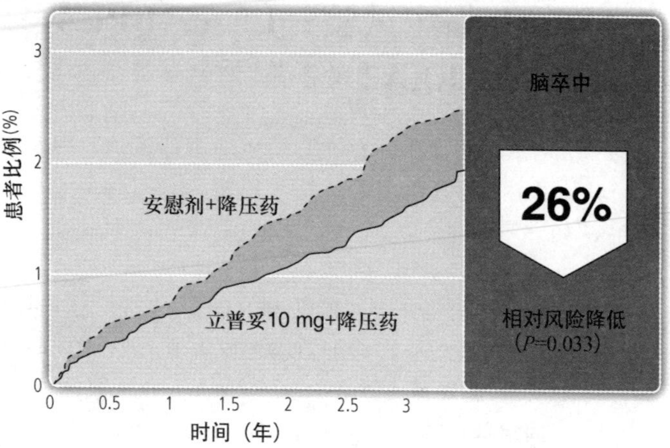

图 5-29　ASCOT LLA：脑卒中

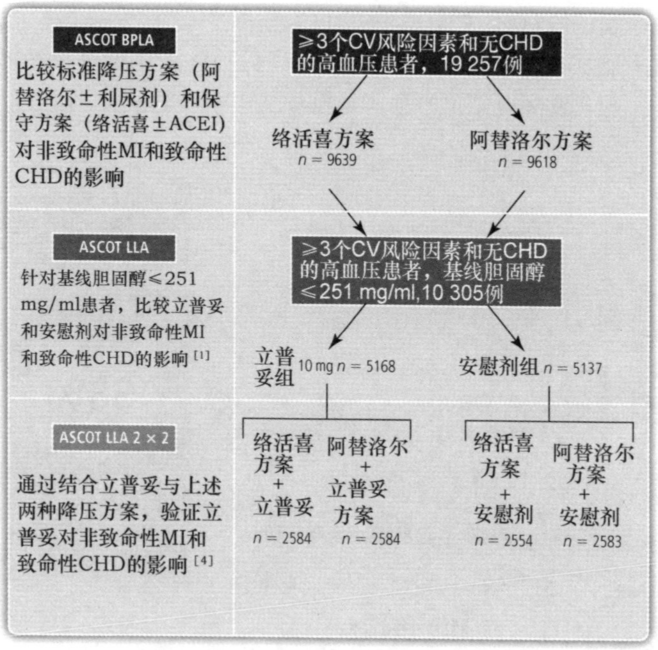

图 5-30　ASCOT：研究设计

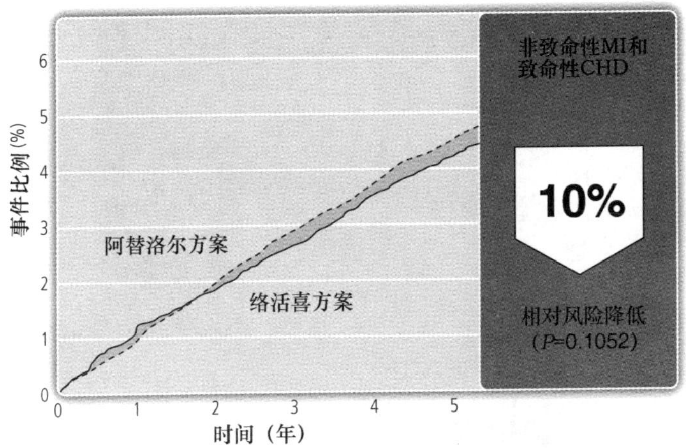

图 5-31 ASCOT BPLA 主要终点事件：非致命性 MI 和致命性 CHD

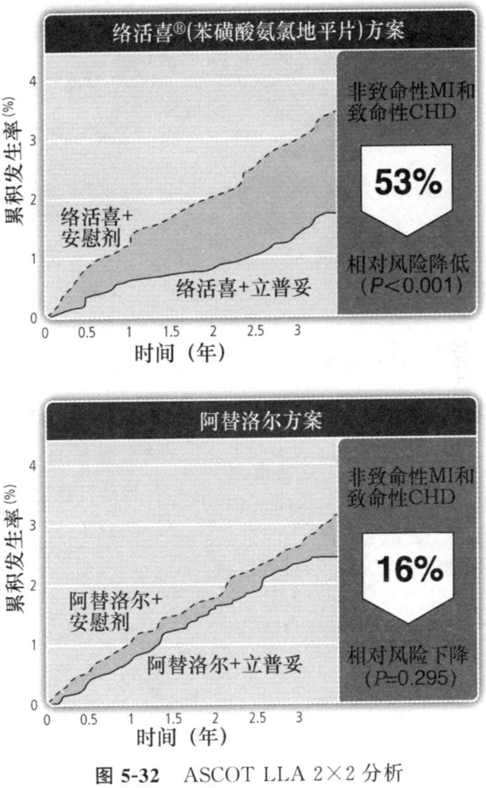

图 5-32 ASCOT LLA 2×2 分析

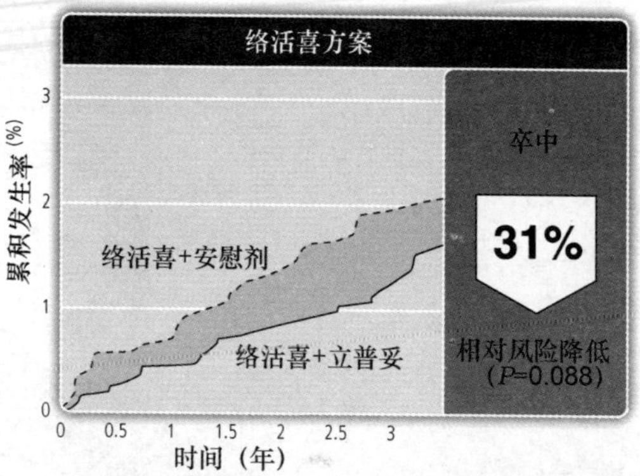

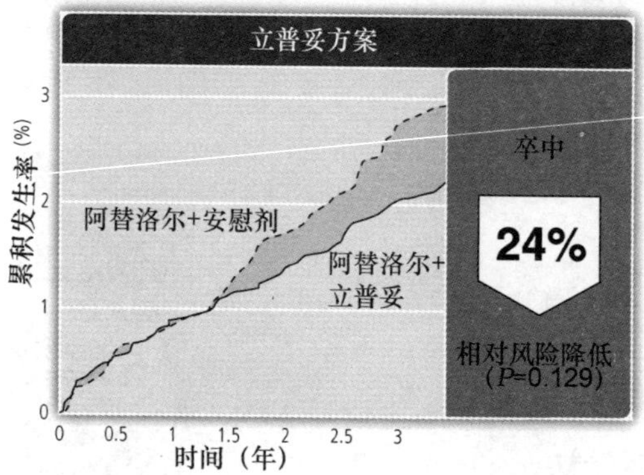

图 5-33 ASCOT LLA 2×2 分析

表 5-20 ASCOT：无 CHD 但至少有 3 个心血管危险因素的高血压患者的一般情况

基线资料特点	ASCOT BPLA		ASCOT LLA	
	活络喜®（苯磺酸氨氯地平），*n*=9639	阿替洛尔，*n*=9618	立普妥®（阿托伐他汀钙），*n*=5168	安慰剂，*n*=5137
男性年龄（岁）	7381（77%）	7361（77%）	4189（81%）	4174（81%）
≤60	3558（37%）	3534（37%）	1882（36%）	1853（36%）
>60	6081（63%）	6084（63%）	3286（64%）	3284（64%）
平均值（标准差）	63.0（8.5）	63.0（8.5）	63.1（8.5）	63.2（8.6）
白种人	9187（95%）	9170（95%）	4889（94.6%）	4863（94.7%）

续表

基线资料特点	ASCOT BPLA		ASCOT LLA	
	活络喜®（苯磺酸氨氯地平），$n=9639$	阿替洛尔，$n=9618$	立普妥®（阿托伐他汀钙），$n=5168$	安慰剂，$n=5137$
目前吸烟者	3168（33%）	3109（32%）	1718（33.3%）	1656（32.3%）
饮酒量（单位/周）	8.0（11.6）	7.9（11.7）	8.0（11.3）	8.2（12.0）
SBP（mmHg）	164.1（18.1）	163.9（18.0）	164.2（17.7）	164.2（18.0）
DBP（mmHg）	94.8（10.4）	94.5（10.4）	95.0（10.3）	95.0（10.3）
心率（次/min）	71.9（12.7）	71.8（12.6）	71.3（12.8）	71.8（12.6）
BMI（kg/m^2）	28.7（4.6）	28.7（4.5）	28.6（4.7）	28.7（4.6）
总胆固醇（mg/dl）	228（43）	228（43）	213（31）	213（31）
低密度脂蛋白胆固醇（mg/dl）	147（39）	147（39）	132（27）	132（27）
高密度脂蛋白胆固醇（mg/dl）	50（15）	50（15）	50（15）	50（15）
甘油三酯（mg/dl）	159（89）	168（89）	151（80）	142（80）
血糖（mg/dl）	111（37）	111（37）	111（37）	111（37）
肌酐（mg/dl）	1.1（0.2）	1.1（0.2）	1.1（0.2）	1.1（0.2）
病史				
脑卒中或TIA病史	1050（11%）	1063（11%）	485（9.4%）	516（10%）
糖尿病史	2567（27%）	2578（27%）	1258（24.3%）	1274（24.8%）
LVH	2091（22%）	2076（22%）	744（14.4%）	729（14.2%）
心电图异常（除了LVH）	2206（23%）	2249（23%）	741（14.3%）	729（14.2%）
周围血管疾病	586（6%）	613（6%）	261（5.1%）	253（4.9%）
其他CVD相关疾病	533（6%）	486（5%）	188（3.6%）	207（4.0%）

表中数值均为平均值（标准差），但带有%的数值除外。

* 无CHD病史但有3个以上心血管危险因素的高血压患者是入组标准。这些危险因素包括有吸烟史、LVH或其他心电图异常、一级家属冠心病家族史、年龄≥55岁、尿微量白蛋白或尿蛋白、非胰岛素依赖性糖尿病、外周血管疾病、脑卒中或短暂性脑缺血病史、男性或总胆固醇与高密度脂蛋白胆固醇比值≥6。

第五章 高血压 临床试验

ASCOT LLA[264]

阿托伐他汀治疗组降低了 36%的非致命性 MI 和致命性 CHD（$P=0.0005$），降低了 26%的致命和非致命性的 CVA（$P=0.33$）（图 5-28～图 5-30，表 5-20）。这些高血压患者每天服用固定剂量（10 mg）阿托伐他汀。心血管事件的降低独立于初始基线低密度脂蛋白胆固醇水平。整个试验和研究结束时，阿托伐他汀组和安慰组中的血压方案和控制是相似的。

ASCOT BPLA[265]

氨氯地平/培哚普利组与阿替洛尔/苄氟噻嗪组相比，主要的终点事件非致命性 MI 和致命性 CHD 发生率更低，但是由于 DBMB 过早结束研究而没有达到临床意义，以至于没有达到规定的事件例数（图 5-30～图 5-31，表 5-20）。然而，氨氯地平/培哚普利组的整个事件发生率降低很多，如下：

结果

致命性和非致命性脑卒中：降低 23%（327 与 422；0.77，0.66～0.89，$P=0.0003$）

总的心血管事件和过程：降低了 16%（1362 与 1602；0.84，0.78～0.90，$P<0.0001$）

全因死亡：降低了 11%（738 与 820；0.89，0.81～0.89，$P=0.025$）

糖尿病进展的发生率在基于氨氯地平方案中降低 30%（567 与 799；0.63～0.78，$P<0.001$）

结论：基于氨氯地平的方案组与基于阿替洛尔的方案组相比，预防了更多的主要心血管事件而且诱导糖尿病的发生更少。这些影响的出现独立于血压而且也许与特定的药物方案有关。

ASCOT LLA 2×2[266]

在基于氨氯地平方案组添加阿托伐他汀与安慰剂组相比，可以有效降低 53％主要终点事件的发生（$P<0.0001$）（图 5-32）；而且致命和非致命性脑卒中的 RR 降低了 31％，但是无统计学意义（$P=0.088$，图 5-33）；其次的心血管事件和过程的 RR 降低了 27％（$P=0.001$）。

VALUE[267]

- 15 245 例伴有高 CVD 风险的经过治疗或未治疗的高血压患者
- 年龄>50 岁，随机、双盲、平行组对照试验
- 缬沙坦（ARB）与氨氯地平（DHP-CCB）
- 6 年的研究，平均随访时间 4.2 年，主要的终点事件定义为复合心脏疾病和死亡
- 氨氯地平与缬沙坦相比血压降低更多，两个治疗组的血压一月之后下降 4.0/2.1 mmHg，一年后下降 1.5/1.3 mmHg（$P<0.0001$）。6 月之后 SBP 达到了 120 mmHg 以下，独立于药物类型，而且对随后发生的主要结局有益。仅仅治疗一个月之后，血压对事件和生存就出现了影响。
- 氨氯地平与缬沙坦相比，主要的复合心脏疾病和死亡事件是相同的，然而其次的终点事件是不同的。氨氯地平与缬沙坦相比，MI 发生率更低（$P=0.02$），脑卒中发生率也更低，但是无统计学意义（$P=0.08$）。缬沙坦与氨氯地平组相比，心力衰竭（$P=0.12$）和新发糖尿病（$P<0.001$）的发生率更低。

BENEDICT[268]

贝加莫肾性糖尿病并发症试验（Bergamo Nephrologic Diabetes Complications Trial，BENEDICT）是一个随机、双盲、平行组前瞻性研究，1209 例伴有正常尿白蛋白排泄率（urinary albumin excretion，UAE）（<20 mg/min）的高血压、糖尿病患者，评估预测微量白蛋白尿进展的可能性（UAE 20～200 mg/min，初期肾病变）。在研究的 A 阶段，患者按照如下方案被随机选择进行 3 年的治疗：①非二氢吡啶类 CCB（维拉帕米缓释剂，240 mg/d）；②ACEI（群多普利，2 mg/d）；③联合上述药物（维拉帕米缓释剂 180 mg/d 和群多普利 2 mg/d）；④安慰剂。在研究的 B 阶段，对 A 阶段进展为微量白蛋白尿或在筛选阶段出现微量白蛋白尿的患者评估尿微量白蛋白的进展（UAE≥200 mg/min），这些患者被随机分配到两个治疗组，单独使用群多普利（2 mg/d）或联合使用维拉帕米缓释剂（180 mg/d）和群多普利（2 mg/d）。

与安慰剂相比，单独使用群多普利或联合使用维拉帕米缓释剂组降低了 50％尿微量白蛋白进展，单独使用维拉帕米缓释剂的效果与安慰剂相似。

已出版的主要涉及 CCB 的高血压临床试验摘要

1. CCB 作为单独降低 SBP 和 DBP 的降压药等于或好于其他抗高血压药物，特别是在黑人和老年高血压患者中。
2. 二氢吡啶类和非二氢吡啶类 CCB 降低全因死亡、心血管事件、脑血管事件、肾病发病率和死亡率的效果等于或优于传统的利尿剂和 BB。在降低缺血性 CVA 方面，DHP-CCB 优于非 DHP-CCB。在降低心血管事件方面，DHP-CCB 与 ACEI 类联合优于利尿剂和 BB 联合。
3. 在降低 CHD、致命性和非致命性 MI 方面，CCB（氨氯地平）降低的效果等于利尿剂（ALLHAT），优于 BB（ASCOT）。然而，非 DHP-CCB 也许可以给予急性 MI 患者生存的优势，而 DHP-CCB 和利尿剂在急性 MI 患者中属于禁忌。
4. 在大部分研究中，与利尿剂、BB、ACEI、ARB 相比，CCB

降低 CVA 包括缺血性脑卒中和颅内出血更有优势（10%～15%），这个趋势是一致的。二氢吡啶类与非二氢吡啶类钙通道阻滞剂相比，降低缺血性 CVA 更加有优势。氨氯地平与缬沙坦在降低总心脏病事件和死亡方面相等。在高血压治疗过程中与其他抗高血压药物相比，CCB 尤其是 DHP-CCB 可以更好地预防痴呆（SYSTEUR 研究）。CCB 减少了局部脑阻力，改善了脑血流灌注，在颈内动脉（internal carotid artery，ICA）狭窄的患者中没有盗血，保留了整个大脑血流灌注。

5. 利尿剂和 BB 也许和 DHP-CCB 一样不能预防 CHF，但是研究设计、CHF 的定义、无症状暴露的 CHF 或暴露的 CHF 可能在发生改变而混淆了 CHF 真实的发生率。因此在这点上使文献（ALLHAT、VALUE）产生了不确定性。非 DHP-CCB 不应该用于收缩性 CHF。然而 CCB 能够改善舒张功能，在治疗心脏舒张功能障碍和舒张性方面 CHF 是优选药物。
6. 与利尿剂、BB、ACEI 和 ARB 相比，二氢吡啶类或非二氢吡啶类 CCB 预防和治疗伴有 24 h 尿蛋白<300 mg 的肾功能不全（轻到中度）的效果一样。然而，在严重肾功能不全方面，如果每天 24 h 尿蛋白超过 1000 mg，那么 ACEI 或 ARB 是首选药物。CCB 联合 ACEI 或 ARB 在降低尿蛋白和改善肾功能方面是非常有效的。ARB 和 CCB 的效果与 ACEI 和钙通道阻滞剂联合的效果一样。非二氢吡啶类钙通道阻滞剂属于次选药物。尽管 BB 的数据信服力较小而且前瞻性临床研究较少，研究样本也较小，但是对于伴有每天 24 h 尿蛋白处于 300～1000 mg 的肾功能不全（轻到中度）者，CCB、ACEI、ARB 或 BB 也许存在相同的肾保护作用。

然而应该注意的是利尿剂（比如 HCTZ、氯噻酮和其他的噻嗪类利尿剂）也许会促进肾毒性，增加微量白蛋白尿、蛋白尿，使肾功能不全向 ESRD 的进展。这种肾毒性在利尿剂吲达帕胺中没有出现，其属于保护肾的药物。

7. CCB 对于所有的生化指标代谢中立或有益，包括空腹血糖、血脂、钾、钠、镁、同型半胱氨酸、尿酸和其他血液检测。

另外，相比利尿剂，服用 CCB 者新发糖尿病更少。CCB 与 ACEI 和 ARB 一样改善了胰岛素敏感性。

8. CCB 有抗粥样硬化的作用，这些作用可以减慢颈动脉 IMT 和颈动脉及冠状动脉斑块的进程并改善回归，这些作用独立于抗高血压效应。在研究中，包括颈动脉及冠状动脉是使用 EBT 和冠状动脉造影进行评估，平均 IMT 的最大值使用 B 型超声进行测量。与噻嗪类、噻嗪类利尿剂和 BB 相比尤为真实。
9. 在任何长期的比较的临床试验中，服用 CCB 没有增加消化道出血或癌症的发生率。在任何最近的、随机的、前瞻性临床高血压或心血管试验中服用长效 CCB 没有增加 CHD 或 MI 的风险。
10. CCB 在降低左室质量指数方面非常有效，而且效果与 ACEI 和 ARB 相当，但是比利尿剂或 BB 效果更好。此外，它们可以改善动脉顺应性、C-1（大动脉）和 C-2（小的阻力和振荡动脉）顺应性、血管结构和功能、内皮功能紊乱。

临床高血压 ARB 试验：已出版的试验（共 27 个试验）和正在进行的试验[160]

1. 卡托普利预防试验（Captopril Prevention Project，CAPPP）
2. 心脏结果预防评估研究（Heart Outcomes Prevention Evaluation Study，HOPE）
3. 瑞典老年高血压患者试验（Swedish Trial in Old Patients with Hypertension，STOP-2）
4. 培哚普利防止复发性卒中研究（Perindopril Protection Against Recurrent Stroke Study，PROGRESS）
5. 非裔美国人肾病和高血压研究（African-American Study of Kidney Disease and Hypertension，AASK）
6. 适当的血压控制糖尿病试验（Appropriate Blood Pressure Control in Diabetes Trial，ABCD）
7. 抗高血压和降脂治疗预防心脏病发作的试验（Antihypertensive Therapy and Lipid-Lowering Heart Attack Prevention Trial，ALLHAT）

8. 澳大利亚国家血压研究 2（Australian National Blood Pressure Study 2，ANBP-2）
9. 斯堪的那维亚英国人心脏试验（Anglo-Scandinavian Cardiac Outcomes Trial，ASCOT）
10. BENEDICT
11. DIAB-HYCAR
12. EUROPA
13. HDS
14. HYVET
15. IDNT
16. PART-2
17. PEACE
18. 减少斑块降低高血压血脂的意大利研究（Plaque Hypertension Lipid-Lowering Italian Study，PHYLLIS）
19. QUIET
20. SCAT
21. ADVANCE
22. PRESERVE
23. PROTECT
24. FACET
25. GLANT
26. PATE
27. ON-TARGET

PHYLLIS[160,271]

减少斑块降低高血压血脂的意大利研究（PHYLLIS）

PHYLLIS是第一个每年对全部患者进行诊室ABPM的大型高血压试验，是进行了3年的多中心、前瞻性、双盲、随机、对照试验，研究随机选择508例轻度高血压患者分配到2×2析因设计治疗方案。患者被分配到四个治疗方法中的一个：ACEI（福辛普利，20 mg每日一次）、利尿剂（HCTZ，12.5 mg每日一次）、饮食加他汀类药物（普伐他汀，40 mg每日一次）或饮食加安慰剂（四组治疗组中，每组大概120例患者）。在基线，诊室血压在160/100 mmHg上下，但是ABPM（像预期一样）更低，在122/72 mmHg上下。治疗后这些血压值分别降低到140/82 mmHg和135/70 mmHg。

在ACEI和利尿剂组之间血压的降低没有本质上的差异（大概8/6 mmHg）；另外在任何一个他汀类药物组血压没有进一步降低（在没有和有他汀类药物组中，SBP平均改变分别是－8.7和－7.1 mmHg，DBP平均改变分别是－6.2和－5.5 mmHg）。这个结果在很多大型心脏预防研究中重复出现[4]，而且与本研究相似的是在辛伐他汀药物组血压没有下降，但其他报道与之相反。在利尿剂和ACEI之间ABPM降低程度相似。利尿剂组与其他所有组相比，显示最多的颈动脉分叉处IMT的进展。

QUIET[160,270]

QUIET 的设计是用来验证在没有左室收缩功能障碍的人群中，喹那普利降低缺血性事件（心脏病死亡、心脏骤停复苏、非致命性 MI、冠状动脉旁路移植术、冠状动脉血管成形术或住院治疗的心绞痛的发生）和冠状动脉疾病的造影进展的假设。共 1 750 例患者被随机分配到喹那普利 20 mg/d 或安慰剂组，平均随访 27±0.3 月。在两组间 38%的缺血性事件发生率是相似的（RR 1.04；95% CI，0.89～1.22；P=0.6)。在存在冠状动脉血管造影进展的患者中也是没有统计学差异的（P=0.71)。新冠状动脉病变的进展率在两组间也是相似的（P=0.35)。然而，新的血管成形术（之前未进行干预）的发生有统计学差异（P=0.018)。喹那普利在伴有正常左室功能并进行血管成形术后的患者中耐受良好。喹那普利（20 mg）在整个临床结局的频率或冠状动脉粥样硬化的进展中是没有显著影响的。然而，喹那普利显而易见影响的缺失可能是由于研究设计上的局限性导致的。

SCAT[160,274]

这个长期的、多中心的、随机双盲、安慰剂对照、2×2 析因、血管造影试验评估正常胆固醇患者中胆固醇的降低和 ACEI 对冠状动脉粥样硬化的影响。

方法和结果：共 460 例患者：230 例接受辛伐他汀，230 例接受辛伐他汀的安慰剂；229 例接受依那普利，231 例接受依那普利的安慰剂（一些观察对象接受了两种药物，一些观察对象接受了两种安慰剂）。基线测量平均值如下：总胆固醇，5.2 mmol/L；甘油三酯，1.82 mmol/L；高密度脂蛋白胆固醇，0.99 mmol/L；低密度脂蛋白胆固醇，3.36 mmol/L。平均随访 47.8 月。在辛伐他汀和安慰剂组，冠状动脉血管造影测量的定量改变分别是：平均直径，−0.07 与−0.14 mm（$P=0.004$）；最小直径，−0.09 与−0.16 mm（$P=0.0001$）；管径狭窄百分比，1.67%与 3.83%（$P=0.0003$）。依那普利与安慰剂相比，没有发现额外益处。在接受两种药物组中也没有发现额外益处。辛伐他汀组患者很少需要经皮穿冠状动脉血管成形术（8 与 21 个事件；$P=0.020$），依那普利患者与对应的安慰剂患者相比发生死亡/MI/脑卒中更少（16 与 30；$P=0.043$）。

结论：这个试验扩充了正常血脂患者的降脂治疗对血管造影的益处，ACEI 对于血管造影中立的影响是不确定的，但具有积极的临床益处，值得进一步研究。

ADVANCE[160,272]

这个试验由 20 个城市的 215 个合作中心进行。经过 6 周积极的讨论时期，11 140 例 2 型糖尿病患者除了目前的治疗外被随机分配到培哚普利和吲达帕胺联合组或匹配的安慰剂组。主要的终点事件是复合的大血管和微血管事件，定义为心血管疾病死亡、非致命性脑卒中或非致命性 MI、新的或恶化的肾或糖尿病眼部疾病，进行 ITT 分析。共同和分别分析了复合的大、微血管事件。

发现：平均随访 4.3 年后，73%积极治疗组患者和 74%对照组患者保持了随机分配的治疗。与安慰组患者相比，那些被分配到积极治疗组的患者 SBP 平均降低 5.6 mmHg，DBP 平均降低 2.2 mmHg。主要的大、微血管事件的 RR 降低了 9%（积极治疗，861 例，15.5%；安慰剂组，938 例，16.8%；HR=0.91，95%CI，0.83～1.00；P=0.04）。大、微血管事件是相似的但是没有独立的意义（大血管事件 0.92；CI，0.81～1.04；P=0.16；微血管事件 0.91；CI，0.80～1.04；P=0.16）。心血管疾病死亡的 RR 降低了 18%（有效治疗，211 例，3.8%；安慰剂组，257 例，4.6%；HR=0.82，95% CI，0.68～0.98；P=0.03）。初始血压水平不同或在基线时进行其他治疗的研究治疗效应不同是没有证据的。

解释：培哚普利和吲达帕胺联合组的 2 型糖尿病患者的日常管理的耐受很好，而且减少了主要血管事件（包括死亡的风险）。尽管置信区间较宽，超过 5 年的结果建议每 79 例被分配到积极治疗的患者中，会有 1 例任何原因的死亡将被避免。

PROTECT[160,275]

在高血压人群中已证实动脉壁 IMT 增加的发病率较高。这些血管壁结构的改变也许是促进动脉粥样硬化进展的强有力因素。高血压动物模型的直接数据和高血压患者间接的数据均证明了 ACEI 对增加的 IMT 存在明显的逆转作用。ACEI 对人类血管壁结构改变的长期影响没有被检查。因此，设计了一个多中心、随机双盲的欧洲试验，用来比较在高血压患者中 ACEI 培哚普利和利尿剂 HCTZ 在减慢或逆转颈股动脉 IMT 增加进程的效应。在 7 个欧洲国家 17 个临床中心，共 800 例年龄 35～65 岁的高血压患者，超声图像显示颈总动脉 IMT≥8.0 mm，双盲方式随机分配到培哚普利或 HCTZ 组，进行随访 24 个月。高分辨率多普勒超声被用来量化基线和随访两年后的 IMT。从基线 IMT 改变 0.1 mm 被认为能够检测，从基线改变的标准差预期不高于 0.2 mm。研究的主要终点事件是颈总动脉 IMT 改变。

ANBP-2[160,209]

- 6 083 例老年高血压患者
- 以社区为基础的 PROBE 设计
- 年龄 65～84 岁
- 血压＞159/89 mmHg
- ACE 与利尿剂。在男性中，ACEI 与利尿剂相比可以显著降低全部心血管事件。在男性中，ACEI 与利尿剂相比，尽管血压控制相等，但是更能降低 17%的 MI（$P<0.02$）。在女性的两个治疗组中任何心血管终点事件均无统计学差异。
- 随访时间的中位数为 4.1 年

DIAB-HYCAR[160]

目的：研究低剂量ACEI雷米普利是否降低伴有尿微量白蛋白或蛋白尿的2型糖尿病人群的心血管事件和肾病事件。设计：随机双盲、平行组试验，雷米普利（1.25 mg/d）与安慰剂（在平常治疗的基础上），随访至少3年，事件为心血管和肾病。环境：多中心，初级保健研究，大部分由16个欧洲和北非城市的医师管理。人群：4912例年龄>50岁的2型糖尿病患者并使用口服抗高血糖药物，而且有持续尿微量白蛋白或蛋白尿（连续两个尿样本中，尿白蛋白排泄≥20 mg/L），且尿肌酐≤150 umol/L。

主要结局的测量：主要结局的测量是联合心血管死亡、非致命性MI、脑卒中、心力衰竭导致的住院和终末期肾衰竭。结果：参与者进行随访3～6年（中位数为4年）。在2443例服用雷米普利者中发生了362例主要事件（37.8/1000人年）；在2469例服用安慰剂者中发生了377例主要事件（38.8/1000人年；HR=1.03；95%CI，0.89～1.20；P=0.65）。主要结局的组成中没有一个是降低的。在1868例完成研究者中，雷米普利组的SBP和DBP在2年后分别降低了2.43 mmHg和1.06 mmHg，这有利于逆转尿微量白蛋白（20～200 mg/L）或使蛋白尿（>200 mg/L）分别恢复至正常水平（<20 mg/L）或尿微量白蛋白（P<0.07）。

结论：在伴有尿微量白蛋白的2型糖尿病人群中，一天一次的低剂量（1.25 mg）雷米普利尽管轻微降低了血压和尿白蛋白，但是对心血管和肾结局没有影响。在其他地方观察到心血管事件得益于每天高剂量（10 mg）的雷米普利，在每天8倍低剂量中未发现。

EUROPA[160,273]

大概 13 666 例患者登记，之前有 MI（64%）、血管造影证明的冠状动脉疾病（61%）、冠状动脉血运重建（55%）或积极的压力测试（仅 5%）。在 4 周的磨合运转之后，在接受培哚普利的全部人群中，12 218 例患者被随机分配到每天一次 8 mg 的培哚普利组（n=6110）和相匹配的安慰剂组（n=6108）。平均随访时间 4.2 年，主要终点事件是心血管死亡、MI、心脏骤停。用 ITT 分析。

发现：平均年龄 60 岁（标准差为 9），85%为男性，92%正在服用血小板抑制剂，62%服用 BB，58%正在进行降脂治疗。大概 603 例（10%）安慰剂和 488 例（8%）培哚普利组患者经历了主要的终点事件，服用培哚普利者的生产量 RR 降低了 20%（95% CI，9～29；P=0.0003）。这些益处在预先定义的亚组和其次的终点事件是一致的。培哚普利可以被很好地耐受。

解释：在没有明显心力衰竭的稳定性 CHD 患者中，培哚普利可以显著改善结局。大概 50 例患者须要治疗 4 年以预防一种主要的心血管事件。使用培哚普利治疗优于其他治疗药物，所以所有的 CHD 患者都应该考虑使用培哚普利。

HDS[160,276]

HDS研究是一个对758例NIDDM患者随访5年的前瞻性、随机、对照治疗轻度高血压的研究。患者入选标准为抗高血压治疗且SBP大于150 mmHg或DBP大于85 mmHg，或未经治疗且SBP大于160 mmHg或DBP大于90 mmHg，进入研究人群的平均血压是160/94 mmHg，平均年龄57岁。他们被分配到严格的控制组（目标值：SBP＜150或DBP＜85 mmHg）和较为严格的控制组（目标值：SBP＜180或DBP＜105 mmHg）。严格控制组被分配到主要治疗组BB（阿替洛尔）或ACEI（卡托普利），如果需要则添加其他药物。5年后，严格控制组的平均血压显著降低（143/82与154/88 mmHg，$P<0.001$）。在阿替洛尔和卡托普利组之间差异无统计学意义。需要三种或更多抗高血压药物治疗者主要在严格控制组，阿替洛尔组和卡托普利组分别从第2年时的16％和15％增加到5年后的25％和26％。在较为严格的控制组需要三种或更多抗高血压药物治疗者从第2年时的5％仅增加到5年后的7％。被分配到阿替洛尔或卡托普利组者之间的不良反应或低血糖事件的发生率无统计学差异，但是那些分配到阿替洛尔组的患者与卡托普利组相比，体重的平均值分别增加了2.3 kg和0.5 kg（$P<0.01$）。被分配到阿替洛尔组者也与甘油三酯增加，LDL和HDL胆固醇降低相关，但是这种临床关联是不确定的。继续研究以确定是否改善血压控制，如果改善了血压控制，那么通过降低主要临床并发症，主要是MI、脑卒中和小血管并发症（需要激光治疗的严重视网膜病变和肾功能恶化）有益于维持患者健康。

HYVET[160]

- 2100 例高血压患者
- 年龄＞80 岁
- 血压 159～220/89～110 mmHg
- 培哚普利（ACEI）、利尿剂（吲达帕胺）与安慰剂
- 随访 5 年，预计在 2009 年完成

PART-2[160,277]

目的：主要是研究 ACEI、雷米普利对伴有冠状动脉、脑血管或周围血管疾病患者的颈动脉粥样硬化的影响。

背景：ACEI 在不同患者组降低冠状动脉事件的风险，在动物模型中预防动脉粥样硬化的进展。假设 ACEI 可能通过对动脉粥样硬化的影响会使临床获益。

方法：617 例患者按相等比例被随机分配到雷米普利（每天 5～10 mg）或安慰剂。在基线、2 年和 4 年，颈动脉粥样硬化用 B 型超声评估，左室质量指数用 M 型超声心动图评估。

结果：雷米普利组与安慰剂组相比，SBP 和 DBP 分别平均降低 6 mmHg、4 mmHg（$P<0.001$）；颈总动脉壁厚度（$P=0.58$）或颈动脉斑块（$P=0.93$）的改变在两组间无差异；左室质量指数降低 3.8 g/m^2（4%）（$2P=0.04$）。

结论：提供的结果没有支持 ACEI 有益于冠状动脉事件、降低动脉粥样硬化的假设。更可能的好处是由于降低血压、降低左室质量指数或其他因素（如逆转内皮功能障碍）。

PEACE[269]

在使用 ACEI 预防事件（Prevention of Events with an ACEI，PEACE）试验，慢性稳定冠状动脉疾病和保持收缩功能的患者被随机分配到群多普利或安慰剂组，随访时间中位数为 4.8 年。2977 例患者在基线时和 1339 例患者在随访期间（平均 34 个月）在实验室评估尿白蛋白肌酐比值（albumin-to-creatinine ratio，ACR），与估算肾小球滤过率和结局相关。大部分患者（73%）基线 ACR 处于正常范围（男性<17 μg/mg，女性<25 μg/mg）。独立于估算肾小球滤过率和其他基线协变量，更高的 ACR 即使在正常范围也能增加全因死亡（$P<0.001$）和心血管死亡（$P=0.01$）的风险。群多普利治疗组的尿微量白蛋白水平对于结局的影响没有显著变化。然而，校正基线 ACR、时间间隔和其他的协变量后，群多普利治疗与随访期间更低的 ACR 平均值有关（12.5 与 14.6 μg/mg，$P=0.0002$）。ACR 随着时间的增加与心血管死亡风险增加有关（ACR 每增加一个 logACR，HR=1.74；95%CI，1.08～2.82）。

结论：低水平尿微量白蛋白（即使正常范围内）是一个心血管和全因死亡的独立预测因子。

目标和超越（The ONTARGET 调查，在高危心血管事件人群中使用替米沙坦、雷米普利或者两者，NEJM 2008；358：1547-1559）

- 28 400 例患者，男性和女性，高危心血管疾病
- 随机双盲多中心试验
- 替米沙坦、雷米普利与两者均服用
- 主要终点事件：联合心血管死亡、MI、脑血管事件或住院的 CHF
- 其次终点事件：新发 CHF、血运重建、新发糖尿病、认知功能降低、痴呆、房颤
- 其他终点事件：全因死亡、非心血管死亡、LVH、血压改变、急性缺血综合征、TIA、肾病综合征、糖尿病微血管综合征
- 随访时间 3.5～5.5 年，在 2008 年完成

CAPPP[133,188]

- 前瞻性、随机、开放性试验，盲性终点事件
- 在斯堪的纳维亚 536 个中心的 10 985 例患者
- 年龄 25～66 岁
- DBP 100 mmHg
- 治疗：卡托普利与利尿剂、BB（传统治疗）。每天仅 50 mg 分一次或两次给药。
- 主要终点事件：复合致命性和非致命性 MI、CVA 和其他心血管事件。
- 平均随访：6.1 年。失访仅仅 0.25%。

结论

1. 主要终点事件复合是相等的
2. 卡托普利组 363 例患者（11.1/1000 人・年）
3. 传统治疗（10.2/1000 人・年）

   RR=1.05（95% CI，0.90～1.22），P=0.52

- 卡托普利组与传统治疗组相比心血管死亡率降低（76 与 95 例事件），RR=0.77（0.57～1.04），P=0.092（降低 23%）
- 致命性和非致命性 MI 率在两组中是简单的（0.96，P=0.68）
- 总死亡率相等（0.93，P=0.49）
- 在糖尿病人群中致命性和非致命 CVA 发病率相等
- 仅在非糖尿病人群中，卡托普利组致命性和非致命 CVA 更普遍（189 与 148），RR = 1.25（1.01 ～ 1.55），P = 0.044（增加了 25%）
- 其他全部的心脏病事件率相等（0.94；P=0.30）
- 在卡托普利组，初始 SBP、DBP、肌酐、总胆固醇、糖尿病和空腹血糖显著高于传统治疗组。这暗示了卡托普利组患者的基线心血管风险度更高。

收缩压/舒张压差异

	P 值	卡托普利	传统
非治疗组	<0.0001	166.6/103.6	163.3/101.2
治疗组	0.025	157.4/96.2	156.2/95.4

之前未治疗的卡托普利组初始的血压比传统组高 3.3/2.4 mmHg，之前治疗的卡托普利组初始的血压比传统组高 1.2/0.8 mmHg。

- 卡托普利组新发糖尿病发病降低（0.86，$P=0.039$）
- 卡托普利治疗组与传统治疗组患者相比血压明显更高
- 在前 6～12 月，传统治疗者靶目标血压达标更迅速
- 在伴有糖尿病患者的心血管事件中，卡托普利优于传统治疗（降低 22%）（0.78；$P=0.041$）

第五章 高血压 临床试验

结论

- 在降低以下事件中，卡托普利优于传统的 BB 和利尿剂

1. 致命性心血管事件
2. 预防新发糖尿病

- 在降低 CVA 中，当校正血压水平后卡托普利等于传统的 BB 和利尿剂治疗。血压 3.3/2.4 mmHg 的差异可能导致 CVA 发生差异的 21%。
- 在高血压糖尿病人群中降低心血管事件方面，卡托普利优于传统治疗。
- 卡托普利减少了新发糖尿病的发生。
- 卡托普利组比传统治疗组有更少的不良反应和更高的依从性。

HOPE[278]

目的

研究的主要终点事件是联合 MI、脑卒中或心血管病死亡。

纳入标准

患者年龄>55 岁，因为血管疾病（CHD、脑卒中、PVD）或糖尿病加另外一个冠心病风险因素导致的心血管事件处于高危。

排除标准

患者有心力衰竭或低射血分数，已经有 ACEI 或维生素 E 治疗。

研究设计

共 9 297 例患者被平均随机分配到接受雷米普利（每天 10 mg）或安慰剂组，平均随访 5 年。另外，所有患者均被随机分配到接受每天 400IU 的维生素 E 或安慰剂。

患者特点

平均年龄 66 岁，仅 25%女性；80.6%有冠状动脉疾病证据，52.8%之前有 MI，43.4%有 PVD，38.3%糖尿病，46.5%高血压，65.8%高胆固醇。在注册时 76%的人群进行抗血小板治疗（阿司匹林或其他药物），40%进行 BB 治疗，28.9%进行降脂治疗。

结果

由于雷米普利的压倒性优势，数据安全监测委员会建议在 1999 年 3 月提前终止研究。

维生素 E 与安慰剂：在死亡、MI 和脑卒中等主要结局中无统计学差异（维生素 E 组 16.2%与安慰剂组 15.5%；$P=0.35$）。两组间全因死亡也无统计学差异。

雷米普利与安慰剂：在雷米普利组主要终点事件从安慰剂组17.7%明显降低到治疗组的14.1%（RR降低了22%；$P=0.000\,002$）。在MI、脑卒中和心血管死亡方面也有显著降低。另外，在雷米普利组全因死亡也显著降低了16%（$P=0.0058$）。

关于血压降低，在雷米普利组SBP平均降低了3.3 mmHg。在HOPE试验获取脑卒中和MI降低的益处（分别为31%和20%）似乎远比预期血压单独降低获益更高。而且，按照不同的SBP和DBP四分位（包括正常范围血压），益处是持续的。

结论

有压倒性的证据表明，在广泛的高危患者，雷米普利可以预防心血管病死亡、卒中和MI心力衰竭，预防糖尿病进展为糖尿病微血管病变（包括肾病）。雷米普利的好处是增量到现有的治疗。雷米普利的有益影响独立于血压的降低。维生素E没有任何显著的保护作用。

PROGRESS[187]

- 来自 172 个中心的 6 105 例观察对象
- 伴有 CVA 或 TIA 病史（一个月到 5 年）的高血压和非高血压观察对象
- 培哚普利治疗或培哚普利联合吲达帕胺与安慰剂
- 平均血压 147/86 mmHg（高血压组 159/94 mmHg；非高血压组 136/79 mmHg）
- 随访 4 年
- 平均年龄 64 岁，11%伴有糖尿病
- 主要结局：全部的脑卒中（致命性和非致命）
- 其次结局：
    - 致命性或致残性脑卒中
    - 全部的主要血管事件包括非致命性脑卒中、非致命性 MI 或任何血管原因导致的死亡
    - 全部的和特定原因的死亡和住院
    - 痴呆和认知功能

结果

1. 血压降低
- 总体：有效治疗与安慰剂 9/4 mmHg
- 联合治疗：12.3/5 mmHg
- 单独药物治疗：4.9/2.8 mmHg
- 高血压组：9.5/3.9 mmHg
- 非高血压组：8.8/4.2 mmHg

2. CVA 降低
- 联合治疗（培哚普利＋吲达帕胺）：降低 43%
- 有效治疗与安慰剂：降低 28%（95% CI，17～38；$P<0.0001$）
- 单独药物治疗：无意义（培哚普利）
- 有效治疗组 CVA 与安慰剂相比：有更低的致命性致残性或严重的 CVA

- 在高血压和非高血压组患者中降低脑卒中风险相似（$P<0.01$）
- 累积 CVA 风险曲线早期偏离
- 治疗组和对照组相比，每年新发 CVA 率分别为 2.7% 和 3.8%

3. 全部的主要血管事件

- 有效治疗组降低 26%（$P<0.0001$）
- 非致命性 CVA 降低 42%（$P<0.0001$）
- 非致命性 MI 降低 38%～42%（$P=0.001$）
- 在有效治疗组和安慰剂组血管死亡是相同的
- 主要的冠状动脉事件（非致命性 MI 或 CHD 死亡）降低 26%（95% CI，6～42）（$P<0.0001$）

4. 全部的死亡和血管或非血管死亡：无统计学意义
5. 入院降低 9%
6. 在伴有 CVA 者中，痴呆降低 34%（$P<0.0001$），严重认知功能下降降低 45%（$P<0.0001$）

结论

- 培哚普利（ACEI）＋吲达帕胺降低高血压和非高血压患者的 CVA。
- 与之前利尿剂/BB 为基础的试验相比，主要的冠状动脉事件降低了 2 倍。
- 痴呆和认知功能下降均降低。
- 非致命性 MI 的降低幅度大于预期血压降低的影响，表示 ACEI 或吲达帕胺的影响是独立的。
- 血压降低（平均血压）下降到 124/74 mmHg，显示持久获益，没有任何 J 形曲线。
- 不良反应和退出率非常低。

主要使用 ACEI 的临床高血压试验摘要

1. 当所有患者执行正确剂量和服用间隔时，不管年龄、性别或种族，ACEI 在降低血压方面是有效的。利尿剂、BB、

CCB和血管紧张素受体阻滞剂也和其他种类的抗高血压药物一样在降低血压方面是相等的。

2. 尽管替代终点事件建议 ACEI 的组织选择性可能有利，但是临床结局研究的组织选择性作用还有待考证。
3. ACEI 应该被执行更高的剂量以获得血压控制目标。由于它们抗高血压和非抗高血压作用，尤其降低尿蛋白作用，所以这些证据表明它们对血管影响是有益的。
4. CHD 和 MI 发病率和死亡率显著降低。它们等于（ALLHAT、STOP-2、CAPPP）或优于利尿剂 ANBP-2 和 BB（PROGRESS），它们等于 CCB（ALLHAT）而且优于利尿剂联合 BB，联合氨氯地平（ASCOT）时优于单独使用 BB 治疗，尤其在老年高血压患者中。另外，它们在降低有 MI 病史者的复发 MI 方面是有效的（HOPE 和其他试验）。
5. 在临床试验中（STOP-2、CAPPP、PROGRESS、HOPE、SCAT、ASCOT），服用 ACEI 组 CVA 显著降低，在 ALLHAT 中例外。然而，ALLHAT 结果是有争论的，因为 ACEI 组的血压更高，剂量不适当，就像 CAPPP 中一样，但不良结果限于黑人高血压患者。在 ALLHAT 中校正这些因素后表明 ACEI 几乎与利尿剂效果一样。
6. CHF 是显著降低的。收缩和舒张功能减退被改善。降低 CHF 的效果等于或优于利尿剂（STOP-2、CAPPP、PROGRESS、HOPE）。ALLHAT 中 ACEI 与利尿剂对于 CHF 的数据是有争议的，因为 ACEI 组血压水平更高、研究设计、利尿剂组潜在 CHF 症状的掩饰，还有许多其他因素（见 ALLHAT 部分）。
7. 与利尿剂和 BB 相比，肾功能不全、ESRD、尿微量白蛋白和蛋白尿显著降低。ACEI 是首选药物，就像 ARB 在慢性肾功能不全和尿蛋白阶段是首选一样。
8. 新发糖尿病显著降低（HOPE、CAPPP、ALLHAT、STOP-2、ASCOT）。与 ARB 和 CCB 一样是糖尿病性高血压的首选药物。在降低糖尿病性高血压人群心血管事件方面优于利尿剂和 BB（SYST-EUR、CAPPP）。

9. 不良反应较低，治疗依从性高。在任何肾功能损伤的患者中最初的血清肌酐上升到基线 20% 以上的预期是正常的，不须要停药治疗。
10. 抗冠状动脉和颈动脉粥样硬化的影响已经被证实（QUIET、SCAT、PART-2）。
11. 血管生物学改善与内皮功能和动脉顺应性有关（功能和结构）。
12. 降低痴呆和认知功能异常（PROGRESS）。
13. 中性代谢和生化指标的改变改善了胰岛素敏感性。
14. 降低了 LVMI（扩大?）和 LVH。

使用 ARB 高血压患者的临床试验 (8 个试验)[160,189-190]

1. LIFE：氯沙坦干预高血压患者，终点事件减少（在以后的章节中详细讨论）
2. IDNT：厄贝沙坦糖尿病肾病试验（见肾和糖尿病的部分）
3. RENAAL：使用血管紧张素Ⅱ受体阻滞剂厄贝沙坦对 NIDDM 进行随机评估
4. SCOPE：老年高血压患者认知和预后研究（进行中）
5. VALUE：评估缬沙坦长期抗高血压作用
6. 目标和超越：见 ACEI 临床试验部分
7. MARVAL：见肾部分
8. MOSES：依普沙坦

SCOPE

- 4 000 例高血压患者
- 年龄 70～89 岁，随访 2.5 年
- 血压 160～179/90～99 mmHg
- CVA、CHD、痴呆
- ARB 与安慰剂
- 进行中

VALUE

- 15 313 例患者
- 年龄＞49 岁，随访 6 年

- 血压<210/115 mmHg
- 终点事件：CHD、CVA、心血管死亡
- ARB＝DHP-CCB

LIFE[190]

- 随机双盲，平行组试验
- 9 193 例年龄 55～80 岁的观察对象
- 血压 160～200/95～115 mmHg
- 心电图显示 LVH
- 随访 4 年

结果：

- 在氯沙坦组血压降低了 30.2/16.6 mmHg，阿替洛尔组降低 29.1/16.8 mmHg
- 主要联合的终点事件：心血管死亡、CVA 或 MI

氯沙坦组：23.8/1000 人年

阿替洛尔组：27.9/1000 人年

RR＝0.89，95%CI，0.73～1.07

P＝0.206

- 氯沙坦降低了致命性和非致命性 CVA

RR＝0.75，97%CI，0.63～0.89

P＝0.001

减少了 25%，支持氯沙坦

- MI（非致命和致命）：相等

RR＝1.07；0.88～1.31

P＝0.491

- 氯沙坦组新发糖尿病频率较少
- 氯沙坦更好耐受，不良反应更少，更好的依从性
- 氯沙坦与阿替洛尔相比，在糖尿病亚组中显著降低了联合心血管事件（24.5%；P＝0.031）
- 氯沙坦与阿替洛尔相比降低了 39%的总死亡率（P＝0.002）

结论

1. 氯沙坦比阿替洛尔更好预防心血管发病和死亡，在降低血

压方面相似。

2. 氯沙坦比阿替洛尔更好预防 CVA 发病和死亡，在降低血压方面相似。
3. 氯沙坦有益于血管疾病，独立于而且超越血压降低。这些益处也许与 RAS 完全封锁，内皮功能、动脉顺应性、血管功能和结构的改善或其他因素有关。
4. 氯沙坦比阿替洛尔更好预防更多的新发糖尿病。
5. 在高血压糖尿病患者中，氯沙坦在降低以下方面优于阿替洛尔。
   - 心血管死亡
   - CVA
   - MI
   - 总死亡率

LIFE 研究：ISH 亚组研究[189]

- 随机双盲、平行组研究
- 1 326 例男性和女性，年龄 55～80 岁（平均 70 岁）
- SBP＞160～200 mmHg
  DBP＜90 mmHg（平均 174/83 mmHg）
- 目前心电图显示 LVH
- 治疗：氯沙坦与阿替洛尔＋HCTZ（两组均加）
- 主要的结局测量：联合心血管死亡事件、CVA 或 MI
- 平均随访 4.7 年

结果

1. 在两组间血压降低相等 28/9 mmHg，但是之前的血压在氯沙坦组是 146/75 mmHg，在阿替洛尔组是 146/74 mmHg（DBP，P=0.04）
2. 氯沙坦与阿替洛尔相比，主要的结局降低了 25%。发生的事件分别为 25.1/1000 人年和 35.4/1000 人年。RR=0.75，95%CI，0.56～1.01（校正风险 P=0.06，未校正 LVH 程度的 RR=0.71，95%CI，0.53～0.95，P=0.02）
3. MI：没有差异
4. 心血管死亡：发生事件分别为 8.7/1000 人年和 16.9/1000 人

年。RR=0.54，95%CI，0.34～0.87，P=0.02，降低了46%

5. 非致命性和致命性CVA：发生事件分别为10.6/1000人年和18.9/1000人年。RR=0.60，95% CI，0.38～0.92，P=0.02，降低了40%
6. 新发糖尿病：发生事件分别为12.6/1000人年和16.9/1000人年。RR=0.62，95%CI，0.40～0.97，P=0.04，降低了38%
7. 总死亡：发生事件分别为21.2/1000人年和30.2/1000人年。RR=0.72，95%CI，0.53～1.00，P=0.046
8. LVH降低：氯沙坦优于阿替洛尔，P<0.001
9. 心血管死亡和CVH过早的分离支持氯沙坦
10. 氯沙坦更好耐受

结论

1. 在ISH患者中降低CVA、心血管死亡、联合心血管发病率和死亡率、总死亡、新发糖尿病和LVH方面，氯沙坦优于阿替洛尔。
2. 在降低这些事件时独立于血压水平，提示氯沙坦对于血管事件其他有利的影响可能与RAS完全封锁和血管生物学有利的影响有关。

LIFE：公共卫生

- 基于NHANESⅢ，在美国超过55岁伴有高血压、LVH但CHF的390万人（270万人无糖尿病）
- 假设随机分配到阿替洛尔的患者经历事件相似，那么使用氯沙坦药物4.8年后会导致：

  70 000人避免心血管发病或死亡的临床终点事件，首发脑卒中降低66 000人

  新发糖尿病降低54 000人

LIFE：摘要1

- 相比基于阿替洛尔的治疗组，基于氯沙坦的治疗组与以下方面有关：

更低的心血管发病率和死亡率（13%）

更少的脑卒中（25%）

更少的新发糖尿病（25%）

更好的 LVH 逆转

更好耐受，血压降低相似者因为不良事件而停药者更少

LIFE：摘要 2

- 根据校正血压和 LVH 的影响，可以部分解释对主要结局的影响。
- 在糖尿病亚组
  ——氯沙坦对防护心血管事件发病和死亡的指导作用更好，降低 24%。
  ——氯沙坦降低 39%的总死亡率。

LIFE：结论

- 氯沙坦与阿替洛尔相比，提供更好的心血管事件发病和死亡（包括脑卒中）防护作用，超越了降低血压带来的益处。
- 氯沙坦在高风险组（例如糖尿病）和更低风险组（例如无血管风险）都提供保护作用。
- 氯沙坦与阿替洛尔相比，降低新发糖尿病发生率。
- 氯沙坦与阿替洛尔相比，耐受性更好。
- 这些结果在临床实践中是直接适用的。

脑卒中之后的发病率和死亡率——依普沙坦与尼群地平相比的二级预防（MOSES 研究）[279]

概述

- 首次比较两种抗高血压药物的研究
- 调查者创立、开始、完成的研究
- 盲性终点事件委员会
- 100%监测所有中心和所有患者
- 定义明确的高血压脑卒中患者
- 旧药和研究药物治疗平衡很好

- 非常严格的临床控制
- 早期和可比较的血压控制

目的：比较依普沙坦和尼群地平在预防二次卒中，降低心血管和脑血管发病和死亡的效应。

MOSES：合理性

1. 为什么用依普沙坦？
- 有效降低血压，能很好耐受
- 降低 SNS 活性
- 动物模型中能够增加卒中后的生存

2. 为什么用尼群地平？
- 在 SYST-EUR 研究，尼群地平降低了脑卒中和痴呆的频数

MOSES：研究设计

1. PROBE 设计：前瞻性、随机、非盲、盲性终点事件
2. 主要终点事件：总死亡+总心血管事件和脑血管事件个数
3. 其次终点事件：功能状态（Barthel 指数、Rankin 量表和认知功能）
4. 平均随访时间：2.5 年
5. 随机选择前：CCT 或 MRI 证明事件合格和诊断高血压
6. 随机选择：进入——重复治疗的患者有诊室血压、ABPM、MMS、Rankin、Barthel 指数——直接分配到药物研究
7. 初始治疗剂量
   - 依普沙坦 600 mg
   - 尼群地平 10 mg
   - 研究期间，剂量增加或联合如下一种药物：

   a. 利尿剂

   b. BB

   c. AB 或其他

MOSES：评估

严格执行程序

- 坐着和 ABPM
- 简易精神状态检查（mini mental status examination，MMSE）评分
- 记录所有药物服用情况

- Barthel 指数和 Rankin 量表
- 心电图
- 不良事件报道

MOSES：试验简介

1. 随机选择的 1 405 例符合条件者
2. 710 例分配到基于依普沙坦的方案；685 例分配到基于尼群地平的方案
3. 29 例患者在首次服用研究药物（依普沙坦）前允许出组
4. 24 例患者在首次服用研究药物（尼群地平）前允许出组

MOSES：纳入标准

1. 血压（ABPM 确认）＋脑缺血事件（短暂脑缺血发作，迁延型可逆式缺血性神经缺陷，完全性脑卒中）
2. 研究结束前最后 24 个月期间发生脑出血（需要脑部扫描或核磁共振确认）

MOSES：患者的基线特点

	依普沙坦	尼群地平
符合条件的总人数	681	671
性别		
女性，例（%）	365（53.6%）	368（54.8%）
男性，例（%）	316（46.4%）	303（45.2%）
年龄（岁）	67.7	68.1
BMI	27.7	27.4
分配和事件确定之间的时间	347.6	349.8

MOSES：预抗高血压处理时患者的基线特点—84%

	依普沙坦	尼群地平
收缩压（mmHg）	139.7	140.0
舒张压（mmHg）	87.0	87.2
心率	74.7	75.7

确定疾病

	依普沙坦	尼群地平
脑卒中	418（61.4%）	407（60.7%）
TIA	186（27.3%）	184（27.4%）
迁延型可逆式缺血性神经缺陷（PRIND）	36（5.3%）	47（7%）
大脑内部出血	41（6.0%）	33（4.9%）

MOSES：MMSE 评分、Rankin 量表和 Barthel 指数

	依普沙坦	尼群地平
MMSE 平均分	25.6	25.5
改良的 Rankin 量表（分）	1.4	1.5
Barthel 指数（分）	88.8	88.1

MOSES：MMSE 结论 1

1. 两种抗高血压药物在脑卒中患者中首次进行比较
2. 定义明确的高血压伴有脑卒中病史患者
3. 之前药物和研究药物治疗平衡很好
4. 早期和可比较的血压控制
5. 研究结束时血压正常例数较高
6. 血压值经 ABPM 确认

MOSES：结论 2

1. 依普沙坦在以下方面有优势：
   - 主要终点事件（包括复发事）件少于 20%
   - 脑血管事件（包括复发事）件少于 25%
   - 首发心血管事件少于 30%
2. 以下方面两组之间无差异
   - 在每一类首发的主要终点事件
   - 首发脑血管事件
   - 心血管事件（包括复发事件）
   - 痴呆

缬沙坦长期抗高血压效应评估试验 (VALUE)[280]

VALUE 试验设计

目的

设计 VALUE 为了验证以下假设，在伴有高危心血管危险因素的高血压人群中，缬沙坦与氨氯地平相比，血压控制相同但缬沙坦更多降低心脏病发病率和死亡率。

设计

VALUE 是一个利用双盲、随机、阳性-对照、双组、平行对照的前瞻性、多种族、多中心试验。患者被随机分配到基于缬沙坦或氨氯地平的治疗组。另外，在 5 个步骤中添加抗高血压药物，通过反应依赖剂量滴定法达到血压目标<140/90 mmHg。

- 第一步：患者被随机分配接受缬沙坦（每天一次 80 mg）或氨氯地平（每天一次 5 mg）
- 第二步：根据血压反应，剂量滴定到缬沙坦 160 mg 或氨氯地平 10 mg
- 第三步和第四步：基于获得的血压反应，分别添加 HCTZ 12.5 mg 和 25 mg
- 第五步：自由附加其他抗高血压药物（除了 ACE、CCB、ARB 或附加 HCTZ 之外的利尿剂）。唯一的例外是在肾功能受损或 CHF 患者中更换髓袢利尿剂。

研究人群

15 313 例年龄为 50 岁伴有心血管高危因素的进行治疗或未治疗的高血压患者。未治疗者：160～210/95～115 mmHg；目前接受抗高血压治疗者：210/115 mmHg。

研究终点事件

主要：首发心脏病事件［包括发病和（或）死亡事件］

- 心脏病发病：需要住院管理的新的或慢性 CHF、非致命性急性 MI、防止 MI 的紧急程序

- 心脏病死亡：突发心脏病，致命性 CMI，经皮腔内冠状动脉成形术（percutaneous transluminal coronary angioplasty，PT-CA）或冠状动脉旁路移植术（coronary artery bypass graft，CABG）期间或手术后死亡，CHF 死亡，有尸检证据表明与近期急性 MI 有关的死亡

其次终点事件

- 致命性和非致命性 MI，致命性和非致命性 CHF，致命和非致命性脑卒中
- 慢性稳定性或不稳定性心绞痛恶化，常规介入手术，潜在的致命性心律失常，昏厥或近乎昏厥，静止性 MI，ESRO

规定分析

- 新发糖尿病
- 全因死亡——之前规定作为一个其次终点事件

血压结果

两组间对于血压控制是稳定的而且差异有统计学意义。在研究开始一个月末时，在氨氯地平组，当使用单类药物治疗时血压实质上更低（4.0/2.1 mmHg），这种现象是显著的。氨氯地平降低血压通过试验获得支持：两组间血压平均差异至少保持在 2.0/1.5 mmHg。在研究的结尾，氨氯地平组和缬沙坦组，血压从基线分别降低了 17.3/9.9 mmHg 和 15.2/8.2 mmHg（$P<0.0001$）。缬沙坦组 56%的患者、氨氯地平组 62%的患者达到了血压目标（<140/90 mmHg）。氨氯地平组（41%）与缬沙坦组（48%）相比更少的患者需要附加治疗。

终点事件结果

终点事件结果和其他结果在表 5-21 中说明。

结论

发生主要的联合终点事件情况：缬沙坦组 810 例（10.6%，25.5/1000 人年），氨氯地平组 789 例（10.4%，24.7/1000 人年，HR=1.04，95% CI，0.94～1.15，$P=0.49$）。

在两组间心脏病主要的结局没有差异。组间间血压降低不相等

也许可以解释特定原因的结局存在差异。这个发现强调了在伴有心血管高危因素的高血压患者中快速控制血压的重要性。

表 5-21　Value 试验：终点事件结果

终点事件结果（Value 试验）	
主要终点事件的结果	首次心脏病发病或死亡：两组治疗组间无统计学差异，缬沙坦 HR=1.04（0.94～1.15），P=0.49
主要终点事件联合结果	心脏病发病率：两组间无统计学差异，HR=1.02（0.91～1.15），P=0.71。心脏病死亡率：两组间无统计学差异，HR=1.01（0.86～1.18），P=0.90
其次终点事件的结果	致命性和非致命性 MI：两组间存在统计学差异，支持氨氯地平，HR=1.19（1.02～1.38），P=0.02。致命性和非致命性脑卒中：两组间无统计学差异，HR=1.15（0.98～1.35），P=0.08。致命性和非致命性 CHF：两组间无统计学差异，HR=0.89（0.77～1.03），P=0.12。全因死亡：两组间无统计学差异，HR=1.04（0.94～1.14），P=0.45
其他分析	新发糖尿病：两组间存在统计学差异，支持缬沙坦，OR=0.77（0.69～0.86），P<0.0001
其他结果（Value 试验）	
血肌酐	基线：缬沙坦=101.2；氨氯地平=100.9 研究结束：缬沙坦=108.1；氨氯地平=103.2
安全性和耐受性	伴有严重不良事件时治疗方案能够被很好耐受。由于 AE，缬沙坦和氨氯地平的终止率分别为 11.9%和 12.9%。在缬沙坦组外周性水肿和低血钾更普遍：头昏眼花，头痛腹泻，疲乏，严重心绞痛和昏厥

使用 ARB 的高血压患者的临床高血压试验：摘要

1. 仅有一个大型研究在高血压人群中比较 ARB（氯沙坦）和 BB（阿替洛尔）与总心血管事件的关联，就是 LIFE 试验。
   结果表明在以下所有的终点事件中，氯沙坦优于阿替洛尔：
   a. 降低心血管发病率和死亡率包括心血管死亡、CVA、MI 和总死亡
   b. 降低致命性和非致命性 CVA
   c. 降低新发糖尿病
   d. 在糖尿病高血压患者中，氯沙坦显著降低（超过阿替洛尔）
      ①心血管死亡
      ②MI
      ③CVA
      ④总死亡
2. VALUE 证实了 ARB 和 DHP-CCB 降低主要终点事件（包括心脏病发病率和死亡率）效果相当。CCB 在降低其次 CVA 终点事件较好，但是 ARB 降低新发糖尿病更好。MOSES 试验显示 ARB 在有脑血管病史的患者中，对心血管和 CVA 疾病的二级预防更有优势。
3. 肾终点事件临床试验如 RENAAL、IDNT 和 IRMA 显示合并蛋白尿的糖尿病患者服用 ARB（氯沙坦、厄贝沙坦、替米沙坦）其 ESRO 进程和尿蛋白降低。
4. ARB 与 BB 相比显著降低 LVH。
5. ARB 改善内皮功能、动脉顺应性、功能和结构的血管生物参数。
6. 不良反应低，耐受性好，依从性高。
7. 新陈代谢和生物化学检测概况类似或 ARB 有优势。

SCOPE[281]

老年人认知和预后研究（Study on Cognition and Prognosis in the Elderly，SCOPE）评估坎地沙坦对老年（年龄 70～89 岁）轻中度高血压患者心血管和认知结局的影响。患者被随机分配到坎地沙坦 8～16 mg/d（n=2477）或安慰剂（n=2460）组，平均随访 3.7 年。与这项研究方案一致，由于广泛的附加治疗，尤其是被随机分配到安慰剂组者，如果血压维持在 SBP 160 mmHg 和（或）DBP 90 mmHg，那么增加其他抗高血压药物。两组间的血压差异仅仅为 3.2/1.6 mmHg。然而，主要的分析显示坎地沙坦组与对照组相比，非致命性脑卒中降低了 28%（P=0.04），主要终点事件（主要心血管事件）降低 11%，无统计学意义（P=0.19）。特别感兴趣的是，在随机分配治疗后无其他额外治疗者中，坎地沙坦组血压差异为 4.7/2.6 mmHg，显著降低心血管事件风险（32%，P=0.013）、心血管死亡（29%，P=0.049）和总死亡（27%，P=0.018）。其他分析显示坎地沙坦对认知功能、生活质量和新发糖尿病有积极的作用。总之，SCOPE 强力建议在老年和高龄老年轻至中度高血压患者中，坎地沙坦治疗降低心血管发病率和死亡率。基于坎地沙坦抗高血压治疗也许对认知功能和生活质量也有积极的作用。

第六章
以高血压临床试验为依据的高血压管理特殊注意事项

CHD的危险因素和抗高血压药物治疗的效果

CHD：危险因素[53-55]

1. 高血压：SBP和DBP①
2. 高脂血症①：
   (a) 高胆固醇血症：LDL胆固醇（尤其是氧化、乙酰化、糖基化及其他修饰形式的LDL，小而稠密LDL B）水平增加和LDL粒子数量的增加。
   (b) HDL胆固醇水平降低和异常活动
      (1) HDL2的亚组分与CHD的低发病率有关。
      (2) HDL3的亚组分：降低CHD关联性。
   (c) 高甘油三酯血症：VLDL水平上升和VLDL粒子及大分子VLDL粒子（通常与低水平HDL共存）（伴随总胆固醇水平增加）数量增加。残粒样脂蛋白增加CHD的风险。
   (d) 载脂蛋白A-Ⅰ和A-Ⅱ：低水平。
   (e) 载脂蛋白B：高水平。
   (f) 脂蛋白［Lp（a）］：高水平。
   (g) APO-CⅡ增加。
   (h) 血清游离脂肪酸（free fatty acid，FFA）。
3. 吸烟①
4. 高血糖（FBS超过75 mg%）(2小时后GTT超过110 mg%)，糖尿病，代谢综合征高糖化血红蛋白和高糖基化终级代谢产物。
5. 胰岛素抵抗①
6. 早期CVD家族史
7. 缺乏体能活动（有氧运动）①
8. LVH①
9. 压力、焦虑和抑郁情绪

---

① 经降压治疗修正的因素

10. A 型性格（偏激型）

11. 肥胖（向心性）[①]，BMI>25，腰围、颈围、腰臀比（waist-to-hip ratio，WHR）及身体脂肪百分比增加

12. 男性

13. 高尿酸血症[①]

14. 咖啡因的滥用

15. 年龄

16. hsCRP 水平升高

CHD：更多潜在危险性因素[55-67]

1. 过度酒精摄入会增加发病风险；然而，微量酒精增加 HDL3 亚组分，有抗炎作用，与降低 CHD 的相关风险有关[55-58]。低水平的缺糖转铁蛋白（carbohydrate deficient transferrin，CDT）和高水平的 γ-谷酰胺转酞酶（gamma-glutamyl transpeptidase，GGTP）增加 CHD 风险
2. 血小板黏附性或聚集性（或两者）增加和异常凝血酶原潜力（tPA/PAI-1 比率）①[59-60]
3. 血流动力学的影响：改变动脉流速的干扰和诱导内皮受损，导致动脉粥样硬化程度增加（血流速度、内皮表面）①[61]
4. 肾素、Ang-Ⅱ和内皮素：具有血管毒性和诱导 LVH①[62-63]
5. 交感神经系统过度活跃，儿茶酚胺类［去甲肾上腺素（NE）和肾上腺素（EPI）水平］增加：诱导 LVH①、ED、血管收缩、血小板聚集，具有血管毒性①[64]
6. 血黏度升高①[65]
7. 高胰岛素血症、胰岛素抵抗①[66-67]和胰岛素原增加
8. 高纤维蛋白原血症导致血管性假性血友病因子（VWF）、凝血因子（Ⅴ、Ⅶ、Ⅸ、Ⅹ、Ⅻ）增加，蛋白质 C 和 S 的缺乏
9. 同型半胱氨酸水平升高
10. 维生素 C、维生素 E、番茄红素水平低及饮食上水果和蔬菜（抗氧化剂）摄入量减少
11. 白细胞增多症
12. 角膜环、对角耳垂折痕和多毛耳垂
13. 亚油酸缺乏导致摄入 ω-3 脂肪酸减少
14. 身材矮小
15. 低水平的硫酸脱氢表雄酮（dehydroepiandrosterone sulfate，DHEAS）
16. 心电图上非特异性 ST-T 波变化
17. 社会经济地位较低
18. 血浆酶原激活酶抑制因子Ⅰ（PAI-1）水平升高
19. 男性血清雌二醇水平升高

20. 铬元素缺乏
21. 偏瘦的高血压男性（低于IBW的20%）
22. 红细胞增多症
23. 低镁血症
24. 男性脱发
25. 血清肌酐水平升高
26. 微蛋白尿和蛋白尿
27. 长期心动过速和运动平板试验后心率复苏缓慢
28. 血清铁升高
29. 慢性感染［单纯疱疹病毒（HSV）、巨细胞病毒（CMV）、乙型脑炎病毒（EBV）、H-流感病毒、肺炎衣原体感染、幽门螺杆菌］、支原体感染
30. 慢性牙周感染
31. 更年期骨质疏松症
32. 慢性咳嗽或慢性炎症性肺部疾病
33. 低氯血症
34. 细胞黏附分子［细胞间黏附分子-1（ICAM-1）］、V-钙调蛋白（V-CAM）、P-选择素等升高
35. 维生素K水平降低
36. 髓过氧化物酶（myeloperoxidase，MPO）水平升高
37. 载脂蛋白（APO）-E4水平升高
38. 血清叶酸水平降低和叶酸还原酶（MTHFR）677C T Æ 多态性
39. CD-14单核细胞和NK T细胞增加
40. 血清铜水平降低
41. 磷脂酶 A_2 水平升高
42. 血清瘦素水平升高
43. 不饱和磷脂水平升高
44. 白细胞介素-6（IL-6）、白细胞介素-B（IL-B）、肿瘤坏死因子（TNF）、脂蛋白A升高
45. 某些遗传性单核苷酸多态性（single nucleotide polymorphism，SNP），如血小板反应蛋白-1（TSP-1）和血小板反应蛋白-4（TSP-4）增加

46. 敌对倾向
47. 主动脉钙化
48. TNF 升高
49. 血清热休克蛋白（heat shock protein，HSP）升高
50. 血清降钙素相关基因肽（calcitonin gene-related peptide，CGRP）降低
51. 性激素结合球蛋白（sex hormone binding globulin，SHBG）降低
52. 血清淀粉样蛋白 A（serum amyloid A，SAA）升高
53. 血清辅酶 Q-10 降低
54. 谷胱甘肽、谷胱甘肽过氧化物酶活性降低
55. 血管内超氧化物歧化酶（supe roxide dismutase，SOD）减少
56. 精制碳水化合物、反式脂肪和饱和脂肪摄入量增加

CHD 危险因素：利尿剂和 BB 治疗方案的影响

	利尿剂（噻嗪类和噻嗪样）	BB（无 ISA）
低钾血症	是	否
低镁血症	是	否
血脂异常	是	是
高胆固醇血症	是	是
高甘油三酯血症	是	是
LDL 胆固醇升高	是	是
HDL 胆固醇降低	是或无变化	是
载脂蛋白 B 增加	是	是
载脂蛋白 A 降低	是	是
Lp（a）升高	是	是
糖耐量异常和新发糖尿病	是	是
胰岛素抵抗	是	是
高尿酸血症	是	是
有氧运动受损	是（最小）	是
LVH 减缓	是（最小）	是（最小）
改善舒张功能不全	否	不一致
血液黏度增加	是	否
儿茶酚胺增加	是	是
Ang-Ⅱ 增加	是	否
心律失常加重	是	否
酸碱异常和其他电解质紊乱	是	否（极少血钾升高）
血流速动和动脉湍流速度异常	是	否
高纤维蛋白原血症	是	否
血小板功能异常（黏附和聚集）	是	否
异常凝血酶原潜在（PAI-1/TPA 比率升高）	是	否
同型半胱氨酸	是	否
蛋白尿/微量蛋白尿	是	否
血肌酐升高	是	否
GFR 下降	是	否

抗高血压药物和血脂[5,68,77]

抗高血压药物对血脂水平有不利影响：

1. 利尿剂：噻嗪类、氯噻酮、循环利尿剂、噻嗪样利尿剂、美托拉宗（但吲达帕胺除外）
2. BB（无 ISA）：
   (a) 阿替洛尔（天诺敏）
   (b) 倍他洛尔（卡尔仑）
   (c) 美托洛尔（酒石酸美托洛尔、倍他乐克）
   (d) 纳多洛尔（康加尔多）
   (e) 普萘洛尔（心得安）
   (f) 噻吗洛尔（噻吗洛尔）
   (g) 比索洛尔（苏莱乐）
3. 甲基多巴（爱道美）
4. 利血平

抗高血压药物对血脂水平潜在有利影响：

1. α 受体阻滞剂：
   (a) 多沙唑嗪（卡度雷）
   (b) 哌唑嗪（脉宁平）
   (c) 特拉唑嗪（高特灵）
2. 钙通道阻滞剂：
   (a) 氨氯地平（络活喜）
   (b) 地尔硫䓬（地尔硫䓬缓释胶囊）
   (c) 非洛地平（波依定）
   (d) 依拉地平（导脉顺）
   (e) 尼卡地平（尼卡地平控释片）
   (f) 硝苯地平（心痛定）
   (g) 维拉帕米（异搏定控释片、异博定缓释片、维拉帕米缓释胶囊、维拉帕米控释片）
   (h) 尼索地平（尼索地平缓释片）
3. 中枢性 α 受体激动剂：

(a) 可乐宁
(b) 胍那苄
(c) 胍法辛（田纳西）

抗高血压药物对血脂水平中性影响：

1. ACEI：
   (a) 贝那普利（洛丁新）
   (b) 卡托普利（开博通）
   (c) 依那普利（伊苏）
   (d) 福辛普利（蒙诺）
   (e) 赖诺普利（捷赐瑞）
   (f) 喹那普利
   (g) 雷米普利（瑞泰）
   (h) 莫西普利
   (i) 群多普利
   (j) 培哚普利（雅施达）
2. 直接血管扩张剂：
   (a) 肼屈嗪（阿普雷沙林）
   (b) 米诺地尔（敏乐啶）
3. 内在拟交感作用性 BB：
   (a) 醋丁洛尔（心施德）
   (b) 喷布洛尔（戊丁丙苯脒）
   (c) 吲哚洛尔（维思康）
   (d) 卡替洛尔（美开朗）
4. 具有血管扩张作用和（或）α 受体阻滞作用的 BB：
   (a) 拉贝洛尔（瑞泰低、柳胺苄心定）
   (b) 卡维地洛（络德）
   (c) 奈必洛尔
5. 吲达帕胺（Lozol）和 SARA
6. 血管紧张素-Ⅱ抑制剂：
   (a) 氯沙坦（科素亚）
   (b) 缬沙坦（伐文）
   (c) 厄贝沙坦（安博维）
   (d) 替米沙坦（美卡来）

(e) 坎地沙坦西酯（怡那林）

(f) 依普沙坦（泰络欣）

(g) 奥美沙坦（傲坦）

血脂水平和应用利尿剂、BB抗高血压治疗：总结

1. 剂量相关性影响：BB的剂量越大，不良反应越多；即使低剂量的噻嗪类或噻嗪样利尿剂（HCTZ 12.5 mg，氯噻酮12.5 mg）也有不良反应；然而吲达帕胺没有血糖或血脂副作用，SARA不影响血脂水平。
2. 高血压程度降低但并不能被阻止：
   (a) 脂肪、碳水化合物的营养物质的限制，减肥；
   (b) 体育锻炼及减少吸烟量。
3. 持续性：长期治疗引起血脂水平异常，其水平高于初始血脂水平。
4. 利尿剂合并非选择性BB导致更多的不良反应。
5. 噻嗪类利尿剂和噻嗪样利尿剂在剂量相同情况下具有相似的血脂方面副作用，吲达帕胺除外，其不影响血脂水平。
6. BB可能不同，主要取决于几个因素：
   (a) 非选择性BB：在影响血脂水平方面有最大的不良反应；
   (b) 作用于心脏BB：在影响血脂水平方面有较少不良反应；
   (c) 有ISA、血管扩张性和α受体阻滞作用的BB：极少影响血脂水平（中性效果）。
7. 在绝经期女性、男性及肥胖患者中，利尿剂对血脂水平影响更明显。
8. 在血脂高于正常水平（平均变化10%～20%）的患者中，血脂增加更明显。
9. 停止治疗2～4个月后，异常血脂水平可恢复正常。

抗高血压药物对CHD危险因素的综合影响

抗高血压药物对冠心病危险因素的综合影响[5,78-84]见表6-1。

CCB和动脉粥样硬化（CHD减少）试验

硝苯地平、普萘洛尔与硝酸异山梨酯[85]　CHD/心绞痛

硝苯地平与安慰剂（INTACT）[86]	轻度 CHD/心绞痛
硝苯地平与安慰剂（INTACT2）[125]	轻度 CHD/心绞痛
维拉帕米与非 CCB[87]	CHD/心绞痛
维拉帕米与安慰剂（FIPS）[87]	CHD/心绞痛
伊拉地平与 HCTZ [MIDAS][88]	颈动脉
硝苯地平与安慰剂[89]	CHD
维拉帕米与氯噻酮 [VHAS]	CHD/心血管疾病/颈动脉
氨氯地平与安慰剂 [PREVENT]	CHD/心血管疾病/颈动脉
硝苯地平与阿米洛利 [INSIGHT]	CHD
阿西地平与阿替洛尔 [ELSA]	颈动脉 MIT

表 6-1　抗高血压药物对 CHD 危险因素的影响

	噻嗪类和噻嗪样利尿剂	吲达帕胺	无内在拟交感作用型 BB	有内在拟交感作用型 BB	拉贝洛尔	胍乙啶、胍环定
高血压	↓	↓	↓	↓	↓	↓
血脂异常	↑	→	↑	→	→	→
糖耐量异常	↑	→	↑	↑	↑	→
胰岛素抵抗	↑	→	↑	↑	?	?
LVH	→	↓	→/↓	↑	↓	↓
体育锻炼	→/↓	→	↓	↓	→/↓	↓
钾	↓	↓*	→/↑	→	→	→
镁	↓	↓*	→	→	→	→
尿酸	↑	↑*	↑	↑	↑	→
血液黏度	↑	→	→	→	→	→
血流速度	→/↑	→	↓	→	→	→
儿茶酚胺	↑	↓	↑	↑	→	↓
Ang-Ⅱ	↑	→	↓	→	↓	↑
隐匿性心律不齐	↑	→	↓	→/↑	→	↑
纤维蛋白原	↑	→	?	?	?	?
血小板功能	↑	↓	→/↓	?	?	?
血栓形成的可能	↑	↓	?	?	?	?
抗动脉粥样硬化药物	→	→	↑+	?	?	↑
同型半胱氨酸	↑	→	→	→	→	?
肾功能不全						
蛋白尿、MAU	↑	→/↑	→/↑	→/↑	→/↑	?
CHD 相对危险度	17∶20	3∶20	6∶20	7∶20	3∶20	3∶20

续表

	中枢性α受体激动剂	甲基多巴	直接性血管扩张剂	α受体阻滞剂	血管紧张素转化酶抑制剂	血管紧张素Ⅱ抑制剂	钙离子阻滞剂	利血平
高血压	↓	↓	↓	↓	↓	↓	↓	↓
血脂异常	↓	↑	→	↓	→	→	↓	↑
糖耐量异常	↓	→	→	↓	↑	→	↓	→
胰岛素抵抗	↓	→	→	↓	↓	↓	→/↓	?
LVH	↓	↓	↑	↓	↓	↓	↓	↓
体育锻炼	→	→	→	→	→	→	→	↓
钾	→	→	→	→	↑	↑	→	→
镁	→	→	→	→	→/↑	→/↑	→	→
尿酸	→/↓	→/↓	→	→	↓	↓	→/↓	→
血液黏度	→	→	↓	↓	→	→	?	?
血流速度	↓	↑	↑	↓	↓	↓	↓	↓
儿茶酚胺	↓	↓	↑	→/↓	↓	↓	↓	↓
血管紧张素-Ⅱ	↓	↓	↑	→/↓	↓	↓	↓	↓
隐匿性心律不齐	↓	↓	↑	→	↓	↓	↓	↑
纤维蛋白原	?	?	?	↓	?	?	?	?
血小板功能	↓	→	?	?	↓	↓	↓	?
血栓形成的可能	?	?	?	?	?	?	↓	?
抗动脉粥样硬化药物	?	?	?	?	↓+	↓+	↓†	↓+
同型半胱氨酸	?	?	?	?	→	→	→	?
肾功能不全								
蛋白尿、MAU	→/↑	→/↑	→/↑	→/↑	→/↑	↓	↓	→
CHD相对危险度	0∶20	2∶20	5∶20	0∶20	0∶20	0∶20	0∶20	3∶20

BB，β受体阻滞剂；CHD，冠心病；ISA，内在拟交感活性；LVH，左心室肥厚；MAU，微量白蛋白尿

*最小值

+动物试验

†动物和人类研究

↓，下降；↑，升高；→无变化；?，未知

抗高血压药物和冠心病危险因素：总结

有利影响（0：20 CHD相对危险度）

1. 钙通道阻滞剂：
   (a) 氨氯地平（络活喜）
   (b) 地尔硫䓬（合心爽）
   (c) 非洛地平（波依定）
   (d) 伊拉地平（导脉顺）
   (e) 尼卡地平（卡地尼、卡地尼缓释片）
   (f) 硝苯地平（心痛定）
   (g) 维拉帕米（异搏定）
   (h) 尼索地平（苏莱乐）
2. α-受体阻滞剂：
   (a) 多沙唑嗪（卡度雷）
   (b) 哌唑嗪（盐酸哌唑嗪）
   (c) 特拉唑嗪（高特灵）
3. 中枢性α受体激动剂：
   (a) 氯压定（可乐定）
   (b) 胍那苄
   (c) 胍法辛
4. ACEI：
   (a) 贝那普利（洛丁新）
   (b) 卡托普利（开博通）
   (c) 依那普利（伊苏）
   (d) 福辛普利（蒙诺）
   (e) 赖诺普利
   (f) 喹那普利
   (g) 雷米普利
   (h) 莫西普利
   (i) 群多普利
   (j) 培哚普利

5. Ang-Ⅱ抑制剂：

(a) 氯沙坦

(b) 缬沙坦

(c) 厄贝沙坦

(d) 替米沙坦

(e) 坎地沙坦西酯

(f) 依普沙坦

(g) 奥美沙坦

中性效应（0～5∶20 CHD相对危险度）

1. 利尿剂（选择性）：

(a) 阿米洛利（蒙达清）

(b) 吲达帕胺

(c) 安体舒通（螺内酯）

(d) 依普利酮

(e) 氨苯蝶啶（三氨蝶啶）

2. 直接血管扩张剂：

(a) 肼屈嗪

(b) 米诺地尔

3. 中枢性α受体激动剂：

(a) 甲基多巴（爱道美）

4. α/β受体阻滞剂或血管舒张性β受体阻滞剂：

(a) 拉贝洛尔（柳胺苄心定）

(b) 卡维地洛

(c) 奈必洛尔

5. 神经元抑制性药物：

(a) 胍环定

(b) 胍乙啶

(c) 利血平

不利影响（超过5∶20 CHD相对危险度）

1. 利尿剂（选择性）：

(a) 氯噻酮

(b) 髓袢利尿剂（呋塞米、布美他尼、依他尼酸、拖拉塞米）

(c) 喹唑啉类（美托拉宗）

(d) 噻嗪类（氯噻嗪、氢氯噻嗪、多噻嗪、泊利噻嗪）

2. 无内在拟交感作用型 BB：

(a) 阿替洛尔（天诺敏）

(b) 倍他洛尔（卡尔仑）

(c) 美托洛尔（酒石酸美托洛尔、倍他乐克）

(d) 纳多洛尔（康加尔多）

(e) 普萘洛尔（心得安）

(f) 噻吗洛尔（Blocadren）

(g) 比索洛尔（Zebeta）

3. 有内在拟交感作用型 BB：

(a) 醋丁洛尔

(b) 喷布洛尔

(c) 吲哚洛尔

(d) 卡替洛尔

高血压和肾病

慢性肾病分类[1]

分期	描述	GFR [ml/(min·1.73 m²)]
1	肾损害伴 GFR 正常或升高	>90
2	肾损害伴轻微 GFR 下降	60～89
3	中度 GFR 下降	30～59
4	GFR 严重下降	15～29
5	肾衰竭（ESRD）	<15（或透析）

尿蛋白排泄量分类

每日尿蛋白排泄率	描述/术语
<30 mg 白蛋白	未被定义为疾病状态
30～300 mg 白蛋白	微量白蛋白尿
>300 mg 白蛋白	大量白蛋白尿
>330 mg 总蛋白	蛋白尿
>1000 mg 总蛋白	大量蛋白尿
>3500 mg 总蛋白	肾病蛋白尿

高血压和肾病

据统计，在美国高血压性肾硬化患者人数占流行性 ESRD 人数的 23%，在 2000 年有 26%的新发病例。考虑到血压控制情况在肾病进展中起到关键作用，在 2000 年高血压性肾硬化和糖尿病性肾硬化共占流行性 ESRD 的 57.5%，ESRD 新发病例的 69%[2]。

据估计 11%的超过 20 岁的美国成人中有至少处于慢性肾病 1 期的证据[3]。此外，32%美国成人患有高血压，58%的高血压人群至少有轻度 GFR 下降（2 期）。高血压患者经治疗后引起肾功能损害的比例为 64%，然而未经治疗的高血压患者肾损害的比例为 52%。至少有 1 项研究已证实原发性高血压患者出生时伴随较少的有功能性肾单位这一假说[4]。

尽管目前无研究数据表明治疗轻中度高血压第 1、2 期肾病与减少 ESRD 有关，高血压已被证明是 ESRD 强大的独立危险因素[5]。

前瞻性和回顾性临床型试验均表明：轻中度高血压患者应用逐步治疗方案（利尿剂和 BB），即使血压控制充分，15%～35%最后发展成肾功能不全。对于美国黑人高血压患者来说尤其如此[6]。

据预计肾小球毛细血管压的慢性升高加速肾小球和肾单位功能的丧失与正常老化。入球小动脉与出球小动脉间抵抗流动速率的相对差异决定了肾小球毛细血管压。

随着血压升高，RVR 渐进性升高，有效肾血流量（renal blood flow，RBF）和肾血浆流量（renal plasma flow，RPF）降低，接着肾小球滤过率（GFR）下降。起初 GFR 下降是血流动力学改变（可逆转），之后肾小球硬化的加速及肾单位丢失使之不可逆转。一旦功能性肾单位总数下降超过 50%，自动调节功能受损，肾小球入球小动脉扩张导致每个残存肾单位结构性肥大和超滤过功能。高灌注与超滤过导致肾性高血压，加速了残存肾单位的进一步丢失。

使全身血压和肾小球内压正常化，同时保护肾小球入球小动脉的自身调节能力的抗高血压治疗方案也许有保护肾小球滤过功能的预期效果。

Ang-Ⅱ、儿茶酚胺和血管加压素调节肾小球出球小动脉的收缩。干扰或减弱 Ang-Ⅱ、儿茶酚胺和血管加压素作用的药物（ACEI、血管紧张素受体阻滞剂、CCB）除了降低血压外还有肾保护作用；然而增加 Ang-Ⅱ、儿茶酚胺和血管加压素（利尿剂）作用的药物尽管有降低血压功效，却促进肾功能损害。引起肾小球逆转及肾血管肥大的药物（ACEI、血管紧张素受体阻滞剂、CCB）可以改善肾功能或延长肾单位存活。

临床试验表明不同药物阻止高血压患者的 GFR 下降的疗效不同。在糖尿病肾病患者[7]和伴有微量白蛋白尿和大量蛋白尿的非糖尿病肾病患者中[8-9]，ACEI 剂被证明是有益的。ARB 对于伴有微量白蛋白尿和大量蛋白尿的 2 型糖尿病患者是有益的。CCB 对于糖尿病肾病或高血压肾病患者都有肾保护作用，但是存在大量蛋白尿时，CCB 单一疗法对于肾保护作用有限。CCB 与 ACEI 或 ARB 联合应用是有效的。在非糖尿病原发性肾病患者中，ACEI 和 ARB 联合应用也具有很大的益处[10]。

SBP和DBP均与肾功能不全及终末期肾衰竭的产生及发展相关，但是作为危险因素，SBP比DBP更重要。任何程度的高血压都可促进肾病进程加速。

meta分析证实，随着血压的降低，高血压性肾硬化比例也在降低。高血压合并肾损害、大量蛋白尿及高血压合并糖尿病患者，目标血压110～120/70～75 mmHg。单纯大量蛋白尿丢失和糖尿病患者目标血压暂不明确。肾病膳食改良试验表明，积极降血压降至130/85 mmHg以下是有益的，但对于预防不良肾病结果，美国黑人肾病研究试验针对处于肾病3期或4期的无糖尿病或大量蛋白尿的高风险美国黑人，将血压从平均141/85 mmHg降至128/78 mmHg，没有明显受益。其他调查人员也已证实，尽管相对于常规治疗，加强降血压治疗并没有降低1型糖尿病GFR下降的速度，但强化治疗降低蛋白尿相对于普通方案有明显受益[11]。

高血压相关性肾病：假设机制

图6-1表明高血压相关性肾病：假设机制[4,5,90-93]

以噻嗪类利尿剂为基础的抗高血压治疗方案与肾损害风险增加有关联吗?

在北美，尽管多数抗高血压治疗试验研究设计时已考虑利尿剂应用，且应用利尿剂氯噻酮，噻嗪类利尿剂HCTZ仍是血压控制方面最常用的指定型利尿剂。

在实验动物身上已经发现，HCTZ可增加RVR、肾小球内压及血管创性细胞因子包括β型转化生长因子（transforming growth factor beta，TGFP)、PAI-1的产生，也刺激肾素、Ang-Ⅱ、醛固酮及同型半胱氨酸的产生，这些均与血管损害增加有关。在肾小球硬化的L-NAME模型中，HCTZ已被证实可加速肾小球损伤，而该模型中也证实ACEI、ARB及CCB均可延缓肾功能损害。

在美国1988—1994年的数据抽样期间，NHANES Ⅲ对高血压、高血压治疗的充分性、各种降压药的应用进行了一个有价值的横断面研究。这些数据分析显示，高血压患者在应用利尿剂治疗后，肌酐水平升高增加1.7倍（近2倍）（校正了指定药物剂量、

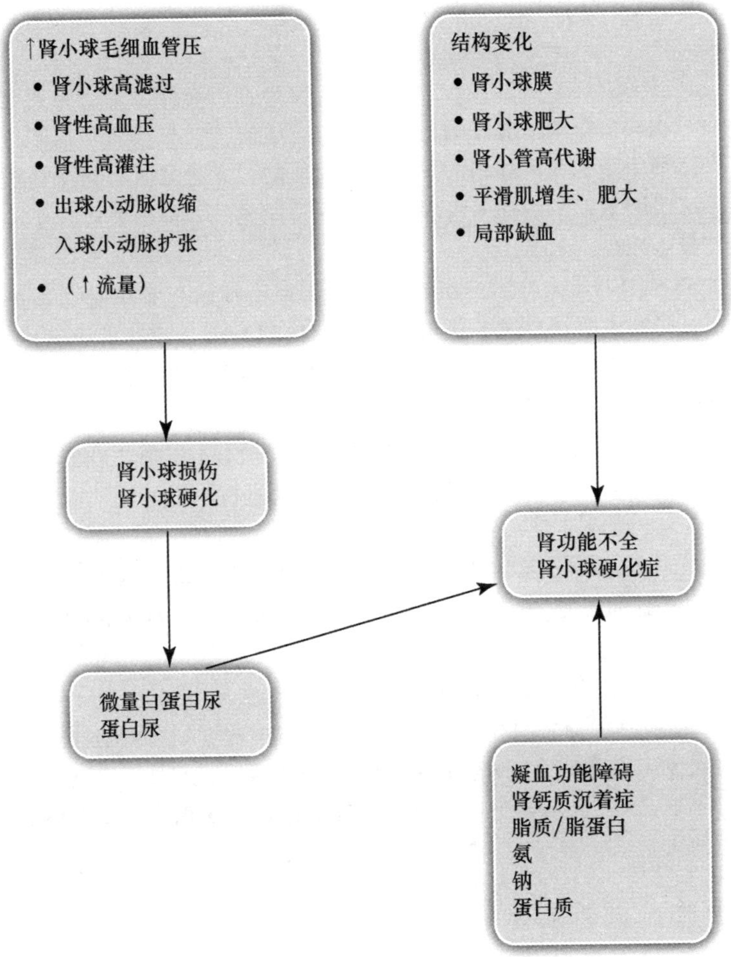

图 6-1　高血压相关性肾病：假设机制

年龄、性别、种族及糖尿病史)[12]。

大量的临床试验证据认为以噻嗪类利尿剂为基础的抗高血压治疗方案具有肾毒性或未能发挥明显的肾保护作用。欧洲工作团体在老年性高血压试验（EWPHE)[13]、老年性高血压初级保健试验(HEP)[14]和瑞典老年人群高血压患者试验（STOP）均已证明在接受逐步治疗患者中单用噻嗪类利尿剂或者联合应用 BB（HEP、

STOP）或α-甲基多巴（EWPHE）时，患者的血清肌酐水平明显增加。

在SHEP试验中，经过3年随访，安慰剂组血肌酐水平无明显改变，积极治疗组（氯噻酮）血肌酐明显增加[16]。轻度肾功能不全在安慰剂组与积极治疗组的发病率是相似的，无论是否有糖尿病病史。这表明氯噻酮治疗未出现预期的肾功能受益，但脑血管及卒中事件显著减少。

SYST-EUR试验[17]分析在未治疗与经治疗的患者中肾功能的改变，研究表明在超过5年随机应用尼群地平单一疗法的患者中，血肌酐水平没有变化，然而单独应用HCTZ或联合应用研究药物导致血肌酐水平明显升高。

INSIGHT[18]证明与CCB治疗方案相比较，4年随访期间，利尿剂复合型阿米洛利导致肾功能损害发病风险增加了约2.5倍（4.6%与8%）。

ALLHAT[19]试验在2年和4年随访研究中发现，以利尿剂氯噻酮为基础的治疗方案与以CCB氨氯地平或ACEI赖诺普利相比较，GFR明显降低。

美国利尿剂治疗分析实践表明，应用利尿剂治疗与4年后ESRD发病率增加之间存在直接联系。在美国随着利尿剂应用减少肾衰竭发生率降低。ESRD医保花费在2000年已达到140亿美元并且每年上升6%左右，进一步研究利尿剂使用对美国经济的影响是必要的。

主要临床试验显示肾保护作用

表6-2总结了显示肾保护作用的主要临床试验。

抗高血压药物对肾功能的影响

表6-3总结了抗高血压药物对肾功能的影响[4-5]。

表 6-2　显示肾保护作用的主要临床试验

临床试验	原发性肾病	参加者数量	设计及治疗	结果描述
REIN-1[20]	非糖尿病患者伴大量蛋白尿 1～3 g/d	78 例积极治疗，88 例安慰剂	雷米普利 5 mg/d 与安慰剂	雷米普利降低大量蛋白尿并且减缓 GFR 下降 56 %，比单纯控制血压预期效果好
REIN-2[22]	非糖尿病患者伴肾病蛋白尿范围高于 3 g/d	117 例患者	雷米普利 5 mg/d 与安慰剂	52%GFR 降低较缓
IRMA-2[22]	高血压伴 2 型糖尿病	590 例患者	双盲安慰剂对照试验，厄贝沙坦 150 mg/d、300 mg/d 和安慰剂	300 mg 剂量组里 70%肾终点事件风险降低，150 mg 剂量组对于风险降低无意义
IDNT[23]	高血压伴 2 型糖尿病	1715 例患者	双盲、安慰剂对照，厄贝沙坦、氨氯地平与传统高血压治疗方案	厄贝沙坦与安慰剂组比较降低肾终点事件风险 20%，与氨氯地平组比较降低 23%
RENAAL[24]	2 型糖尿病伴肾病	1513 例患者	氯沙坦与安慰剂	积极治疗组降低 16%风险
COOPER-ATE[25]	非糖尿病患者处于肾功能不全 2～4 期，有或无高血压	336 例患者	氯沙坦、群多普利与两种药物联合	联合治疗方案与群多普利单一疗法组比较，降低肌酐翻倍风险，ESRD 风险降低了 62%；与氯沙坦单一疗法组比较降低了 60%ESRD 风险

表 6-2 显示肾保护作用的主要临床试验（续）

临床试验	原发性肾病	参加者数量	设计及治疗	结果描述
AASK[26]	美籍黑人非糖尿病高血压患者伴中重度肾功能损害（2～4 期肾病）	1094 例患者	氨氯地平、美托洛尔与雷米普利为基础的治疗方案；目标血压设定为日常平均血压 102～107 或<92	ACEI 与 BB 比较降低综合事件风险约 22%，与 CCB 比较降低约 38%。BB 与 CCB 间无差异；达到激进的目标血压水平无更多优势
MARVAL[27]	2 型糖尿病伴微量蛋白尿，有或无高血压	332 例患者	缬沙坦 80 mg/d 与氨氯地平 5 mg/d 持续 24 周	与基线比较，经缬沙坦治疗患者在微量蛋白排泄方面明显降低 44%，氨氯地平治疗患者有不明显 8%的降低
CALM[28]	2 型糖尿病伴高血压或微量蛋白尿	199 例患者	起始随机化应用坎地沙坦或赖诺普利单一疗法 12 周，然后一半患者随机化应用两药联合治疗第二个 12 周	12 周坎地沙坦和赖诺普利单一疗法均有效地减少了蛋白尿；24 周两药联合治疗较单一疗法将血压控制在更低水平，而蛋白尿水平并未明显进一步降低
MICRO-HOPE[29]	糖尿病患者伴随至少 1 个心血管危险因素，无蛋白尿	3577 例患者（HOPE 试验的子集）	随机分配到雷米普利 10 mg/d 或安慰剂	4.5 年后可减少 24%的明显肾病的风险，独立于血压降低

表 6-2　显示肾保护作用的主要临床试验（续）

临床试验	原发性肾病	参加者数量	设计及治疗	结果描述
EUCLID[30]	血压正常无蛋白尿的 1 型糖尿病患者	530 例患者	安慰剂对照，赖诺普利治疗试验，2 年随访	在 2 年随访后血压正常无蛋白尿患者采用赖诺普利治疗方案降低了 18％尿蛋白排泄率
AIPRI[31]	所有慢性肾病但主要是非糖尿病患者	583 例患者	贝那普利与安慰剂	风险降低 53％
MDRD[32]	研究 1：3 期肾病包括糖尿病和非糖尿病患者研究 2：4 期肾病包括糖尿病和非糖尿病患者	研究 1：585 患者研究 2：255 患者	研究 1：患者被指定常规或更低膳食蛋白摄入；应用任何药物将平均血压随机保持在 107 mmHg 或低水平 92 mmHg 研究 2：患者被指定低膳食或极低膳食蛋白摄入，血压随机如研究 1	研究 1 中患者无论蛋白摄入量及血压控制，GFR 无改变；两个研究结果结合表明蛋白尿患者降低平均血压至 92 mmHg，GFR 缓慢下降
UKPDS[33]	2 型糖尿病和高血压	758 例患者	卡托普利与阿替洛尔	药物间无明显差异；所有受益源于血压降低程度

表 6-2 显示肾保护作用的主要临床试验（续）

临床试验	原发性肾病	参加者数量	设计及治疗	结果描述
ABCD[34]	高血压合并 2 型糖尿病，伴有不同程度蛋白尿	470 例患者	随机应用 CCB 尼索地平或 ACEI 依那普利；随机分配两个血压控制水平（强化 132/78 mmHg，中度 138/86 mmHg）	血压控制水平对于肾功能下降无差异；CCB 和 ACEI 对于 GFR 及蛋白尿的保护是同等的
Collaborative Study Group[35]	1 型糖尿病患者伴大量蛋白尿	207 例积极治疗，202 例安慰剂	卡托普利 25 mg 每天 3 次与安慰剂，3 年随访中值	卡托普利可降低 50% 死亡风险、透析和移植，独立于血压差异

AASK，非裔美国人肾病和高血压研究；ABCD，在糖尿病人群中理想血压控制水平试验；ACEI，血管紧张素转化酶抑制剂；BB，β 受体阻滞剂；BP，血压；CCB，钙通道阻滞剂；CV，心血管疾病；DM，糖尿病；ESRD，终末期肾病；GFR，肾小球滤过率；HOPE，心脏预后和预防评估研究；IDNT，厄贝沙坦糖尿病肾病试验；IRMA，在 2 型糖尿病合并尿微量白蛋白人群中厄贝沙坦的应用；MAP，平均动脉压；RENAAL，应用血管紧张素Ⅱ拮抗剂氯沙坦的非胰岛素依赖型糖尿病人群的随机评估；UKPDS，英国糖尿病人群的前瞻性研究

表 6-3　抗高血压药物对肾功能的影响

	利尿剂	BB	有内在拟交感作用型 BB	BB + α 受体阻滞剂	直接血管扩张剂	神经元抑制剂	钙离子通道阻滞剂	血管紧张素Ⅱ抑制剂和 ACEI	中枢型 α 受体激动剂	α 甲基多巴	α 受体阻滞剂
GFR	↓	→/↓	→	→	→/↓	↓	↑	↓	↑/→	↑/→	↑/→
ERPF	↓	↑/→	→	→	→/↑	↓	↑	↑	→	→	→/↑
GFR/ERPF	→	→	→	→	→	↓	→	→	→	→	→
RBF	↓	→/↓	→/↑	→/↑	→/↑	↓	↑/→	↓/→	↑/→	↑/→	→/↑
RVR	↑	→/↑	→	→	↓	↓	↓	↓	↓		↓
IGCP	↑	?	?	?	↑	?	↓/→	↓	?	?	?
尿白蛋白	↑	?	?	?	↑	?	↓ →	↓	?	?	?
尿钠	↑	↑/↓	→/↓	→	↓	→/↓	↑	↑	→/↑	↓	→/↓
尿钾	↑	→/↓	→	→	→	→	↑/→	↓	→	→	→
尿镁	↑	→/↓	→	→	→	→	→	↓	→	→	→
血容量	↓	→/↑	→/↑	→/↑	↑	→/↓	↓	→/↓	→/↓	↑	→

ACEI，血管紧张素转化酶抑制剂；BB，β受体阻滞剂；GFR，肾小球滤过率；ERPF，有效肾血流量；RBF，肾血流量；RVR，肾血管阻力；IGCP，肾小球毛细血管血压。

↓，降低；↑，升高；→，无变化；?，未知

参考文献：高血压和肾病

1. National Kidney Foundation：K/DOQI Clinical Practice Guidelines for Chronic Kidney Disease：Evaluation，Classification and Stratifi cation. Am J Kidney Dis 2002；39（suppl 1）：S1-S266.
2. US Renal Data System：USRDS 2002 Annual Data Report. The National Institutes of Health，National Institute of Diabetes and Digestive and Kidney Diseases，Bethesda，MD，2002.
3. Coresh J，et al. Prevalence of chronic kidney disease and decreased kidney function in the adult US population：Third National Health and Nutrition Examination Survey. Am J Kidney Dis 2003；41：1-12.
4. Keller G，et al. Nephron number in patients with primary hypertension. N Engl J Med 2003；348（2）：101-108.
5. Klag MJ，et al. Blood pressure and end-stage renal disease in men. N Engl J Med 1996；334：8-13.
6. Rostand SG，et al. Renal insufficiency in treated essential hypertension. N Engl J Med 1989；320：684-688.
7. Bakris GL，et al. Preserving renal function in adults with hypertension and diabetes：A consensus approach. Am J Kidney Dis 2000；36（3）：646-661.
8. Jafar TH，et al. Angiotensin-converting enzyme inhibitors and progression of nondiabetic renal disease. Ann Intern Med 2001；135：73-87.
9. Kshirsagar AV，et al. Effect of ACE inhibitors in diabetic and nondiabetic chronic renal disease：A systematic overview of randomized placebo-controlled trials. Am J Kidney Dis 2000；35（4）：695-707.
10. Russo D，et al. Coadministration of losartan and enalapril exerts additive antiproteinuric effect in IgA nephropathy. Am J Kidney Dis 2001；38：18-25.

11. Lewis JB, et al. Effect of intensive blood pressure control on the course of type I diabetic nephropathy. Am J Kidney Dis 1999; 34 (5): 809-817.
12. Coresh J, et al. Prevalence of high blood pressure and elevated serum creatinine level in the United States. Arch Intern Med 2001; 161: 1207-1216.
13. Fletcher A, et al. Risks and benefits in the trial of the European Working Party on high blood pressure in the elderly. J Hypertens 1991; 9: 225-230.
14. Coope J, et al. Randomised trial of treatment of hypertension in elderly patients in primary care. BMJ 1986; 293: 1145-1151.
15. Ekbom T, et al. Antihypertensive efficacy and side effects of three beta-blockers and a diuretic in elderly hypertensives: A report from the STOP-hypertension study. J Hypertens 1992; 10: 1525-1530.
16. Savage PJ, et al. Influence of long-term low-dose diuretic-based antihypertensive therapy on glucose, lipid, uric acid and potassium levels in older men and women with isolated systolic hypertension. The Systolic Hypertension in the Elderly Program. Arch Intern Med 1999; 158: 741-751.
17. Voyaki SM, et al. Follow-up of renal function in treated and untreated older patients with isolated systolic hypertension. J Hypertens 2001; 19: 511-519.
18. Brown MJ, et al. Morbidity and mortality in patients randomized to doubleblind treatment with a long-acting calcium-channel blocker or diuretic in the International Nifedipine GITS study: Intervention as a Goal in Hypertension Treatment (INSIGHT). Lancet 2000; 356: 366-372.
19. The ALLHAT Study Group. Major outcomes in high-risk hypertensive patients randomized to angiotensin-converting enzyme inhibitor or calcium-channel blocker vs. diuretic. JAMA 2002; 288: 2981-2997. 249

20. Ruggenenti P, et al. Renoprotective properties of ACE-inhibition in non-diabetic nephropathies with non-nephrotic proteinuria. Lancet 1999; 354: 359-364.

21. The GISEN Group. Randomised placebo-controlled trial of effect of ramipril on decline in glomerular filtration rate and risk of terminal renal failure in proteinuric, non-diabetic nephropathy. Lancet 1997; 349: 1857-1863.

22. Parving H, et al. The effect of irbesartan on the development of diabetic nephropathy in patients with type 2 diabetes. N Engl J Med 2001; 345 (12): 870-878.

23. Lewis EJ, et al. Renoprotective effect of the angiotensin-receptor antagonistirbesartan in patients with nephropathy due to type 2 diabetes. N Engl J Med 2001; 345 (12): 851-860.

24. Brenner BM, et al. Effects of losartan on renal and cardiovascular outcomes in patients with type 2 diabetes and nephropathy.

25. N Engl J Med 2001; 345 (12): 861-869.

26. Nakao N, et al. Combination treatment of angiotensin-Ⅱ receptor blocker and angiotensin-converting-enzyme inhibitor in non-diabetic renal disease (COOPERATE): A randomized controlled trial. Lancet 2003; 361: 117-124.

27. Wright JT, et al. Effect of blood pressure lowering and antihypertensive drug class on progression of hypertensive kidney disease. JAMA 2002; 288: 2421-2431.

28. Viberti G, et al. Microalbuminuria reduction with valsartan in patients with type 2diabetes mellitus. Circulation 2002; 106: 672-678.

29. Mogensen CE, et al. Randomised controlled trial of dual blockade of reninangiotensin system in patients with hypertension, microalbuminuria and noninsulin dependent diabetes: The Candesartan and Lisinopril Microalbuminuria (CALM) study. BMJ 2000; 321 (7274): 1440-1444.

30. Heart Outcomes Prevention Evaluation (HOPE) Study Investigators. Effects of ramipril on cardiovascular and microvascular outcomes in people with diabetes mellitus: Results of the HOPE study and MICRO-HOPE substudy. Lancet 2000; 355: 253-259.

31. The EURODIAB Controlled Trial of Lisinopril in Insulin-Dependent Diabetes Mellitus (EUCLID) Study Group. Randomised placebo-controlled trial of lisinopril in normotensive patients with insulin-dependent diabetes and normoalbuminuria or microalbuminuria. Lancet 1997; 349 (9068): 1787-1792.

32. Maschio G, et al. Effect of the angiotensin-converting enzyme inhibitor benazepril on the progression of chronic renal insufficiency. The Angiotensin-Converting Enzyme Inhibition in Progressive Renal Insufficiency Study Group. N Engl J Med 1996; 334: 939-945.

33. Klahr S, et al. The effects of dietary protein restriction and blood pressure control on the progression of chronic renal disease. N Engl J Med 1994; 330 (13): 877-884.

34. UK Prospective Diabetes Study Group. Efficacy of atenolol and captopril in reducing risk of macrovascular and microvascular complications in patients with hypertension and type 2 diabetes: UKPDS 39. BMJ 1998; 317: 713-720.

35. Estacio RO, et al. Effect of blood pressure control on diabetic microvascular complications in patients with hypertension and type 2 diabetes. Diabetes Care 2000; 23 (suppl 2): B54-B64.

36. Lewis EJ, et al. The effect of angiotensin-converting enzyme inhibition on diabetic nephropathy. N Engl J Med 1993; 329: 1456-1462.

糖尿病和高血压总结[191-192]

1. 在更加积极降压治疗的患者中，心血管危险因素聚集、肾事件及全因死亡是最低的（表 6-4～表 6-10 和图 6-2～图 6-14）。推荐血压目标值 110/70 mmHg，更低的血压水平也是推荐的。
2. 为达到目标血压水平，大约 4 种抗高血压药物联用。
3. ACEI 和 ARB 联合 CCB 相较于传统利尿剂或 BB 对于心血管事件的降低有更好作用，尤其是在 CHD、CHF 及 CVA 方面。
4. ACEI＋CCB 在联合治疗减少心血管事件方面优于利尿剂与 BB（SYST-EUR 与 SHEP）。
5. 将 ACEI 和 ARB 作为初始治疗方案对于预防肾功能不全、微量白蛋白尿及蛋白尿最好。依据蛋白尿水平（即＜1 g/24 h）[192]选择性应用 CCB 也具有肾保护及减少蛋白尿作用。ACEI、ARB 和 CCB 优于利尿剂和 BB（IDNT，IRMA，RENAAL，CAPPP，ABCD-HT，LIFE，AASK，HOPE，MICRO-HOPE，ASCOT，VALUE）。
6. 新发 2 型糖尿病应用利尿剂和 BB 较其他药物更为普遍（HOPE，CAPPP，STOP-Ⅱ，LIFE，UKPDS，SHEP，MICROHOPE，INSIGHT，NORDIL，NICS-EH，ARICS，ALLHAT，ASCOT，VALUE）。
7. 相较于无利尿剂的单一疗法，RAAS 药物或 CCB 合并噻嗪类利尿剂将部分否定 RAAS 药物或 CCB 改善胰岛素敏感性，并且导致血糖、糖化血红蛋白升高。

表 6-4　高血压和糖尿病[191]

糖尿病患者死亡原因	
原因	**死亡%**
局部缺血性心脏病	40
其他心脏疾病	15
糖尿病（急性并发症）	13
癌症	13
脑血管疾病	10
肺感染/流感	4
所有其他病因	5

（引自：Geiss LS，et al. Mortality in non-insulin-dependent diabetes. In：Diabetes in America，2ndedn.，National Diabetes Data Group. Bethesda，MD，1995：233-257.）

表 6-5 JNC-7 对糖尿病患者建议

两种或多种药物联用达到血压＜130/80 mmHg
ACEI 和 ARB 使蛋白尿缓慢进展，减少蛋白尿
ARB 减缓微量白蛋白尿进展

表 6-6 英国糖尿病前瞻性研究

卡托普利与阿替洛尔		
终点事件	**相对危险度**	**95%置信区间**
任何事件终点	1.10	0.86～1.41
糖尿病死亡事件	1.27	0.82～1.97
任何死亡事件	1.14	0.81～1.61
MI	1.20	0.82～1.76
脑卒中	1.12	0.59～2.12
PAD	1.48	0.35～6.19
微血管病变	1.29	0.80～2.10

MI，心肌梗死；PAD，外周动脉疾病

n=400 与 358

From Ref. [19], with permission.

表 6-7 糖尿病和非糖尿病患者 SHEP 和 SYST-EUR

N（总体%）	糖尿病组		非糖尿病组	
	SHEP	SYST-EUR	SHEP	SYST-EUR
	590(12.3)	492(10.5)	4149(87.7)	4203(89.5)
校正安慰剂平均 BP 降低				
收缩压（mmHg）	−9.8	−8.6	−12.5	−10.3
舒张压（mmHg）	−2.2	−3.9	−4.1	−4.6
安慰剂组风险（事件/1000 例患者·年）				
全因死亡率	35.6	45.1	21.8	21.6
心血管事件	63.0	55.0	36.8	28.9
脑卒中	28.8	26.6	15.0	12.3
冠状动脉事件	32.2	23.1	15.2	12.4
积极治疗后变化百分比（95%置信区间）				

续表

N（总体%）	糖尿病组		非糖尿病组	
	SHEP	SYST-EUR	SHEP	SYST-EUR
死亡率	−26 (54,18)	−64 (−83,−25)	−15 (−32,6)	−18 (−40,13)
所有心血管终点事件	−34 (54,−6)	−68 (−84,−35)	−34 (−45,−21)	−30 (−47,−8)
脑卒中	−22 (55,34)	−86 (−96,−58)	−38 (−54,−17)	−39 (−60,−7)
冠状动脉事件	−56 (−75,−23)	−58 (−87,37)	−19 (−38,5)	−22 (−47,17)

BP，血压；CV，心血管；SHEP，老年收缩期高血压研究；SYST-EUR，欧洲收缩期高血压研究

表 6-8　比较强化降压与非强化降压或比较积极治疗与安慰剂治疗临床试验：对肾功能的影响[191]

试验	肾变量	患者			治疗	
		例数	血压	蛋白尿	对比	年
SHEP[31]	SCr（△umol/L）	583	高血压	—	D 与 PI	3
UKPDS[15]	SCr（△）	1148	高血压	—	强化降压与非强化降低	9
HOT[6]	SCr（△umol/L）	1501	高血压	—	强化降压与非强化降压	3.8
SYST-EUR[10]	SCr（△umol/L）	492	高血压	—	CA 与 PI	2
IDNT[12]	SCr（△umol/L 每年）	1148	高血压	蛋白尿	AⅡA 与 PI	3
	SCr（△umol/L 每年）	1136	高血压	蛋白尿	CA 与 PI	3
Ravid 等[26]	100/SCr（△）	94	高血压微量	蛋白尿	ACEI 与 PI	5
Lebovitz 等[27]	GFR（△ml/min 每年）	121	高血压	—	ACEI 与 PI	2
Ahmadet 等[28]	1.73 m^2 每月）	103	血压正常	蛋白尿	ACEI 与 PI	5
Ravidet 等[29]	GFR（△ml/min 每月）	156	血压正常	蛋白尿	ACEI 与 PI	6

表 6-8（续） 比较强化降压与非强化降压或比较积极治疗与安慰剂治疗临床试验：对肾功能的影响[191]

试验	肾变量	患者			治疗	
		例数	血压	蛋白尿	对比	年
ABCD-HT[34]	CrCl（△ml/min 每年）	470	血压正常	—	强化降压与非强化降压	5
ABCD-NT[8]	CrCl（△ml/min 每年）	480	血压正常	—	强化降压与非强化降压	5
IRMA[14]	CrCl（△ml/min 每年）	590	高血压	微量蛋白尿	ACEI 与 PI	2
RENAAL[13]	CrCl（△ml/min 每年）	1513	高血压	蛋白尿	ACEI 与 PI	3.4

试验	血压变异（mmHg）	高于集中趋势或更活跃	低于集中趋势或安慰剂	*P* 值
SHEP[31]	−9.8/−2.2	+4.8	+0.7	无意义
UKPDS[15]	−10/−5	—	—	无意义
HOT[6]	−3/−3	+2.2	+2.7	无意义
SYST-EUR[10]	−8.6/−3.9	+3.3	+4.4	无意义
IDNT[12]	−4/−3	+40	+53	0.008
	−3/−3	+51	+52	无意义
Ravid et al.[26]	−4	−0.01	−0.12	<0.05
Lebovitz et al.[27]	−2.2	−0.13	−0.47	0.012
Ahmad et al.[28]	0/−3	−5	−5	无意义
Ravid et al.[29]	−4	−1.5	−2.4	0.040
ABCD-HT[34]	−6/−8	−7	−11	无意义
ABCD-NT[8]	−9/−6	−8	−8	无意义
IRMA[14]	−2/0	−8.5	−4.8	无意义
RENAAL[13]	−2.5/−0.5	−4.4	−5.2	0.01

A，尿蛋白；ABCD，糖尿病人群理想血压控制试验；ACEI，血管紧张素转化酶抑制剂；AⅡA，血管紧张素Ⅱ受体阻滞剂；B，血压；CA，钙离子阻滞剂；CrCl，估计肌酐清除率；D，利尿剂；GFR，肾小球滤过率；HOT，高血压最佳治疗试验；HT，高血压患者；IDNT，糖尿病肾病厄贝沙坦试验；IRMA，2 型糖尿病合并尿蛋白人群中厄贝沙坦的应用；MA，尿微量白蛋白；NA，无尿蛋白；NS，无统计学差异；NT，血压正常人群；OA，显性白蛋白尿；PI，安慰剂组；RENAAL，费胰岛素依赖型糖尿病应用血管紧张素Ⅱ受体阻滞剂氯沙坦的随机评价；SCr，血清肌酐；SHEP，老年收缩期高血压研究；SYST-EUR，欧洲收缩期高血压研究；UKPDS，英国糖尿病前瞻性研究

治疗组血压差用收缩压/舒张压或平均血压表示

表 6-9 比较强化降压与非强化降压或比较积极治疗与安慰剂治疗临床试验：对肾功能不全或肾衰竭影响

试验	肾指标	治疗	
		对比	年
SHEP[31]	SCr＞176.8umol 患者百分比	D 与 Pl	3
HOT[6]	SCr＞176.8umol 患者百分比	强化与非强化	3.8
UKPDS[15]	每 1000 患者·年的肾衰竭例数	强化与非强化	9
SYST-EUR[10]	每 1000 患者·年的肾衰竭例数	CA 与 Pl	2
IDNT[12]		AⅡA 与 Pl	3
RENAAL[13]	2 倍 Scr 和终末期肾病和死亡患者的百分比	AⅡA 与 Pl	3
	2 倍 Scr 患者的百分比	AⅡA 与 Pl	3
	终末期肾病患者百分比	CA 与 Pl	3
	2 倍 Scr 和终末期肾病和死亡患者的百分比		
	2 倍 Scr 患者的百分比	CA 与 Pl	3
	终末期肾病患者百分比	CA 与 Pl	3
	2 倍 Scr 和终末期肾病和死亡患者的百分比	AⅡA 与 Pl	3.4
	2 倍 Scr 患者的百分比	AⅡA 与 Pl	3.4
	终末期肾病患者百分比	AⅡA 与 Pl	3.4

试验	更密集或活跃	较低或对照	*P* 值	相对风险（95%CI）
SHEP[31]	18	29	无意义	
HOT[6]	9.8	12.2	无意义	
UKPDS[15]	1.4	2.3	无意义	
SYST-EUR[10]	5.7	5.7	无意义	
IDNT[12]	32.6	39.0	0.02	0.80（0.66～0.97）
	16.9	23.7	0.003	0.67（0.52～0.87）

续表

试验	更密集或活跃	较低或对照	*P* 值	相对风险（95%CI）
	14.2	17.8	0.07	0.77（0.57～1.03）
	41.1	39.0	无意义	1.04（0.86～1.25）
	25.4	23.7	无意义	1.06（0.84～1.35）
	18.3	17.8	无意义	1.00（0.76～1.32）
RENAAL[13]	15.9	18.1	0.02	0.84（0.72～0.98）
	7.9	10.0	0.006	0.75（0.61～0.92）
	6.9	9.1	0.002	0.72（0.58～0.89）

AⅡA，血管紧张素受体Ⅱ阻滞剂；CA，钙通道阻滞剂；D，利尿剂；ESRD，终末期肾病；HOT，高血压优化治疗；IDNT，糖尿病肾病厄贝沙坦试验；NS，无统计学差异；Pl，安慰剂；RENAAL，非胰岛素依赖型糖尿病应用ARB氯沙坦的随机评价；SCr，血清肌酐；SHEP，老年收缩期高血压研究；SYST-EUR，欧洲收缩期高血压研究；UKPDS，英国糖尿病前瞻性研究

表 6-10 比较强化降压与非强化降压或比较积极治疗与安慰剂治疗临床试验尿蛋白排泄的影响[191]

试验	肾指标	治疗	
		对比	年
Ravid 等[26]	△UAE（mg/24 h）	ACEI 与 Pl	5
Lebovitz 等[26]	△UAE（mg/24 h）	ACEI 与 Pl	2
Ahmad 等[28]	△UAER（ug/min）	ACEI 与 Pl	5
Ravid 等[29]	△UAE（mg/24 h）	ACEI 与 Pl	6
MICROHOPE[11]	△UA/Cr 比	ACEI 与 Pl	4.5
ABCD-HT [34]	%△UAE	强化或非强化	5
ABCD-NT [8]	%△UAE	强化或非强化	5
IDNT[12]	%△UAE	AⅡA 与 Pl	3
RENAAL[13]	△logUAE	AⅡA 与 Pl	3.4
IRMA [14]	△logUAE	AⅡA 与 Pl	2

ABCD，糖尿病人群理想血压控制试验；ACEI，血管紧张素转化酶抑制剂；AⅡA，血管紧张素Ⅱ受体阻滞剂；CA，钙通道阻滞剂；Cr，肌酐；HT，高血压；IDNT，厄贝沙坦糖尿病肾病试验；IRMA，2型糖尿病合并尿蛋白人群中厄贝沙坦的应用；NR，未报道；NS，无统计学差异；Pl，安慰剂；RENAAL，非胰岛素依赖型糖尿病应用血管紧张素Ⅱ受体阻滞剂氯沙坦的随机评价；UA，尿酸；UAE，尿蛋白清除率

Lebovit 等数据来自基线中显性白蛋白尿的患者亚组

表 6-11　比较强化降压与非强化降压或比较积极治疗与安慰剂治疗临床试验新发或加重蛋白尿[191]

试验	肾指标	治疗	
		对比	年
Ravid 等[26]	从 MA 到 OA（%）	ACEI 与 Pl	5
Lebovitz 等[27]	从 MA 到 OA（%）	ACEI 与 Pl	3
Ahmad 等[28]	从 MA 到 OA（%）	ACEI 与 Pl	5
Ravid 等[29]	从 MA 到 MA（%）	ACEI 与 Pl	6
Gaede 等[29]	从 MA 到 OA（%）	强化或非强化多重管理	3.8
UKPDS[15]	新发 MA（n/1000 人年） 新发 MA（n/1000 人年） 新发 MA 新发 OA（n/1000 人年）	强化或非强化	6
MICROHOPE[11]	从 NA 到 MA（%）	强化或非强化治疗	6
SYST-EUR[10]	从 MA 到 OA（%）	AⅡA 与 Pl	4.5
ABCD-HT[34]	从 NA 到 OA（%）	CA 与 Pl	2
ABCD-NT[8]	从 MA 到 OA（%）	强化或非强化	5
IRMA[14]	从 MA 到 OA（%）	强化或非强化	5
		强化或非强化	5
		强化或非强化	5
		AⅡA 与 Pl	2

试验	强化治疗或积极治疗	非强化治疗或安慰剂	*P* 值 相对风险（95%CI）
Ravid 等[26]	12	42	<0.001
Lebovitz 等[27]			
Ahmad 等[28]	7	21	未报道
Ravid 等[29]			
Gaede 等[29]	7.7	23.5	<0.001
UKPDS[15]			

表 6-11（续） 比较强化降压与非强化降压或比较积极治疗与安慰剂治疗临床试验新发或加重蛋白尿[191]

试验	强化治疗或积极治疗	非强化治疗或安慰剂	P 值	相对风险（95%CI）
	6.5	19.0	<0.042	
	10.4	24.4	0.01	0.27* (0.10～0.75)
MICROHOPE[11]				
SYST-EUR[10]	20.3	28.5	0.009	0.76 (0.51～0.99)
ABCD-HT[34]				
ABCD-NT[8]	5.3	8.6	无意义	0.61 (0.31～1.21)
IRMA[14]				
	—	—	无意义	
	18.8	58.0	0.008	0.19 (0.12～0.69)
	25	18	无意义	
	16	23	无意义	
	更低	更高	0.012	
	更低	更高	0.028	
	5.2	14.9	<0.001	0.30 (0.14～0.61)

ABCD，糖尿病人群理想血压控制试验；ACEI，血管紧张素转化酶抑制剂；AⅡA，血管紧张素Ⅱ受体阻滞剂，CA，钙通道阻滞剂；HT，高血压；IDNT，厄贝沙坦糖尿病肾病试验；IRMA，2 型糖尿病合并尿蛋白人群中厄贝沙坦的应用；MA，尿微量白蛋白；NA，无尿白蛋白；NR，未报道；NS，无统计学差异；NT，血压正常人群；OA，显性白蛋白尿；OR，优势比；Pl，安慰剂；RR，相对风险；SYST-EUR，欧洲收缩期高血压研究；UKPDS，英国糖尿病前瞻性研究

表 6-12 比较不同药物方案：以肾效果为基础[191]

试验	治疗		患者			CrCl ml/(min·1.73m²) 变化		
	对比	年	*n*	BP	A	1	2	*P* 值
UKPDS[23]	ACEI 与 BB	9	758	HT	—			
INSIGHT[20]	CA 与 D	3.5	1302	HT	—			
ABCD-HT[34]	ACEI 与 CA	5	470	HT	—	−10	−8	无意义
ABCD-NT[8]	ACEI 与 CA	5	354	NT	—	−7	−7	无意义
IDNT[12]	AⅡA 与 CA	3	1146	HT	OA	—	—	未报道
LIFE[25]	AⅡA 与 BB	5	1195	HT	—	5.5	6.8	

续表

试验	肾衰竭患者%	改变UAE%	新发MA患者%	新发OA患者%
	1 2 *P*值	1 2 *P*值	1 2 *P*值	1 2 *P*值
UKPDS[23]	1.3 1.4 无意义		31* 26* 无意义	5* 10* 无意义
INSIGHT[20]	0.6 1.1 无意义			
ABCD-HT[34]		−0.3 +0.2 <0.05	20 23 无意义	19 20 无意义
ABCD-NT[8]		无意义	无意义	无意义
IDNT[12]	32.6 41.1 0.006	−33 −6 未报道		无意义
LIFE[25]				7 13 0.002

ABCD，糖尿病人群理想血压控制试验；ACEI，血管紧张素转化酶抑制剂；AⅡA，血管紧张素Ⅱ受体阻滞剂；BB，β受体阻滞剂；CA，钙通道阻滞剂；CrCl，肌酐清除率；D，利尿剂；HT，高血压人群；IDNT，糖尿病肾病厄贝沙坦试验；INSIGHT，国际硝苯地平 GITS 研究：高血压治疗干预目标；LIFE，氯沙坦干预减少终点事件；MA，尿微量白蛋白；NR，未报道；NS，无统计学差异；NT，血压正常人群；OA，显性尿白蛋白；UAE，尿蛋白清除率；UKPDS，英国糖尿病前瞻性研究

1 和 2 分别表示第一种和第二种治疗方法的比较

* 在研究的最后 MA 和 OA 的发生独立于基线水平

† 3.5 年后统计学差异消失

‡ 每年肌酐清除率的变化

表 6-13　比较不同降压治疗方案试验：糖尿病恶化[191]

试验	n	治疗方案		变量	治疗方案		
		比较	年		1	2	P 值
UKPDS[15]	1148	强化与非强化	4	最终 HbA1c（%）	7.2	7.2	NS
			8	最终 HbA1c（%）	8.3	8.3	NS
MICROHOPE[11]	3577	ACEI 与 Pl	4.5		2.2	2.0	NS
ABCD-HT[34]	470	强化与非强化	5	最终 HbA1c（%）	10.2	9.9	NS
ABCD-NT[8]	480	强化与非强化	5	最终 HbA1c（%）	10.5	10.5	NS
IRMA[14]	590	AⅡA 与 Pl	2		0.4	0.3	NS
UKPDS[23]	758	ACEI 与 BB	4	最终 HbA1c（%）	7.0	7.5	<0.01
			8	最终 HbA1c（%）	8.3	8.4	NS
			4	添加抗糖尿病药（%）	53	66	<0.05
			8	添加抗糖尿病药（%）	71	81	<0.05
ABCD-HT[34]	470	ACEI 与 CA	5	最终 HbA1c（%）	10.0	10.0	NS
ABCD-NT[8]	480	ACEI 与 CA	5	最终 HbA1c（%）	10.8	10.2	NS

ABCD，适当控制糖尿患者血压试验；ACEI，血管紧张素转化酶抑制剂；AⅡA，血管紧张素Ⅱ受体拮抗剂；BB，β受体阻滞剂；CA，钙通道阻滞剂；HT，高血压患者；IRMA，厄贝沙坦治疗有微量蛋白尿的2型糖尿病患者；NS，无意义；NT，血压正常者；Pl，安慰剂；UKPDS，英国前瞻性糖尿病研究

表 6-14 比较不同降压治疗方案试验：新发糖尿病[191]

试验	n	治疗方案		新发糖尿病					RR（95%CI）
		比较	年	%病例		n/1000 人年			
				1	2	1	2	P 值	
SHEP[29]	3209	D 与 Pl	3	8.6	7.5			NS	
HOPE[4]	5720	ACEI 与 Pl	4.5	3.6	5.4			<0.001	0.66（0.51～0.85）
NORDIL[21]	10881	CA 与 D/BB	4.5			9.4	10.8	NS	0.87（0.73～1.04）
STOP-2[45]	1409	CA 与 D/BB	5			9.9	10.0	NS	0.97（0.73～1.29）
INSIGHT[29]	6321	CA 与 D	3.5	4.3	5.6			<0.05	
NICS-EH[46]	414	CA 与 D	5	0	1.9			NS	
CAPPP[47]	10985	ACEI 与 D/BB	6.1					0.039	0.86（0.74～0.99）
STOP-2[45]	4418	ACEI 与 D/BB	5			9.6	10.0	NS	0.96（0.72～1.27）
STOP-2[45]	4401	ACEI 与 CA	5			9.6	9.9	NS	0.98（0.74～1.31）
LIFE[48]	7998	AⅡA 与 BB	4.8	6	8	13.0	17.4	0.001	0.75（0.63～0.88）

ACEI，血管紧张素转化酶抑制剂；AⅡA，血管紧张素Ⅱ受体拮抗剂；BB，β受体阻滞剂；CA，钙通道阻滞剂；CAPPP，卡托普利预防项目；D，利尿剂；HOPE，心脏后果预防评估研究；LIFF，氯沙坦对减少终点事件的干预治疗；INSIGHT，国际硝苯地平控释片研究（作为高血压治疗的一个目标干预方案）；NICS-EH，对老年高血压患者国际干预协作研究；NORDIL，北欧地尔硫䓬研究；NS，无意义；Pl，安慰剂；RR，相对风险；SHEP，老年人收缩期高血压研究；STOP-2，高血压 2 级老年患者的瑞典试验研究

表 6-15 糖尿病患者血压控制主要试验

试验	干预和主要药物	主要亚组分析	总心血管事件		总死亡率		微血管终点	
			相对风险	绝对风险	相对风险	绝对风险	相对风险	绝对风险
SHEP	噻嗪类利尿剂与常规护理	亚组	0.66 (0.46～0.94)	0.08 (0.01～0.14)	0.74 (0.46～1.18)	0.02 (－0.04～0.08)	—	—
SYST-EUR	CCB 与 Pl	亚组	0.38 (0.20～0.81)	0.08 (0.03～0.13)	0.59 (0.31～1.09)	0.05 (－0.01～0.09)	—	—
HOPE	ACEI 与 Pl	亚组	0.75 (0.64～0.88)	0.05 (0.02～0.07)	0.76 (0.63～0.92)	0.03 (0.01～0 .05)	0.84 (0.71～0.99)	0.03 (0.00～0.05)
RENAAL	ARB 与 Pl	主要	0.90*	0.02 (－0.03～0.07)	1.02 (0.73～1.19)	－0.01 (－0.05～0.03)	0.79 (0.66～0.95)[a]	0.04 (0.00～0.09)[a]
IPDM	ARB 与 Pl	主要	—	—	—	—	0.30 (0.14～0.61)[b]	0.10 (0.04～0.16)[b]
HOT	目标 DBP <80 mmHg 或<90 mmHg；药物：非洛地平，加 ACEI 或 BB	亚组	0.49 (0.14～0.78)	0.05 (0.02～0.08)	0.56 (0.31～1.02)	0.03 (0.00～0.05)	—	—

续表

试验	干预和主要药物	主要亚组分析	总心血管事件		总死亡率		微血管终点	
			相对风险	绝对风险	相对风险	绝对风险	相对风险	绝对风险
UKP-DS	目标 BP<180/105 mmHg 与<150/85 mmHg；药物：卡托普利或阿替洛尔	主要	0.66**	—	0.82 (0.63～1.08)	0.04 (−0.01～0.09)	0.63 (0.44～0.89)	0.05 (0.01～0.09)
ABCD	目标 DBP<75 mmHg 与 80～89 mmHg；药物：尼索地平或依那普利	主要	无不同	—	0.51 (0.27～0.97)	0.05 (0.00～0.10)	无不同[c]	无不同

（改编自：Vijan S，Hayward RA. Treatment of hypertension in type 2 diabetes mellitus：Blood pressure goals，choice of agents and setting priorities in diabetes care. Ann Intern Med 2003；138：593-602.）

ABCD，适当控制糖尿病人血压试验；ACE，血管紧张素转化酶；ACEI，血管紧张素转化酶抑制剂；ARB，血管紧张素受体阻滞剂；BB，β受体阻滞剂；BP，血压；CV，心血管；CCB，钙通道阻滞剂；HOPE，心脏后果预防评估研究；HOT，高血压的最佳治疗；IPDM，厄贝沙坦治疗1型糖尿病患者微量蛋白尿；RENAAL，随机评估非胰岛素依赖性糖尿病的血管紧张素Ⅱ受体拮抗剂氯沙坦；SHEP，老年人收缩期高血压研究；SYST-EUR，欧洲收缩期高血压研究；UKPDS，英国前瞻性糖尿病研究

括号里值是95%置信区间

[a]肾结果（双倍的血清肌酐浓度和ESRD风险）

[b]厄贝沙坦300 mg剂量的比较；150 mg剂量没有显著降低肾病综合征的风险

[c]无联合终点事件的报道。比较严格的适度血压控制，个人终点事件相对风险如下：由正常白蛋白尿进展为微量白蛋白尿，RR值为1.38（置信区间：0.84～2.27）；由微量白蛋白尿进展为过量白蛋白尿，RR值为0.70（置信区间：0.36～1.36）；视网膜病进展，RR值为0.88（置信区间：0.68～1.15）；神经病变进展，RR值为1.30（置信区间：1.01～1.66）

* $P>0.2$；** $P=0.019$

表 6-16　不同种类药物治疗糖尿病患者高血压的疗效

试验	干预和主要药物	主要亚组分析	总心血管事件		总死亡率		微血管终点	
			相对危险	绝对危险	相对危险	绝对危险	相对危发险	绝对危险
ABCD	依那普利与尼索地平	主要	0.43 (0.25～0.73)	0.09 (0.040.13)	0.77 (0.36～1.67)	0.02 (−0.03～0.06)	—	—
FACET	福辛普利与氨氯地平	主要	0.49 (0.26～0.95)	0.07 (0.010.13)	0.81 (0.22～3.02)	0.01 (−0.03～0.04)	—	—
CAPPP	卡托普利与噻嗪类利尿剂或BB	亚组	0.59 (0.38～0.91)	—	0.54 (0.31～0.96)	—	—	—
UKPDS	卡托普利与阿替洛尔	主要	1.29 (0.92～1.18)	—	1.14 (0.81～1.61)	−0.02 (−0.08～0.03)	1.29 (0.8～02.10)	−0.02 (−0.06～0.02)
NORDIL	地尔硫䓬与BB或利尿剂	亚组	1.01 (0.66～1.42)	−0.01 (−0.060.04)	1.07 (0.631.84)	−0.01 (−0.05～0.03)	—	—

续表

试验	干预和主要药物	主要亚组分析	总心血管事件		总死亡率		微血管终点	
			相对危险	绝对危险	相对危险	绝对危险	相对危发险	绝对危险
INSIGHT	硝苯地平控释片与复合阿米洛利	亚组	0.99 (0.69～1.42)	0.00 (−0.030.03)	0.75* (0.52～1.09)	—	—	—
STOP-2（3组）								
	CCB与利尿剂或BB	亚组	0.91 (0.66～1.26)	0.03 (−0.060.11)	0.79 (0.54～1.14)	0.05 (−0.03～0.12)	—	—
	ACEI与利尿剂或BB		0.85 (0.62～1.18)	0.04 (−0.040.12)	0.88 (0.62～1.26)	0.03 (−0.05～0.01)	—	—
	ACEI与钙通道		0.94 (0.67～1.32)‡	0.01 (−0.07～0.10)	1.14 (0.78～1.67)	20.02 (−0.10～0.05)	—	—
IDNT（3组）								
	厄贝沙坦与安慰剂	主要	0.91 (0.72～1.14)	0.02 (−0.040.07)	0.92 (0.69～1.23)	0.01 (−0.03～0.06)	0.80 (0.66～0.97)§	0.06 (0.01～0.12)
	氨氯地平与安慰剂		0.88 (0.69～1.12)	0.03 (−0.020.08)	0.88 (0.66～1.19)	0.02 (−0.03～0.06)	1.04 (0.86～1.25)§	−0.02 (−0.08～0.04)

续表

试验	干预和主要药物	主要亚组分析	总心血管事件		总死亡率		微血管终点	
			相对危险	绝对危险	相对危险	绝对危险	相对危发险	绝对危险
	厄贝沙坦与氨氯地平		1.03 (0.81～1.31)	20.01 (－0.06～0.04)	1.04 (0.77～1.40)	0.00 (－0.05～0.04)	0.77 (0.63～0.93)§	0.09 (0.03～0.14)
LIFE	氯沙坦与阿替洛尔	次要	0.76 (0.58～0.98)	0.05 (0.010.10)	0.61 (0.45～0.84)	0.06 (0.02～0.10)	‖	‖
ALLHAT（2组）								
	赖诺普利与氯噻酮	次要	1.08 (1.00～1.17)	—	1.02 (0.91～1.13)	—	—	—
	氨氯地平与氯噻酮		1.06 (0.98～1.15)	—	0.96 (0.87～1.07)	—	—	—

（改编自：Vijan S，Hayward RA. Treatment of hypertension in type 2 diabetes mellitus：Blood pressure goals，choice of agents and setting priorities in diabetes care. Ann Intern Med 2003；138：593-602.）

ABCD，适当控制糖尿病人血压试验；ACE，血管紧张素转化酶；ACEI，血管紧张素转化酶抑制剂；ALLHAT，预防心脏病的降压药和降脂药治疗试验；BB，β受体阻滞剂；CAPPP，卡托普利预防项目；CCB，钙通道阻滞剂；CV，心血管疾病；FACET，福辛普利与氨氯地平对比心血管事件治疗试验；GITS，控释剂；IDNT，厄贝沙坦治疗糖尿病患者肾病试验；INSIGHT，国际硝苯地平控释片研究（作为高血压治疗的一个目标干预方案）；LIFE，氯沙坦干预减少终点事件；NORDIL，北欧地尔硫卓研究；STOP-2，高血压2级老年患者的瑞典试验研究；UKPDS，英国前瞻性糖尿病研究

* 括号里的值为95%置信区间

‡与CCB组相比，ACEI组的MI危险比是0.51（CI为0.28～0.92）

§复杂微血管终点＝双倍血清肌酐浓度＋发展为ESRD 1的全因死亡率；与安慰剂或氨氯地平组相比，厄贝沙坦组双倍血清肌酐浓度统计学显著更低

‖氯沙坦组微白蛋白尿的危险更低，尽管其危险比未列出（P=0.002）

表 6-17　RENAAL：氯沙坦对主要复合终点的影响*

	氯沙坦组[†]		安慰剂组[†]		*P* 值	%相对危险降低（95%CI）
	n	%	*n*	%		
主要复合终点*	327	43.5	359	47.1	0.02	16（2～28）
双倍血清肌酐	162	21.6	198	26.0	0.006	25（8～39）
ESRD	147	19.6	194	25.5	0.002	28（11～42）
死亡	158	21.0	155	2.03	0.88	−2（−27～19）
ESRD 或死亡	255	34.0	300	39.4	0.01	20（5～32）
双倍血清肌酐和 ESRD	226	30.1	263	34.5	0.01	21（5～34）

（改编自：Brenner et al. N Engl J Med 2001；345：861-869.）

AB，α 受体阻滞剂；BB，β 受体阻滞剂；CCB，钙通道阻滞剂；ESRD，终末期肾病；RR，相对危险；RENAAL，随机评估非胰岛素依赖性糖尿病的血管紧张素Ⅱ受体拮抗剂氯沙坦；SCr，血清肌酐

* 双倍血清肌酐、ESRD 或死亡的复合

[†]非盲利尿剂、CCB、BB、AB 和（或）中枢性作用药物的结合

表 6-18　RENAAL：并用 DHP-CCB 和 ARB

- 66%氯沙坦组患者同时在使用 DHP-CCB
- 与只使用氯沙坦的患者主要结果危险下降了 16%* 相比，同时使用 DHP-CCB 和氯沙坦的患者下降了 16.1%
- 糖尿病肾病患者并用 DHP-CCB 和 ARB 是安全的——对降低血压有益并且对肾没有副作用

ARB，血管紧张素受体阻滞剂；DHP-CCB，二氢吡啶类钙通道阻滞剂；ESRD，终末期肾病；RENAAL，随机评估非胰岛素依赖性糖尿病的血管紧张素Ⅱ受体拮抗剂氯沙坦；SCr，血清肌酐

* 双倍的基线血清肌酐、ESRD 或死亡事件[212]

表 6-19 糖尿病肾病的 meta 分析[221]

关键点
● 一项 1 型糖尿病研究（Lewis 等）表明，相比于安慰剂，ACEI 能减少尿白蛋白并且对肾功能有保护作用
● 一项 2 型糖尿病研究（Lebovitz 等）表明，相比于安慰剂，ACEI 对肾功能有保护作用
● 两项 2 型糖尿病研究表明，相比于安慰剂，ARB 或 CCB 对肾功能有保护作用（两项研究分别来自 RENAAL、IDNT）

ACEI，血管紧张素转化酶抑制剂；ARB，血管紧张素受体阻滞剂；CCB，钙通道阻滞剂；IDNT，厄贝沙坦糖尿病肾病试验；RENAAL，随机评估非胰岛素依赖性糖尿病的血管紧张素Ⅱ受体拮抗剂氯沙坦

表 6-20　比较强化降压 vs. 常规治疗或积极治疗 vs. 安慰剂控制血压：对尿白蛋白和肾功能的影响[221]

试验	*n*	年	条件*	BP 治疗	*P* 值差异	数值	白蛋白尿 *P* 值	肾价值	功能 *P* 值	数值
Lewis 等[19]	409	3	DM1 ON	ACEI 与 Pl	−3/−1		−0.3/NR‖	<0.001	−43%§	<0.007
Lebovitz 等[23]	121	3	DM2 ON	ACEI 与 Pl	−4.9	<0.001	7%/21%¶	NR	0.20/−0.33*	0.004
Nielsen 等[24]	43	3	DM2 ON	ACEI 与 3B+D	−4/−1		−55%/−15**	<0.01	−0.59/−0.54#	NS
UKPDS 38[26]	1148	9	DM2	强化与常规	−10/−5		7%/6.6%¶	NS	无差异	
UKPDS 39[27]	1148	9	DM2	ACEI 与 OB	1/2		5%/9%¶	NS	无差异	
Gaede 等[31]	149	3.8	DM2 MA	强化与常规	−7/−3		10.9%/25%¶	<0.01	—	
ABCD[32]	470	5	DM2 MA ON	强化与常规	−6/−8		16%/23%¶	NS	无差异	
ABCD[32]	470	5	DM2 MA ON	ACEI 与 CCB	无差异		19%/20%¶	NS	无差异	
MICBO-HOPE[33]	3577	4.5	DM2 MA	ACEI 与 Pl	−2.5/−1		6%/7%¶	0.07	—	
IRMA[44]	590	2	DM2 MA	ARB 300 与 150 与 Pl	141/144/144##		5.2%/9.7%/14.9%¶	<0.001	—	

续表

试验	*n*	年	条件*	BP 治疗	***P* 值差异 数值**	白蛋白尿 ***P* 值**	肾价值	功能 ***P* 值**	数值
IDNT[45]	1715	2.6	DM2 ON	ARB 与 CCB 与 Pl	98.0/98.3/0.001 0.001##	−33%/−6%/−10%**		23%/20%§§	0.006/0.02
RENAAL[46]	1513	3.4	DM2 ON	ARB 与 Pl	98.6/99.9##	−35%/无改变**	< 0.001	16%	0.02

在这些试验中肾功能恶化不是终点事件

ABCD，适当控制糖尿病患者血压试验；BP，血压；DBP，舒张压；IDNT，厄贝沙坦糖尿病肾病试验；IRMA，厄贝沙坦治疗 2 型糖尿病患者微量蛋白尿；MBP，血压平均值；NR，未报道；RENAAL，随机评估非胰岛素依赖性糖尿病的血管紧张素Ⅱ受体拮抗剂氯沙坦；SBP，收缩压；UKPDS，英国前瞻性糖尿病研究

* DM1/DM2，1 型或 2 型糖尿病；MA，微量蛋白尿，亚临床肾病；ON：显性肾病

† ACEI，血管紧张素转化酶抑制剂；ARB，血管紧张素受体拮抗剂；BB，β 受体阻滞剂；CCB，钙通道阻滞剂；D，利尿剂；Pl，安慰剂，如果需要加非研究药物

† 说明来自第二次的第一次治疗的收缩压或舒张压的不同，（一）：如果一个数字被说明它代表血压平均值，那么在第一次治疗中血压值较低

§ 血肌酐两倍的风险百分比降低

‖ 在随访期间以 g/d 为单位绝对下降

¶ 过度为显性肾病的患者百分比

\# GFR 下降单位是每月 ml/（min · 1.73m²）

** 蛋白尿百分比降低

†† 随访期间收缩压中位数

\## 随访期间血压平均值的中位数

§§ 与第二次或第三次治疗相比接近第一次治疗的复合终点的危险百分比下降

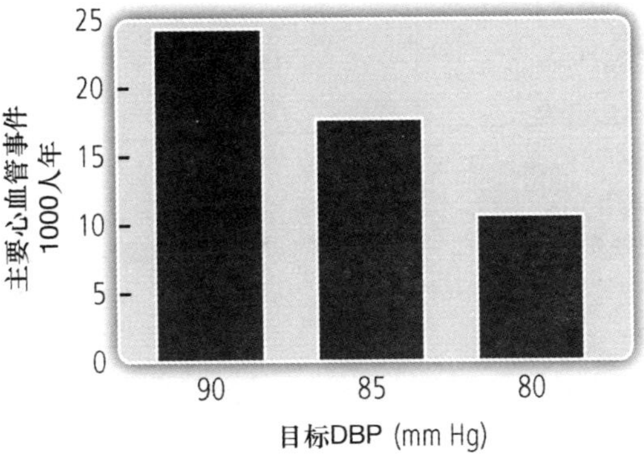

图 6-2 糖尿病患者主要心血管事件与目标舒张压的关系

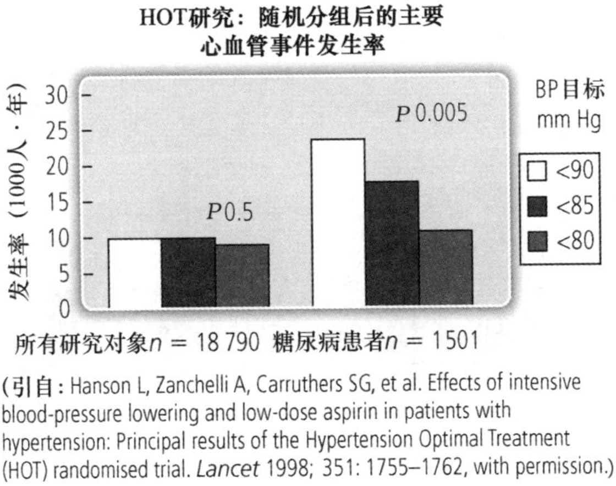

图 6-3 关于高血压和 2 型糖尿病或糖代谢功能损害的大型临床试验[191]

终点事件	严格或不太严格的血压控制 相对危险度	95% CI
任一终点事件	0.76	0.62~0.92
糖尿病死亡	0.68	0.49~0.94
任何死亡	0.82	0.63~1.08
心肌梗死	0.79	0.59~1.07
脑卒中	0.56	0.35~0.89
PAD	0.51	0.19~1.37
微血管病变	0.63	0.44~0.89

n = 758 vs. 390.

（引自:Ref. [18], with permission.）

PAD,外周动脉疾病

图 6-4 英国前瞻性糖尿病研究

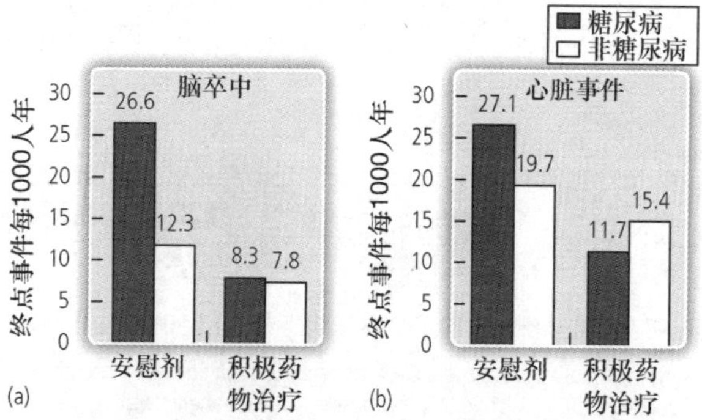

在糖尿病高血压患者中，CCB治疗降低了69%的脑卒中事件和57%的心脏事件。随机化不久后积极治疗就出现益处，大部分患者仍用尼群地平单一疗法。CCB，钙通道阻滞剂

（改编自: Prisant LM, Louard RJ: Controversies surrounding the treatment of the hypertensive patient with diabetes. *Curr Hypertens Rep* 1999; 1: 512–520, with permission.）

图 6-5 SYST-EUR：积极治疗糖尿病（n=492）和非糖尿病（n=4203）的高血压患者（n=4695）效果。平均随访 2 年

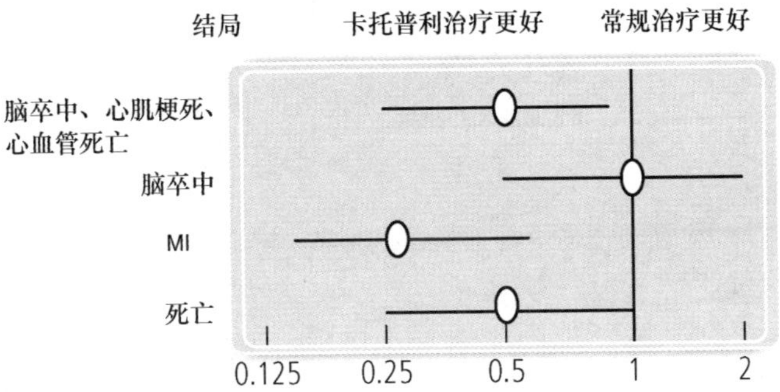

图 6-6 CAPPP：糖尿病患者[133]

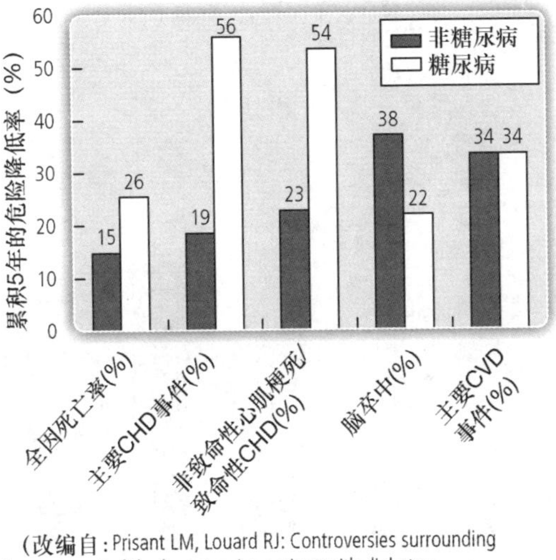

（改编自：Prisant LM, Louard RJ: Controversies surrounding the treatment of the hypertensive patient with diabetes. *Curr Hypertens Rep* 1999; 1: 512–520, with permission.

BB，β受体阻带剂；CHD，冠心病；CVA，脑血管意外；CVD，心血管疾病

图 6-7 SHEP：糖尿病患者组（n=583）和非糖尿病患者组（n=4149）积极治疗与安慰剂相比的终点事件相对危险度降低。平均随访时间 4.5 年

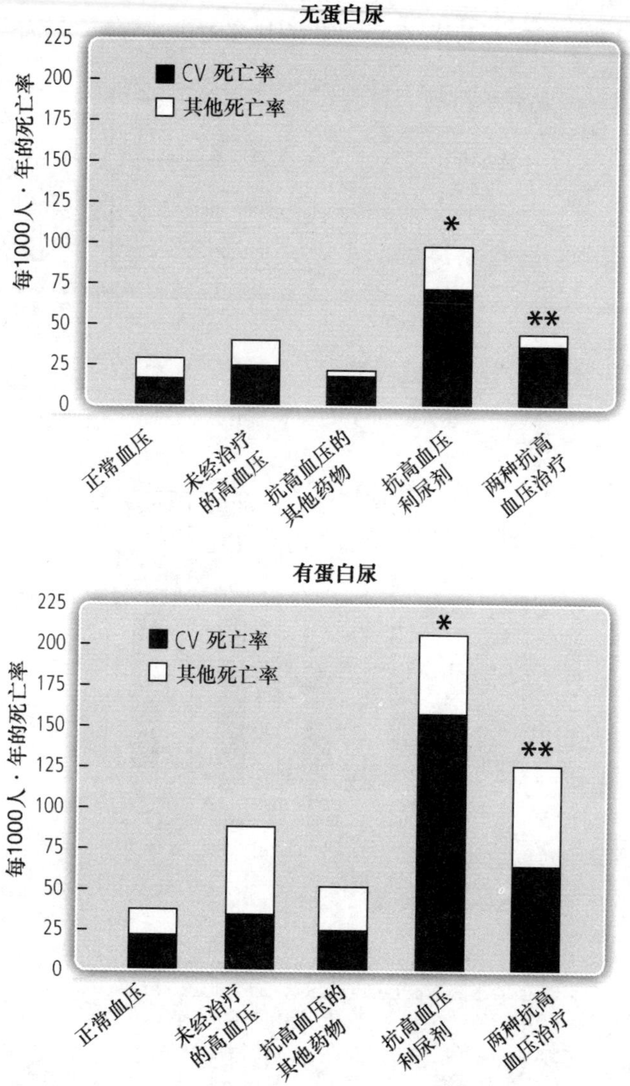

每年随访期内根据高血压状态和抗高血压治疗类型（Rx）有或无蛋白尿的糖尿病患者的每千人年死亡率。利尿剂比其他抗高血压药物或不进行治疗增加了心血管死亡率和总死亡率。

*P<0.025；**P<0.025，与单独利尿剂治疗相比

（引自：From Ref.[94].）

CV，心血管

图 6-8 高血压糖尿病：死亡率、CHD和抗高血压治疗[94]

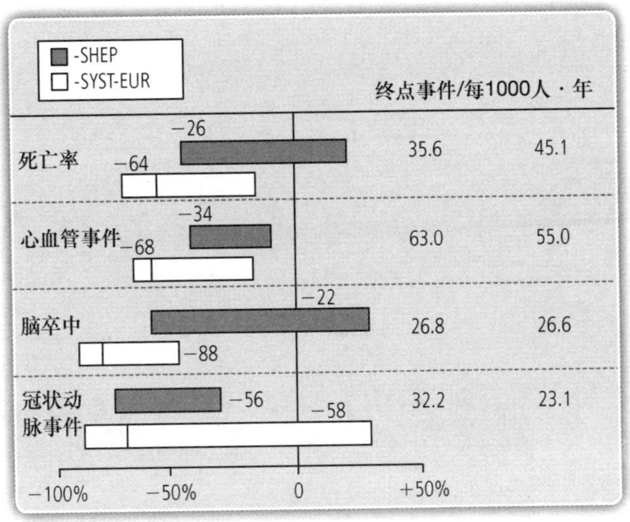

(Adapted from *NEJM* 1999; 340: 677–684.)

CV，心血管；SHEP，老年收缩期高血压研究；
SYST-EUR，欧洲收缩期高血压研究

图 6-9 糖尿病患者

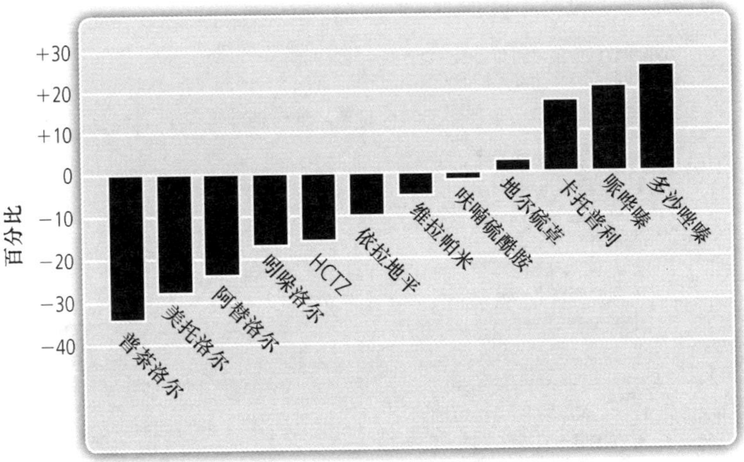

在高血压患者分组中单一疗法降压3～6个月对胰岛素敏感指标的影响

(引自Adapted from Lithell HO. Effect of antihypertensive drugs on insulin, glucose, and lipid metabolism.*Diabetes Care* 1991;14：203-209.)

HCTZ，氢氯噻嗪

图 6-10 胰岛素敏感性和降压药

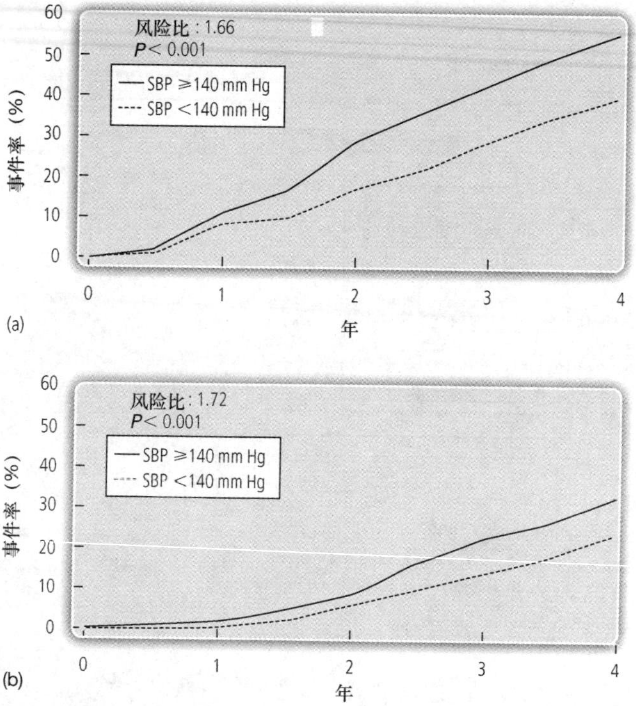

(a)基线收缩压随时间变化主要复合终点的发生率
(b)基线收缩压终末期肾病的发生率

图 6-11　血压水平对 2 型糖尿病肾病的影响[212]

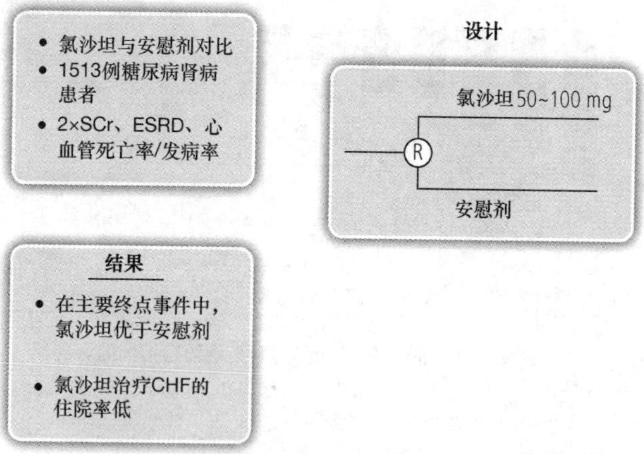

CHF，充血性心力衰竭；CV，心血管；ESRD，终末期肾病；SCr，血清肌酐

图 6-12　RENAAL

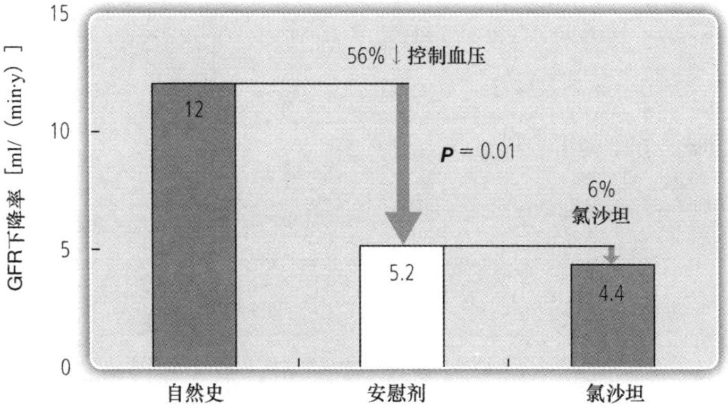

ARB,血管紧张素II受体阻滞剂,BP，血压；GFR，肾小球滤过率
(Adapted from Bakris et al. *Am J Kidney Dis* 2000; 36: 646–661; Brenner et al. *N Engl J Med* 2001; 345: 861–869.)

(a)

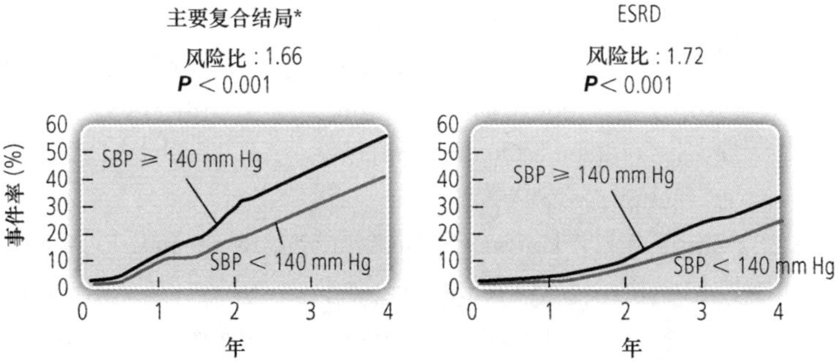

(b) BP,血压；ESRD，终末期肾病;SBP，收缩压

图 6-13 (a) RENAAL：血压控制效果、血管紧张素受体阻滞剂与肾小球滤过率的下降；(b) RENAAL：基线收缩压≥140 和<140 mmHg 相比预测主要复合结局和终末期肾衰

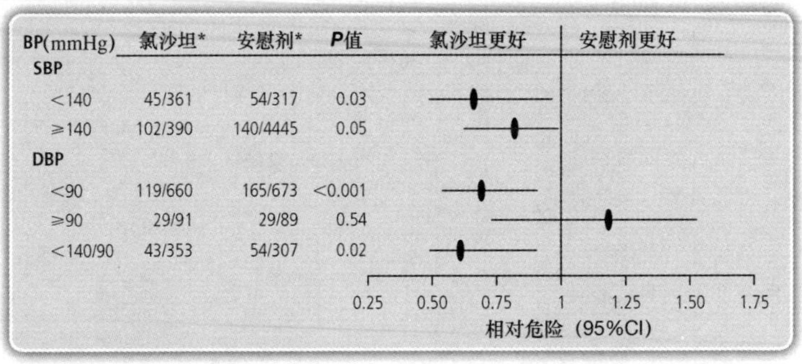

氯沙坦（氯沙坦钾）和安慰剂随机分组中平均血压发生终末期肾衰结局的比较

*资料表示事件/患者总人数

BP，血压；DBP，舒张压；SBP，收缩压

图 6-14 RENAAL 中终末期肾衰结局

有关高血压和糖尿病的进一步阅读材料

1. K/DOQI clinical practice guidelines for chronic kidney disease：Evaluation，Classification and stratification. Kidney Disease Outcome Quality Initiative. Am J Kidney Dis 2002；39（suppl 2）：S46-S75.
2. Miettinen H，Haffner SM，Lehto S，Ronnemaa T，Pyorala K，Laakso M. Proteinnuria predicts stroke and other atherosclerotic vascular disease events in nondiabetic and non-insulin-dependent diabetic subjects. Stroke 1996；27：2033-2039.
3. Weir MR. Diabetes and hypertension：Blood pressure control and consequnces. Am J Hypertens 1999；12（suppl）：170S-178S.
4. Bidani AK，Schwartz MM，Lewis EJ. Renal autoregulation and vulnerability to hypertensive injury in remnant kidney. Am J Physiol 1987；252：F1003-F1010.
5. Ritz E，Keller C，Bergis K，Strojek K. Pathogenesis and course of renal disease in IDDM/NIDDM：Differences and similarities. Am J Hypertens 1997；10（suppl）：202S-

207S.
6. Ismail N, Becker B, Strzelczyk P, Ritz E. Renal disease and hypertension in non-insulin-dependent diabetes mellitus. Kidney Int 1999; 55: 1-28.
7. Waeber B, Feihl F, Ruilope LM. Diabetes and hypertension. Blood Press 2001; 10: 311-321.
8. Parving HH. Hypertension and diabetes: The scope of the problem. Blood Press 2001; 10 (suppl 2): 25-31.
9. US Renal Data System: USRDS 1999 Annual Data Report. National Institute of Diabetes and Digestive and Kidney Disease, Bethesda, MD, 1999; 55: 1-28.
10. Bretzel RG, Effect of antihypertensive drugs on renal function in patients with diabetic nephropathy. Am J Hypertens 1997; 10 (suppl): 208S-217S.
11. Lewis EJ, Hunsicker LG, Bain RP, Rohde RD. The effect of angiotensin-converting-enzyme inhibition on diabetic nephropathy. The Collaborative Study Grop. N Engl J Med 1993; 329: 1456-1462.
12. Kasiske BL, Kalil RS, Ma JZ, Liao M, Keane WF. Effect of antihypertensive therapy on the kidney in patients with diabetes: A meta-regression analysis. Ann Intern Med 1993; 118: 129-138.
13. Weidmann P, Schneider M, Bohlen L. Therapeutic efficacy of different antihypertensive drugs in human diabetic nephropathy: An updated meta-analysis. Nephrol Dial Transplant 1995; 10: 39-45.
14. Maki DD, Ma JZ, Louis TA, Kasiske BL. Long-term effects of antihypertensive agents on proteinuria and renal function. Arch Intern Med 1995; 155: 1073-1080.
15. Lebovitz HE, Wiegmann TB, Cnaan A, Shahinfar S, Sica DA, Broadstone V, Schwartz SL, Mengel MC, Segal R, Versaggi JA, Bolton WK. Renal protective effects of enalapril in hypertensive NIDDM: Role of baseline albuminuria.

Kidney Int 1994; 45 (suppl): S150-S155.
16. Nieslen FS, Rossing P, Gall MA, Skott P, Smidt UM, Parving HH. Long-term effect of lisinopril and atenolol on kidney function in hypertensive NIDDM subjects with diabrtic nephropathy. Diabetes 1997; 46: 1182-1188.
17. UK Prospective Diabetes Study (UKPDS) Group. Intensive blood-glucose control with sulphonylureas or insulin compared with conventional treatment and risk of complications in patients with type 2 diabetes (UKPDS33). lancet 1998; 352: 837-853.
18. UK Prospective Diabetes Study Group. Tight blood pressure control and risk of macrovascular and microvascular complications in type 2 diabetes: UKPDS 38. BMJ 1998; 317: 703-713.
19. UK Prospective Diabetes Study Group. Efficacy of atenolol and captopril in reducing risk of macrovascular and microvascular complications in type 2 diabetes, UKPDS 39. BMJ 1998; 317: 713-720.
20. Hansson L, Zanchetti A, Carruthers SG, Dahlof B, Elmfeldt D, Julius S, Menard I, Rahn KH, Wedel H, Westerling S. Effects of intensive blood pressure lowering and low-dose asprin in patients with hypertension: Principal results of the Hypertension Optimal Treatment (HOT) randomized trial . Lancet 1998; 315: 1755-1762.
21. Guidelines Subcommittee: 1999 Word Health Organization-International Society of Hypertension Guidelines for the Management of Hypertension. J Hypertens 1999; 17: 151-183.
22. Kjeldsen SE, Os I, Farsang C, Mallion JM, Hansson L, Sleight P. Treatment of hypertension in patients with type-2 diabetes mellitus. J Hypertens 2000; 18: 1345-1346.
23. Gaede P, Vedel P, Parving HH, Pedersen O. Intensified multifactorial intervention in patients with type 2 diabetes mellitus and microlbuminuria: The Steno type 2 randomized

study. Lancet 1999; 353: 617-622.
24. Estacio RO, Jeffers BW, Gifford N, Schrier RW. Effect of blood pressure control on diabetic microvascular complications in patients with hypertension and type 2 diabetes. Diabetes Care 2000; 23 (suppl 2): B54-B64.
25. Heart Outcomes Prevention Evaluation (HOPE) Study Investigators. Effects of ramipril on cardiovascular and microvascular outcomes in people with diabetes mellitus: results of the HOPE study and MICRO-HOPE substudy. Lancet 2000; 355: 253-259.
26. Velussi M, Brocco E, Frigato F, Zolli M, Muollo B, Maioli M, Carraro A, Tonolo G, Fresu P, Cernigoi AM, Fioretto P, Nosadini R. Effects of cilazapril and amlodipine on kidney function in hypertensive NIDDM patients. Diabetes 1996; 45: 216-222.
27. Bakris GL, Copley JB, Vicknair N, Sadler R, Leurgans S. Calcium channel blockers versus other antihypertensivetherapies on progression of NIDDM associated nephropathy. Kidney Int 1996; 50: 1641-1650.
28. Viberti G, Mogensen CE, Groop LC, Pauls JF. Effect of captopril on progression to clinical proteinuria in patients with insulin-dependent diabetes mellitus and microalbuminuria. European Microalbuminuria Captopril Study Group. J Am Med Assoc 1994; 271: 275-279.
29. EUCLID Study Group. Randomised placebo-controlled trial of lisinopril in normotensive patients with insulin-dependent diabetes amd normoalbuminuria or microalbuminuria. Lancet 1997; 349: 1787-1792.
30. Ravid M, Brosh D, Levi Z, Bar-Dayan Y, Ravid D, Rachmani R. Use of enalapril to attenuate decline in renal function in normotensive, normoalbuminuric patients with type 2 diabetes mellitus. A randomised, controlled trial. Ann Intern Med 1998; 128: 982-988.

31. Kon V, Fogo A, Ichikava I. Bradvkinin, causes selective efferent arteriolar dilation during angiotensin Ⅰ converting enzyme inhibition. Kidney Int 1993; 44: 545-550.
32. Price DA, De'Oliveira JM, Fisher ND, Hollenberg NK. Renal hemodynamic response to an angiotensin Ⅱ antagonist, eprosartan, in healty men. Hypertension 1997; 30: 240-246.
33. Pitt B, Poole-Wilson PA, Segal R, Martinez FA, Dickstein K, Camn AJ, Konstam MA, Riegger G, Klinger GH, Neaton J, Sharma D, Thiyagarajan B. Effect of losartan compared with captopril on mortality in patients with symptomatic heart failure: Randomized trial-the Losartan Heart Failure Survival Study ELITE Ⅱ. Lancet 2000; 355: 1582-1587.
34. Muirhead N, Feagan BF, Mahon J, Lewanczuk RZ, Rodger NW, Botteri F, Oddou-Stock P, Pecher E, Cheung R. The effects of valsartan and captopril on reducing microalbuminuria in patients with type 2 diabetes mellitus: A placebo-controlled trial. Curr Ther Res 1999; 60: 650-660.
35. Lacourciere Y, Belanger A, Godin C, Halle JP, Ross S, Wright N, Marion J. Lingterm comparison of losartan and enalapril on kidney function in hypertensive type 2 diabetics with early nephropathy. Kidney Int 2000; 58: 762-769.
36. Parving HH, Lehnert H, Brochner-Mortensen J, Gomis R, Andersen S, Arner P. The effect of irbesartan on the development of diabetic nephropathy in patients with type 2 diabetes. N Engl J Med 2001; 345: 870-878.
37. Lewis EJ, Hunsicker LG, Clarke WR, Berl T, Pohl MA, Lewis JB, Ritz E, Atkins RC, Rohde R, Raz I. Renoprptective effect of the angiotensin-receptor antagonist irbesartan in patients with nephropathy due to type 2 diabetes. N Engl J Med 2001; 345: 851-860.

依据高血压群体选择治疗方案

依据高血压群体选择治疗方案，将药物分为三组：选择药物、替代药物和禁忌药物。第一列是指常与高血压相关的疾病。药物的选择应该考虑到所有疾病因素。每一列中药物按英文字母表顺序排列，而不是偏好。

关键字：

AB，α受体阻滞剂；ABB，α受体或β受体阻滞剂；ACEI，血管紧张素转化酶抑制剂；ARB，血管紧张素受体阻滞剂；BB，β受体阻滞剂；CAA，中枢α受体激动剂；CCA，颈总动脉；CCB，钙通道阻滞剂；D，利尿剂；DHP，二氢吡啶类；DV，直接血管舒张剂；non-DHP，非二氢吡啶类；SARA，血清鳖固酮受体阻滞剂；RI：肾素抑制剂

伴随情况	药物选择	替代选择	相对或绝对禁忌药
异常血管顺应性	ACEI ARB CCB RI	D	选择性 BB 非选择性 BB
上瘾综合征：戒断鸦片、烟草、酒精	CAA（可乐定）		非选择性 BB
心绞痛：混合性梗阻性	BB（无 ISA 作用） CCB	AB ABB ACEI ARB CAA D RI	BB（有 ISA 作用） DV
心绞痛：血管痉挛性	CCB	AB ABB ACEI ARB CAA	BB（有 ISA 作用） BB（无 ISA 作用） DV

续表

伴随情况	药物选择	替代选择	相对或绝对禁忌药
		D RI	
焦虑	CCA（无 ISA 作用）		
脑血管疾病、CVA 和 CVA 后遗症预防	ACEI ARB CCB D RI	AB ABB CAA DV	BB（无 ISA 作用） BB（有 ISA 作用）
慢性肝病	AB BB CAA CCB	ABB ACEI ARB D RI	甲基多巴
收缩性 CHF	ABB ACEI ARB BB（无 ISA 作用） D SARA	CCA DHP-CCB RI	AB BB（有 ISA 作用） 非 DHP-CCB
认知功能障碍和预防 CHD 高危血管性痴呆	ACEI ARB CCB（DHP） 吲达帕胺	D RI	BB
	ARB ACEI ARB BB CCB	AB CAA D RI	DV
环孢霉素诱发的高血压	CCB		
沮丧	AB ACEI ARB CCB	D DV	ABB BB 利血平

续表

伴随情况	药物选择	替代选择	相对或绝对禁忌药
糖尿病	ACEI	ABB	BB（无 ISA 作用）
	ARB	AB	噻嗪类利尿剂
	CCB	BB（无 ISA 作用）	
	RI	CAA	
		DV	
		吲达帕胺	
		SARA	
糖尿病性腹泻和味觉出汗	可乐定		
舒张期功能障碍	ABB	BB（无 ISA 作用）	AB
	ACEI	ISA	DV
	ARB	CAA	
	BB（有 ISA 作用）	D（注意容量）*	
	CCB		
		RI	
血脂异常	ABB	BB（有 ISA 作用）	BB（无 ISA 作用）
	AB	DV	D（噻嗪类利尿剂）
	ACEI	吲达帕胺	
	ARB		
	CAA		
	CCB		
	RI		
特发性震颤	BB（无 ISA 作用）		
	CAA		
运动	ACEI	AB	BB（无 ISA 作用）
	ARB	ABB	
	CAA	BB（有 ISA 作用）	
	CCB-DHP	D	
	RI	DV	
胃食管反流病	ACEI	AB	CCB（降低食管下括约肌张力）
	ARB	ABB	
	RI	BB	
		CCA	

第六章 以高血压临床试验为依据的高血压管理特殊注意事项

续表

伴随情况	药物选择	替代选择	相对或绝对禁忌药
		D	
青光眼	ABB	BB（有 ISA 作用）	
	BB		
	CAA		
	D		
高同型半胱氨酸血症	ACEI	ABB	BB
	ARB	CAA	D
	CCB	DV	
	RI		
高尿酸血症	ARB	AB	ABB
		ACEI	BB
		CAA	D
		CCB	
		DV	
		RI	
甲状腺功能亢进	BB	CAA	
LVH	ACEI	AB	BB（有 ISA 作用）
	ARB	ABB	DV
	CAA	BB（无 ISA 作用）	
	CCB	ISA	
	吲达帕胺	D	
	RI		
更年期症状	CAA	BB（无 ISA 作用）	DV
代谢综合征	ACEI	AB	BB[+]
	ARB	ABB	D[‡]
	CCB	CAA	
	RI	吲达帕胺	
		SARA	
微血管性心绞痛	CCB	AB	ABB
		ACEI	BB
		ARB	
		CAA	
		RI	
周期性偏头痛	ACEI	AB	DV

续表

伴随情况	药物选择	替代选择	相对或绝对禁忌药
（预防药）	ARB		
	BB（无 ISA 作用）		
	CCB	A	
	CAA	BB	
		RI	
二尖瓣脱垂	BB（无 ISA 作用）	ABB	AB
	CCB（非 DHP）	ACEI	D
	CAA	D	DV
		RI	
肥胖	ACEI	ABB	BB
	ARB	AB	
	CAA	D	
	CCB	DV	
	RI		
阻塞性气道疾病	AB	D	ABB
	ACEI	DV	BB
	ARB		
	CAA		
	CCB		
	RI		
消化性溃疡	CCB	AB	利血平
	CAA	ABB	
		ACEI	
		ARB	
		BB	
		D	
		DV	
外周血管疾病	CCB（DHP）	AB	ABB
		ACEI	BB
		ARB	
		CAA	
		D	
		DV	
		RI	

续表

伴随情况	药物选择	替代选择	相对或绝对禁忌药
心肌梗死后：无Q波	ACEI	AB	BB（无ISA作用）
	ARB	ABB	DV
	BB（无ISA作用）	CAA	
	CCB（非DHP）	CCB（DHP）	
		D	
		RI	
心肌梗死后：Q波	ABB	CAA	BB（有ISA作用）
左室功能正常	ACEI	CCB	D
	ARB	RI	DV
	BB		
	SARA		
怀孕（孕早期和孕中期）	可乐定	CCB（DHP）	ABB
	甲基多巴		ACEI
	肼屈嗪		ARB
			BB
			D
			RI
室早	ABB	AB	BB（有ISA作用）
宫缩	ACEI	CAA	D
	ARB	CCB（DHP）	DV
	BB	RI	
前列腺病	AB	BB	
蛋白尿	ACEI	CCB	
	ARB	D	
	RI	ABB	
	SARA		
肺高血压	CCB（DHP）	ACEI	BB
Raynaud现象	DV	ARB	
	CCB（DHP）	AB	BB
		ACEI	ABB
		ARB	
肾功能不全	ACEI	ABB	噻嗪类D
	ARB	AB	
	CCB	BB	

续表

伴随情况	药物选择	替代选择	相对或绝对禁忌药
	RI	DV	
		吲达帕胺	
		循环 D	
肾素状态：血浆肾素活性＞0.65，高肾素；血浆肾素活性＜0.65，低肾素			
高肾素（HRH）	ACEI	BB	D
	ARB		
	RI		
低肾素（LRH）	CCB	D	ACEI
	SARA	AB	ARB
		CAA	BB
			RI
肾血管病（肾血管病，双	CAA	ABB	ACEI§‖
侧）	CCB	BB	ARB§‖
	AB		RI§‖
性功能障碍	ARB	AB	ABB
	ACEI	DV	BB
	CCB		CAA
	RI		D
			利血平
病态窦房结综合征	ACEI	AB	ABB
或房室传导阻滞（AV）	ARB	D	BB
	CCB（DHP）	DV	CAA

续表

伴随情况	药物选择	替代选择	相对或绝对禁忌药
	RI		CCB（非 DHP）
			利血平
鼻炎	CAA	ARB	BB
		ACEI	利血平
		AB	
		CCB	
室上性心动过速	BB（无 ISA 作用）	ABB	DV
	CAA	AB	
	CCB（非 DHP）	ACEI	
		ARB	
		CCB（DHP）	
		D	
		RI	
孕期中毒症	CAA#	AB#	BB#
（子痫）	CCB（非 DHP）#	ABB#	D#
	肼屈嗪	ACEI#	
	甲基多巴	ACEI#	
		RI#	
使用非甾体类抗炎药	CCB	ABB	DV
		AB	
		ACEI	
		ARB	
		BB	
		CAA	
		D	
		RI	
容量负荷过重	D	ACEI	DV
		ARB	
	SARA	CCB	

* 当心容量消耗，尤其是炎热天气

+ BB，满足适应证

‡ 利尿剂应用于血压控制或适应证

§ 单侧 RAS 选择药物

|| 谨慎使用，但是效果显著。须要监测钾浓度和肌酐，尤其是初期

这些药物孕期禁用

人口统计学资料和抗高血压药物

人口简介	药物选择	替代选择	相对或绝对禁忌
年轻患者（<55 岁）	ACEI*	ABB	BB*
	ARB*	AB	D*
	CCB	CAA	
	RI*		
老年患者（>55 岁）	ACEI	AB	BB
	ARB	ABB	D
	CCB		DV
	CAA		
	RI		
黑种人患者	ACEI	AB	BB
	ARB	ABB	
	CCB	D	
	CAA	CV	
	吲达帕胺	RI	
白种人患者	ACEI	AB	BB
	ARB	ABB	D
	CCB		
	CAA		
	吲达帕胺		
	RI		

* 孕期禁用

顽固性高血压

定义

即使服用3种不同种类的最佳治疗剂量的降压药物，患者舒张压仍高于90 mmHg。

原因

不适当的药物治疗和患者不遵从医嘱占总原因的70%。

1. 患者不遵从医嘱治疗

2. 不适当的药物治疗

(a) 药物剂量过低

(b) 药物相互作用或不适当的抗高血压联合药物（两种中枢α受体激动剂、两种ACEI或两种BB，以及中枢α受体激动剂和β受体阻滞剂）或AB和中枢α受体激动剂联合使用

(c) 快速的代谢或失活（肼屈嗪）

(d) 其他药物的相互作用和干扰因素

(i) 糖皮质激素和合成代谢类固醇

(ii) 醛固酮（氟氢可的松）

(iii) 拟交感神经药和苯丙醇胺

(iv) 非甾体抗炎药（ACEI、BB、利尿剂、ARB）

(v) 抗抑郁药——三环类抗抑郁药和中枢α受体激动剂

(vi) 解除充血剂——伪麻黄碱和鼻喷雾剂

(vii) 过量酒精摄入（超过30 ml/d）7～10周

(viii) 过量咖啡因摄入（易变因素）

(ix) 过度吸烟（易变因素）

(x) 口服避孕药

(xi) 促红细胞生成素

(xii) 环孢素

(xiii) 单胺氧化酶抑制剂和酚噻嗪类

(xiv) 可卡因和安非他命

（xv）食欲抑制剂

（xvi）奥美拉唑

（其他药物见“继发性高血压”部分）

3. 容量超负荷状态

（a）利尿剂治疗不足

（b）高钠摄入（10～15 g/d）

（c）继发于一些药物降压（直接血管扩张药）和反映容量超负荷、心动过速或血管收缩引起的一些 BB 假耐受

（d）肾硬化和 CRF

4. 肥胖和快速体重增加

5. 继发性高血压（10％）

（a）肾性高血压（最常见）

（b）肾功能不全和肾衰竭

（c）嗜铬细胞瘤

（d）原发性醛固酮增多症和低肾素型高血压伴假醛固酮增多症

（e）库欣综合征

（f）主动脉缩窄

（g）睡眠呼吸暂停

（h）高钙血症

（i）甘草中毒（在咀嚼药草中）

6. 假性耐药性

（a）将常规成人袖带使用在肥胖患者手臂上

（b）白大衣高血压

（c）老年假性高血压

7. 其他

（a）慢性焦虑、恐慌症

（b）慢性痛

（c）弥漫性血管收缩（动脉炎）

（d）胰岛素抵抗

（e）肾功能不全和肌酐清除率低于 30 ml/min 患者使用不当利尿剂（即噻嗪类）

老年 ISH

所有降压治疗随机安慰组对照试验已经证实，在 ISH 老年人，多种降压药物可显著降低心血管和脑血管事件发病率和死亡率。DHP-CCB、利尿剂（+BB）和 ACEI 联合 ARB 作为首选效果显著。然而，和安慰剂相比，BB 并未降低总发病率、心血管发病率、CHF 或 MI。BB 降低 CVA 也劣于其他降压药（表 6-21 和图 6-15～图 6-17）。

- ISH 定义为 SBP＞160 mmHg，且 DBP＜95 mmHg（SHEP 研究除外，DBP×90 mmHg）

表 6-21 Merck-Medco 研究中患者在第 12 个月的情况

药物（患者例数）	患者例数	维持原降压治疗方案的患者（%）	改变降压治疗方案的患者（%）
AT[1]受体阻滞剂（5567）	64	7	29
血管紧张素转化酶抑制剂（5842）	58	9	33
钙通道阻滞剂（5094）	50	9	41
β 受体阻滞剂（4994）	43	7	50
利尿剂（5226）	38	6	56

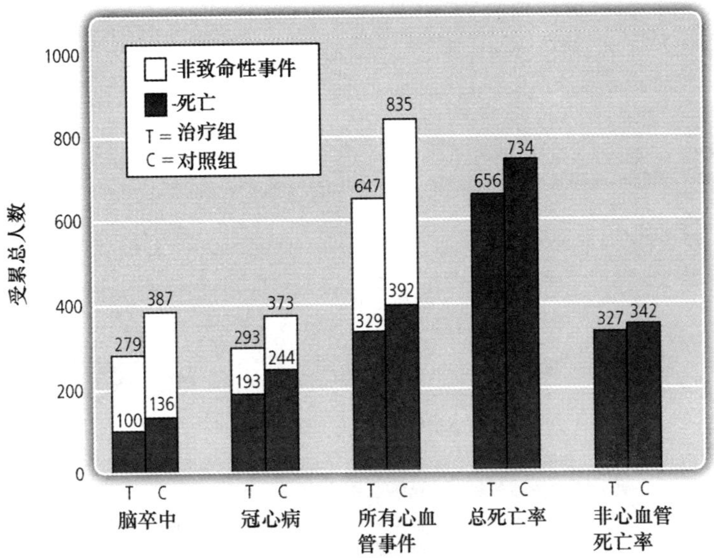

入组平均血压为174/83 mmHg，与入组血压相比，治疗组和对照组平均血压差分别为10.4/4.1 mmHg。

随访年中位数为3.8年。共15 693例单纯收缩期高血压患者（8个试验）

(Reprinted from Staessen JA, Gasowski J, Wang JG, et al. Risks of untreated and treated isolated systolic hypertension in the elderly. *Lancet* 2000; 355: 865–872, with permission.)

BP，血压；CV，心血管

图 6-15 老年人单纯收缩期高血压：不同治疗的每 1000 人年不同种类药物心血管事件的发生例数

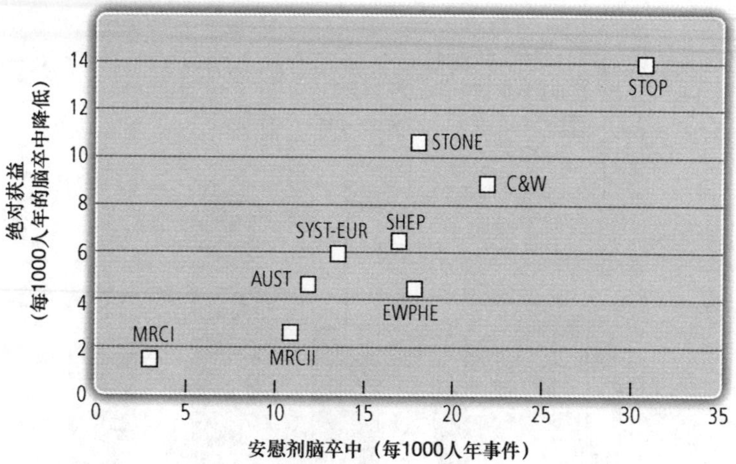

由于脑卒中降低药物治疗绝对获益与脑卒中风险（安慰剂组脑卒中事件）有关，每个终点代表一个主要的安慰剂--对照结局试验。

Adapted from Meredith, P. Do pharmacologic differences among antihypertensive agents point to clinical benefits. *Am J Cardiol* 1999; 84: 22S–27S.

图 6-16 老年人单纯收缩期高血压。脑卒中降低：绝对获益

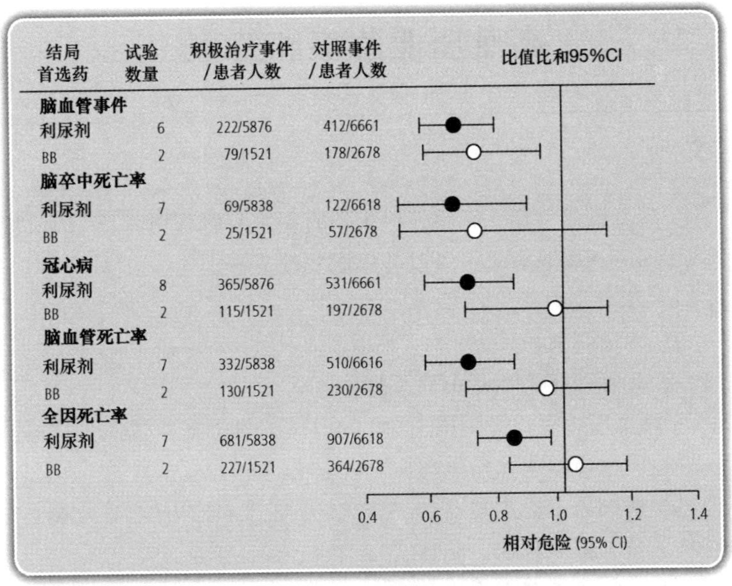

脑卒中降低：抗高血压绝对获益。由于脑卒中降低药物治疗绝对获益与脑卒中风险（安慰剂组脑卒中事件）有关，每个终点代表一个主要的安慰剂--对照结局试验。

(Adapted from Meredith, P. Do pharmacologic differences among antihypertensive agents point to clinical benefits? *Am J Cardiol* 1999; 84: 22S–27S.)

BB，β受体阻带剂；CV，脑血管

图 6-17 老年高血压患者中一线降压治疗前瞻性临床试验 meta 分析

高血压亚急症和急症

定义

1. 高血压亚急症：无明显终末器官损害且舒张压≥120 mmHg

(a) Keith-WagenerⅠ级或Ⅱ级眼底改变

(b) 术后高血压

(c) 术前高血压

(d) 疼痛或压力引起的高血压

2. 高血压急症：舒张压>120 mmHg 伴以下症状之一

(a) 颅内出血或血栓形成 CVA

(b) 蛛网膜下腔出血

(c) 高血压脑病

(d) 急性主动脉夹层

(e) 急性心源性肺水肿、急性 CHF、急性左室功能衰竭

(f) 子痫（妊娠期毒血症）

(g) 嗜铬细胞瘤高血压危象

(h) Keith-WagenerⅢ级或Ⅳ级眼底改变

(i) 急性肾功能不全或肾衰竭

(j) 心肌功能不全综合征（不稳定型心绞痛、急性 MI）

(k) 血尿

高血压危象诱发因素

1. 存在原发性高血压患者的血压突然加速升高
2. 肾血管性高血压
3. 急性肾小球肾炎
4. 子痫
5. 嗜铬细胞瘤
6. 抗高血压戒断征
7. 颅脑损伤
8. 肾素分泌瘤

9. 摄入儿茶酚胺前体的患者服用单胺氧化酶抑制剂

恶性高血压

1. 坏死性细动脉炎性眼底改变（出血、渗出液）和视盘水肿（视觉改变、恶心、呕吐、头痛、意识混乱、困倦、昏睡、神经功能不全、癫痫、昏迷）
2. 高血压性脑病
3. 舒张压＞120 mmHg，伴 TOD
4. 肾功能减低、蛋白尿、血尿、管型尿、少尿、氮质血症
5. 微血管性溶血性贫血
6. 左心衰、CHF 及肺水肿

构成恶性高血压的因素

1. 血压绝对水平
2. 血压发展速度
3. 血管活性物质的种类和水平
4. 终末器官损害的发生

病理生理学（图 6-18）

治疗：一般原则（总则）

平衡快速降低血压的益处：防止重要器官的血液灌注和血流量的显著下降造成的不可逆的器官损害，尤其是对大脑、心肌和肾，或每一器官的区域血流量的改变，如图 6-18。

1. 除了在高血压急症情况下，第一个 24～48 小时内降低舒张压不少于 100 mmHg，收缩压不少于 160 mmHg，或平均动脉压 120 mmHg。尝试平均降低到基线血压 25%以下或早先血压的最低水平。
2. 急速降低血压可能会减少大脑、心肌和肾的血流量。
3. 试图在短短几天内建立血压正常水平。
4. 除了高血压急症外，避免在第一个 24 小时内出现低血压或血压达到正常水平。
5. 据临床特点适当选择肠外或口服降压药。

6. 最初急症治疗不久后开始伴随长期治疗。
7. 评估患者的容量状况。不要过量应用利尿剂，同时避免恶性高血压早期阶段限钠。容量扩增常用。
8. 应用一些非利尿抗高血压药几天后可能出现反射容量保持，例如 BB 和血管扩张剂——假耐受性。

治疗：迅速开始

1. 主动脉夹层
2. 肺水肿（急性 MI 需谨慎）
3. 在一些伴有脑病、视盘水肿临床特点的恶性高血压——受控减压
4. 蛛网膜下腔出血或颅内出血——有争议

不降低血压可能合适。

治疗：药物选择

1. 快速降压及降压水平
2. 抗高血压药物的持续作用
3. 药物的血流动力学（例如存在肺水肿、CHF、心绞痛、MI、CVA、主动脉夹层、肾功能不全的药物应用）
4. 影响 RBF、GFR 和肾功能
5. 潜在的和已知的不良反应

急性非注射治疗

表 6-22 总结了急性非注射治疗。

急性注射治疗

表 6-23 总结了急性注射治疗。

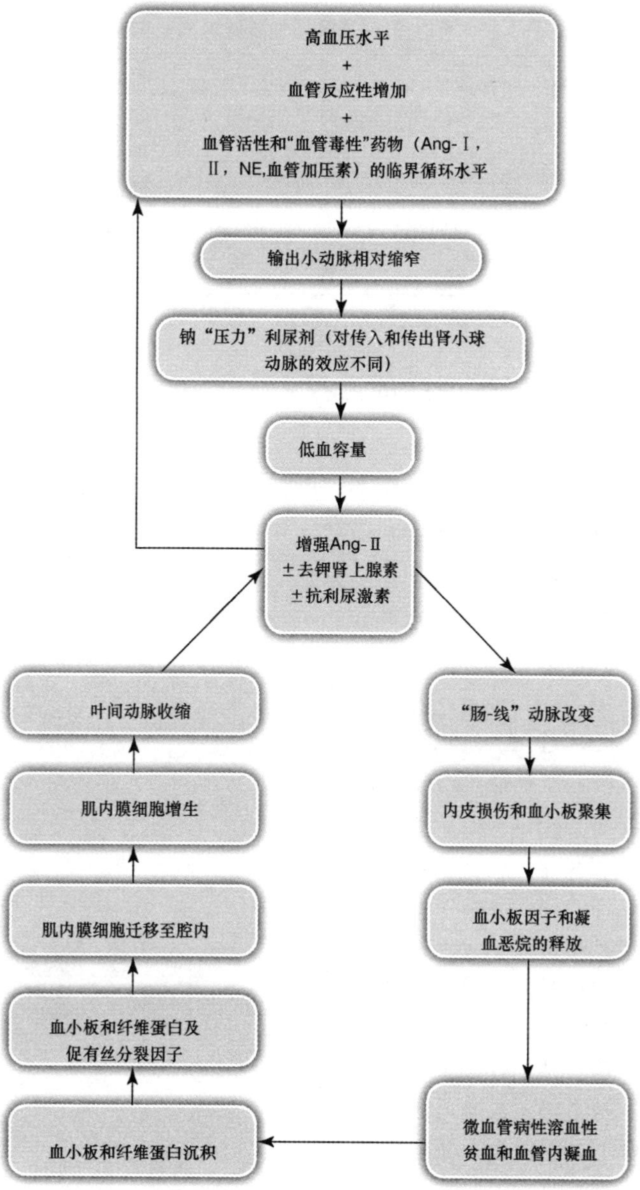
高血压水平
+
血管反应性增加
+
血管活性和"血管毒性"药物（Ang-Ⅰ，Ⅱ，NE,血管加压素）的临界循环水平
输出小动脉相对缩窄
钠"压力"利尿剂（对传入和传出肾小球动脉的效应不同）
低血容量
增强Ang-Ⅱ
±去钾肾上腺素
±抗利尿激素
叶间动脉收缩
肌内膜细胞增生
肌内膜细胞迁移至腔内
血小板和纤维蛋白及促有丝分裂因子
血小板和纤维蛋白沉积
"肠-线"动脉改变
内皮损伤和血小板聚集
血小板因子和凝血恶烷的释放
微血管病性溶血性贫血和血管内凝血

图 6-18　病理生理学

表 6-22 急性非注射性治疗

药物	路径	起作用时间	效果	持续时间	剂量
可乐定	口服	30 分钟	1～2 小时	8～12 小时	起始 0.1～0.2 mg，之后 0.05～0.1 mg 每小时一次给药至最大剂量 0.8 mg
硝酸甘油	舌下	1 分钟	15 分钟	1 小时	0.4 mg

使用舌下短效硝苯地平在医学上一直是不适当的。

具体的高血压失调症的治疗

1. 高血压伴 CHF
   硝酸甘油Ⅳ
   硝普钠和髓袢利尿剂
   非诺多泮
   DHP-CCB、氨氯地平
   可乐定
   ACEI
   ARB
2. 高血压伴冠状动脉功能不全
   非 DHP-CCB
   硝酸甘油
   BB
   可乐定
3. 主动脉夹层伴动脉瘤
   米噻吩＋普萘洛尔
   硝普钠＋普萘洛尔
   拉贝洛尔或艾司洛尔
4. 儿茶酚胺过量和嗜铬细胞瘤
   酚妥拉明
5. 单纯高血压
   非诺多泮

硝普钠
拉贝洛尔
硝酸甘油
可乐定（紧急状况）

表 6-23　急性肠外治疗

药物	路径	起作用时间	最大作用	持续时间	剂量
硝普钠*	Ⅳ	数秒	1～2 分钟	3～5 分钟	16 μg/(kg·min) 至 1～6 μg/(kg·min)
甲磺酸非诺多泮(非诺多泮)*	Ⅳ	＜5 分钟	5～10 分钟	30 分钟	0.1～0.3 mg/(kg·min)
米噻吩*	Ⅳ	1～5 分钟	2～5 分钟	10 分钟	0.5～5 mg/min（数量有限）
二氮嗪*	Ⅳ	1～5 分钟	2～3 分钟	4～24 小时，静脉推注方法	7.5～30 mg/min 普萘洛尔负载
肼屈嗪*	Ⅳ	10～20 分钟	20～40 分钟	3～8 小时	10～20 mg
甲基多巴*	Ⅳ	2～3 小时	3～5 小时	6～12 小时	250～500 mg，每 6 小时给药
酚妥拉明*	Ⅳ	（对儿茶酚胺过量）			负荷量每 5 分钟静脉注射 5～10 mg；注射 0.2～0.5 mg/min
拉贝洛尔*	Ⅳ	5 分钟	5～10 分钟	3～6 小时	2 mg/min 静脉注射或每 10 分钟 20～80 mg；若严重高血压患者已接受其他降压药，则最大累积剂量 30 mg 可能无效
尼卡地平*	Ⅳ	10 分钟	30 分钟	3～6 小时	5 mg/h，每 15 分钟增加 1～2.5 mg/h，直至 15 mg/h

续表

药物	路径	起作用时间	最大作用	持续时间	剂量
硝酸甘油	Ⅳ	1～2分钟	—	2～3分钟	5～100 μg/min
地来洛尔	Ⅳ	1～5分钟	—	3～6小时	10 mg，之后每15分钟25～100 mg
卡托普利*	Ⅳ	10分钟	1～4小时	2～6小时	1.25 μg，之后2.5～10 mg/30～60min
盐酸艾司洛尔	Ⅳ	1～2分钟	5分钟	10～20分钟	第一分钟250～500 μg/(kg·min)，之后4分钟50～100 μg/(kg·min)；可能需要重复

*首选药物

妊娠期高血压

分类

1. 妊娠高血压（pregnancy-induced hypertension，PIH）或妊娠型高血压
2. 慢性高血压：早已存在、妊娠前 20 周出现的
3. 先兆子痫：高血压伴蛋白尿和水肿；出现在妊娠 20 周后（通常在 36 周后）
4. 子痫：先兆子痫＋惊厥、昏迷

定义

1. 血压通常在妊娠早期和中期下降。

2. 如果血压升高超过 30/15 mmHg 或 MAP 升高超过 25 mmHg，或妊娠晚期血压超过 140/90 mmHg、MAP＞95 mmHg，则发生 PIH。

3. 大部分 PIH 出现在妊娠 35 周后。

4. 20 周后先兆子痫发生。

5. 大约 10％的孕妇伴高血压。

发病机制：先兆子痫

1. Ang-Ⅱ敏感性升高
2. 血容量减少
3. PRA 降低
4. 前列腺环素与血栓素的比值降低
5. 心钠肽升高
6. 内皮素升高
7. 内皮舒张因子降低（氧化亚氮）
8. 凝血激活
9. 纤维蛋白降解产物降低
10. 血小板减少症

11. 凝血因子Ⅻ升高
12. 凝血因子Ⅹ和Ⅺ降低
13. 纤维蛋白原增加
14. 高纤连蛋白
15. 低抗凝血酶Ⅲ
16. 低αⅠ、抗纤维蛋白溶酶
17. PAI活性升高
18. 血管痉挛
19. 心输出量减少
20. 外周血管阻力增加
21. 钠离子交换减少
22. RBF减少
23. 肾小球滤过率降低
24. 高尿酸血症
25. 低镁血症

普遍存在器官灌注减少，伴随着广泛的大出血和发生血管内皮损伤及小动脉收缩的脑、肝、心脏和肾坏死。先兆子痫可能是滋养层植入和免疫学异常的结果。

疾病谱：子痫前期

血小板减少症和HELLP综合征（溶血、肝酶升高及血小板减少）的凝血功能障碍的临床表现不同。

发病诱因

1. PIH
   (a) 年轻初孕妇
   (b) 糖尿病
   (c) 原发性高血压
   (d) 肾病
2. 先兆子痫和子痫
   (a) 极端生育年龄
   (b) 慢性高血压

(c) 未产妇

(d) 肾病

(e) 多胎妊娠

(f) 地中海贫血和 Rh 血型相溶

(g) 胎儿水肿

(h) 糖尿病

(i) 子痫前期家族史

管理

1. PIH

   (a) 不限制钠

   (b) 卧床休息和轻度镇静、住院治疗

   (c) 避免噻嗪类利尿剂、BB（除外拉贝洛尔）、ACEI、ARB 和 RI

   (d) 使用肼屈嗪、甲基多巴、可乐定、CCB 和拉贝洛尔

2. 先兆子痫和子痫

   (a) 补钙，1～2 g/d

   (b) 阿司匹林，60～100 mg/d

   (c) 双嘧达莫

   (d) 双嘧达莫＋肝素

   (e) 卧床休息和镇静

   (f) 自由钠摄入量

   (g) 硫酸镁治疗子痫患者惊厥和降低血压

   (h) 药物控制血压：CCB、可乐定、甲基多巴、肼屈嗪、拉贝洛尔

   (i) 避免使用利尿剂、BB（除外拉贝洛尔）、ACEI、ARB 和 RI

第七章
抗高血压药物治疗

抗高血压药物分类的回顾

抗高血压用药依从性[193-195]

各种降压药物长期应用时利尿剂和 BB 有最低的依从性和填充率。

ARB、ACEI 和 CCB 有最高的依从性率。BB 和利尿剂的不同是有统计学意义的（$P<0.001$）（图 7-1、图 7-2、表 7-1）。

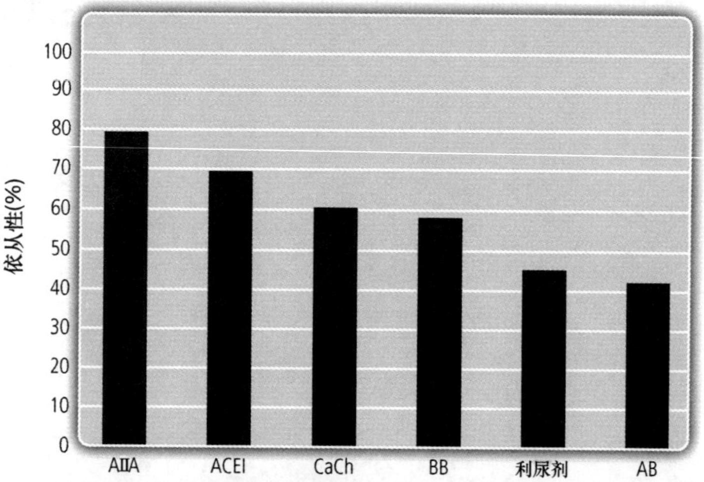

在Saskatechewan（萨斯喀彻温）健康数据库长期降压治疗中各种降压药物的依从性。AB，α受体阻滞剂；ACEI，血管紧张素转化酶抑制剂；AⅡa，血管紧张素Ⅱ受体拮抗剂；BB，β受体阻滞剂；CaCh，钙通道阻滞剂

图 7-1 不同抗高血压药物的依从性

第七章 药物治疗 抗高血压

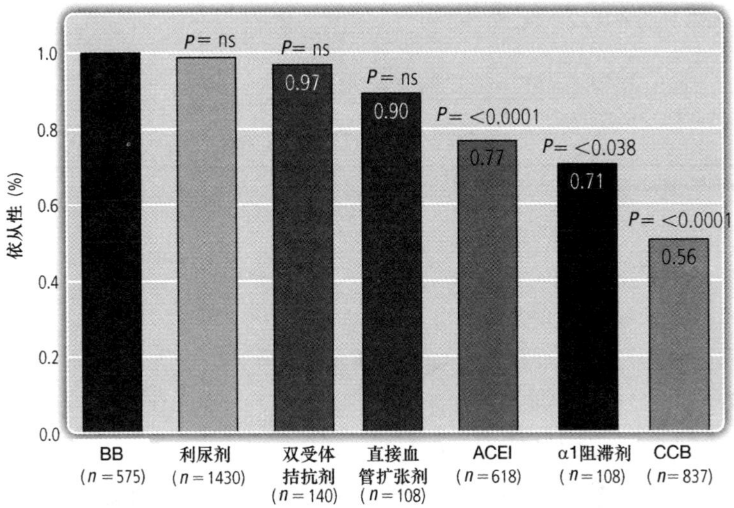

(Adapted from: Elliot WJ. (1994) *Am J Hypertens*, 7: 26A.)

以β受体阻滞剂*P*值为参照；样本量*n*=2829；在超过7年随访中1196例患者退出观察

图 7-2 停止降压药物治疗超过 7 年各种药物的比较

表 7-1 在 Merck-Medco 12 个月的研究中患者的状态

药物（患者的例数）	患者的例数	保持最初治疗的患者所占百分比（%）	转变新的治疗方式的患者所占百分比（%）
AT1 受体阻滞剂（5567）	64	7	29
ACEI（5842）	58	9	33
CCB（5094）	50	9	41
BB（4994）	43	7	50
利尿剂（5226）	33	6	56

降压治疗的总花费[5,117]

表 7-2 说明了降压治疗的总花费。

表 7-2 降压治疗总的花费

1. 购置成本
2. 两类药物联合处方
3. 就诊费用
4. 辅助化验费用（电解质、血糖、血脂、ECG）
5. 患者的生活方式的花费：QOL 和不良反应
6. 增加的终末器官损害的花费
7. 平均每种药物使用一年的花费[117]

	购置成本 $	辅助药品费用 $	化验费 $	临床就诊费用 $	副作用花费 $	总费用 $
利尿剂	133	232	117	298	263	1043
BB	334	115	56	187	203	895
AB	401	290	114	227	256	1288
中枢 α 受体	285	295	125	267	193	1165
ACEI+Ang-Ⅱ受体阻滞剂	444	291	95	218	195	1243
钙通道阻滞剂	540	278	87	214	306	1425

AB，α 受体阻滞剂；ACEI，血管紧张素转化酶抑制剂；Ang-Ⅱ，血管紧张素Ⅱ；BB，β 受体阻滞剂；ECG，心电图

理想降压药物的特点

1. 单药治疗在超过 50%的患者中有效
2. 24 小时平稳控制血压，避免夜间过度降压

3. 一次的剂量有高的谷峰值比
4. 在血流动力学上符合逻辑并且有效：降低 SVR、提高动脉的顺应性、保持 CO、维持所有重要器官的灌注
5. 不产生耐受性或伪耐受性：没有神经体液的刺激
6. 良好的生化作用、代谢的影响、风险因素
7. 改变结构、血管平滑肌和心室肥大，提高收缩和舒张的顺应性，提高左心室收缩力和功能，减少已存在的心室异位
8. 减少终末器官的损害：心脏、脑血管、肾、视网膜和大动脉
9. 维持有氧和无氧运动正常的血流动力学反应
10. 不良反应的发生率低，良好的生存质量
11. 符合药物疗法
12. 对于伴随疾病或问题有很好的作用
13. 合理的价格（成本/效益比）
14. 没有断瘾症状和由于药物生物半衰期和功效长而使血压的控制长（即使忘记用药）

联合降压治疗：药物的选择[125]

1. 钙离子通道阻滞剂＋
   (a) α 受体阻滞剂
   (b) ACEI、ARB 或 RI
   (c) 不同类型的 CCB：非 DHP 和 DHP
   (d) 中枢 α 受体激动剂
   (e) 利尿剂
   (f) BB（参见 6a.）
   (g) α 或 β 受体阻滞剂
2. AB＋
   (a) 钙离子通道阻滞剂
   (b) ACEI、ARB 或 RI
   (c) 利尿剂
   (d) 一般不使用中枢 α 受体激动剂（降低反应率）
   (e) β 受体阻滞剂

3. 中枢 α 受体激动剂＋

（a）CCB

（b）ACEI、ARB 或 RI

（c）利尿剂

（d）一般不使用 AB（降低反应率）

（e）β 受体阻滞剂

4. ACEI＋

（a）CCB

（b）AB

（c）ARB

（d）中枢 α 受体激动剂

（e）利尿剂

（f）RI

（g）BB

5. 利尿剂＋

（a）任何种类的降压药物

6. BB＋

（a）最好使用 DHP-CCB：应用非 DHP-CCB 应注意收缩功能障碍或传导问题，尤其是维拉帕米和地尔硫䓬

（b）ACEI、ARB 或 RI

（c）利尿剂的作用

（d）AB

（e）不能使用中枢 α 受体激动剂，因为有可能引起中枢神经抵抗或可能引起严重的高血压戒断综合征

7. ARB＋

（a）ACEI

（b）CCB

（c）中枢 α 受体激动剂

（d）AB

（e）利尿剂

（f）BB

（g）α/β 受体阻滞剂

（h）RI

这些种类的降压药联合应用低剂量就能达到如下效果：

1. 相加或协同降低血压；
2. 降低不良反应；
3. 改善高血压综合征引起的结构、功能和代谢的改变；
4. 大部分患者想达到目标血压≤130/85 mgHg，或更理想的血压须要联合应用 3～4 种药物。

降压治疗：单种降压药物治疗的有效率

种类	白种人（%）	非洲裔美国人（%）	老年人（所有人种）（%）
利尿剂	50	60	50
BB	50	30～40	20～30
CCB	75	75～80	75～80
ACEI	60	60	60
AB	60	60	60
中枢 α 受体激动剂	60	60	60
血管紧张素Ⅱ受体阻滞剂	60	60	60
α/β 受体阻滞剂	50	50	50
肾素抑制剂	60	60	60

选择药物与高血压治疗的相互作用[116]

表 7-3 表明了选择药物与高血压治疗的相互作用。

表 7-3　选择药物与高血压治疗的相互作用

降压药物的种类	增加疗效	降低疗效	影响其他药物
利尿剂	• 利尿剂作用于肾小体的不同位置（例如呋喃苯氨酸＋噻嗪类）	• 树脂结合类 • NSAID • 类固醇	• 利尿剂提高血清锂水平 • 由于 ACEI 保钾作用可能增加血清钾含量，导致高血钾
BB	• 西咪替丁（肝代谢 BB） • 奎尼丁（肝代谢 BB） • 食物（肝代谢 BB）	• NSAID • 可乐定的戒断 • 药物诱导的利福平和苯巴比妥	• 盐酸普萘洛尔诱导肝酶来增加相似代谢途径药物的清除率 • BB 能延缓胰岛素，引起低血糖反应 • 用非 DHP-CCB 可能引起心脏传导阻滞 • 拟交感神经造成非对抗的 α 肾上腺素能受体介导的血管收缩 • BB 增加可卡因的心绞痛诱发电位
ACEI	• 氯丙嗪或氯氮平	• NSAID	• ACEI 可能提高血清锂的水平
ARB		• 抑酸剂	• ACEI 可能会加剧保钾利尿剂的高血钾效应
RI		• 食物减少吸收（莫西普利）	
钙通道阻滞剂	• 葡萄汁（一些 DHP）	• 肝酶诱导药物，包括利福平和苯巴比妥类	• 环孢素水平随着盐酸地尔硫䓬、盐酸维拉帕米、米贝地尔盐酸盐或盐酸尼卡地平增加（但不包括伊拉地平、非洛地平、硝苯地平）

续表

降压药物的种类	增加疗效	降低疗效	影响其他药物
	• 西咪替丁或雷尼替丁（肝代谢钙通道阻滞剂）		• 非 DHP 通过相同的肝酶系统增加其他药物的代谢水平，包括地高辛、奎尼丁、磺脲类药物和茶碱 • 盐酸维拉帕米可能会降低血清锂水平
AB		N/A	• 哌唑嗪可能会降低盐酸维拉帕米的清除率
中枢 α2-受体激动剂和外周神经阻滞剂		• 三环类抗抑郁药（如吩噻嗪类） • 单胺氧化酶抑制剂 • 拟交感神经药或吩噻嗪类药物拮抗硫酸胍乙啶或硫酸胍 • 铁盐可减少吸收	• 甲基多巴可能增加血清锂浓度 • BB 可能会增加盐酸可乐定戒断严重程度 • 盐酸可乐定增加麻醉中用药的疗效

AB，α 受体阻滞剂；ACEI，血管紧张素转化酶抑制剂；ARB，血管紧张素受体阻滞剂；BB，β 受体阻滞剂；NSAID，非留体抗炎药；RI，肾素抑制剂

（Reproduced with permission from Joint National Committee on Prevention，Detection，Evaluation，and Treatment of High Blood Pressure. The Sixth Report of the Joint National Committee on Prevention，Detection，and Treatment of High Blood Pressure. Arch Intern Med 1997；157：2413-2446.）

降压药具有最佳疗效的最大推荐剂量*

	每天的剂量（mg）
钙通道阻滞剂	
氨氯地平（络活喜）	10
地尔硫䓬（定尔心缓释片剂、盐酸地尔硫䓬缓释胶囊）	540
非洛地平（波依定）	10
伊拉地平	10
尼卡地平（卡地尼和卡地尼缓释片）	120
尼非地平（拜新同含服片、硝苯地平 XL）	90
尼索地平（尼索地平缓释片）	60
维拉帕米（卡兰维拉帕米缓释片、异搏定缓释片、脉安）	540
ACEI	
贝那普利（洛汀新）	40
卡托普利（开搏通）	50
依那普利（依那普利）	40
福辛普利（蒙诺）	80
赖诺普利	40
莫昔普利	30
喹那普利	80
雷米普利	20
群多普利	8
培哚普利（艾森）	16
中枢 α 受体激动剂	
可乐定（可乐宁和可乐定透皮吸收贴剂）	0.4/TTS-3
氯苄氨胍（胍那苄）	16
氯苯乙胍（盐酸胍法辛片剂）	2
α 受体阻滞剂	
多沙唑嗪（可多华）	10
哌唑嗪（盐酸哌唑嗪）	10

续表

	每天的剂量（mg）
特拉唑嗪（高特灵）	10
利尿剂	
吲达帕胺	2.5
氯酞酮	25
HCTZ	25
血管紧张素Ⅱ受体阻滞剂	
氯沙坦	100
缬沙坦	320
厄贝沙坦	300
替米沙坦（美卡素）	80
坎地沙坦（坎地沙坦酯）	32
依普罗沙坦（泰洛欣）	1200
奥美沙坦（奥美沙坦酯）	40

* 在大多数患者中，80%～90%达到降压效果

具体回顾所有类型的抗高血压药物

利尿剂[103-105]

利尿剂的作用机制是抑制肾小管对NaCl的重吸收（表7-4）。最初的心输出量减少继发血浆容量和细胞外液量的减少，但降低SVR需要长期治疗（4～8周），此时间内，容量恢复至接近正常水平。

利尿剂作为单一疗法治疗轻度至中度高血压或作为其他抗高血压药物的辅助药物。利尿剂的主要区别是作用的时间和部位，作用的效力。不良反应是相似的，特别是噻嗪类利尿药。JNC-7和其他国际委员会推荐低剂量的利尿剂（如HCTZ 12.5～25mg/d或其等效药物）治疗原发性高血压。此外，BHS不推荐利尿剂作为55岁以下患者的一线治疗药物，只有在其他患者中选择应用。HCTZ或其等效药物最大降压剂量不应超过25 mg。HCTZ的12.5mg/d的剂量大约80%能达到降压效果；25 mg/d的剂量95%能达到降压效果[105]。噻嗪类利尿药（除吲达帕胺）在患者血肌酐超过1.7 mg/ml或肌酐清除率超过30 ml/min无效，有中度至重度慢性肾病患者吲达帕胺仍然有效。因此，对于噻嗪类利尿剂的降压作用有一个相对平滑的剂量-反应曲线，而HCTZ利尿效应可能持续上升到100 mg/d的剂量。

吲达帕胺和其他利尿剂相比有许多优点。它比其他利尿剂更有效地降低血压，并对CCB和BB有轻微的影响，这可能使其作为治疗高血压的首选利尿剂[106-107]。吲达帕胺具有更好的代谢效益（脂质中性，最小的无糖耐量异常，钾和镁的减少更小），与噻嗪类和噻嗪类利尿剂相比肾毒性更小。它降低了LVH和血小板聚集。对胰岛素抵抗没有影响。吲达帕胺也对肾功能不全有效。PROGRESS试验显示吲达帕胺对减少心血管和脑血管事件是有意义的。

1. **分类**：阻止NaCl在肾小管吸收
2. **机制**：
   (a) 最初的心输出量减少继发血浆容量和细胞外液量的减少

(b) 长期降低系统性血管阻力
(c) 直接血管扩张作用

3. **药理学**：见个别利尿剂列表
4. **血流动力学**：
(a) MAP降低
(b) 心输出量轻微降低（1%～5%）
(c) SVR降低
(d) 心率增加
(e) RBF、RPF和GFR轻微降低
(f) 肾素、醛固酮、Ang-Ⅱ增加
(g) 体位性低血压（轻度）降低IVV
(h) 肾小球压力增加

5. 临床应用：
(a) 与其他抗高血压药物联合应用
(b) 单药治疗，治疗没有其他药物适应证的轻中度高血压（有争议的）
(c) 相对廉价的花费
(d) 减少仰卧位和站立血压
(e) 有很好的耐受性
(f) 无快速抗药反应

6. 与其他利尿剂的主要差异：
(a) 持续时间及作用部位
(b) 利尿作用效力（袢利尿剂＞噻嗪类）
(c) 对肾功能不全有效（袢利尿剂＞美托拉宗＞吲达帕胺＞噻嗪类）
(d) 控制血压的效率：吲达帕胺＞噻嗪类＞袢利尿剂
(e) 血流动力学调节机制
(f) 激素调节机制

7. 最常见的不良反应：
(a) 低钾血症
(b) 低镁血症
(c) 高尿酸血症
(d) 高血糖（少用袢利尿剂）、胰岛素抵抗和新发2型糖尿病（除吲达帕胺）

(e) 低钠血症

(f) 低氯血症

(g) 高脂血症（大部分噻嗪类）主要包括高甘油三酯血症、高胆固醇血症，增加 LDL 胆固醇，降低 HDL 胆固醇

(h) 氮质血症和肾功能不全，GFR 下降。肾血管纤维化、蛋白尿和 MAU

(i) 高钙血症（通常只有噻嗪类利尿剂）

(j) 性无能——20%～25%男性患者

(k) 皮肤反应、皮疹、紫癜

(l) 血液病

(m) 心律失常

(n) 血容量降低和体位性低血压

(o) 代谢性碱中毒

(p) 高肾素血症

(q) 醛固酮增多症（继发）

(r) 胰腺炎

(s) 过敏性疾病

(t) 血管炎

(u) 高同型半胱氨酸血症

(v) 肾细胞癌（增加 55%）和结肠癌

(w) 增加 PAI-1 和 PAI-1/tPA

(x) 增加凝血因子Ⅰ和血栓形成的风险

8. 禁忌证：

(a) 无尿

(b) 药物过敏（有磺胺过敏的患者）

9. 剂量和片剂用量：

(a) 开始用低剂量来控制血压（1.25 mg 吲达帕胺和 12.5 mg 氯噻酮或 HCTZ、噻嗪类等），滴定剂量最多为 2.5 mg 吲哒帕胺与氯噻酮或 HCTZ 25 mg/d。这些剂量对体积依赖性、低肾素性高血压更有效。约 95%的患者对小剂量方案有反应。

(b) 用于治疗高血压，但不是利尿的效果，HCTZ 或其等效物在剂量超过 25 mg/d 时有特定的药物反应。

表 7-4 利尿剂的特点*

	制剂	作用机制	药理	血流动力学	不良反应	禁忌证	每日用量	药物相互作用
噻嗪类（苯并噻二嗪衍生物）氯噻嗪（氯噻嗪）-默克	250 mg 500 mg	见 HCTZ	持续时间：6～12小时	见 HCTZ	见 HCTZ	见 HCTZ	250～500 mg	见 HCTZ
环噻嗪（环噻嗪）-Lilly	2 mg	见 HCTZ	持续时间：12小时	见 HCTZ	见 HCTZ	见 HCTZ	隔日 1～2 mg	见 HCTZ
HCTZ（理论）—雅培（氢氯噻嗪制剂）—诺华制药（氢氯噻嗪）—默克 mircozide（沃森）	25～50 mg 25～50 mg 25～100 mg 12.5 mg	抑制NaCl的吸收从而增加Na穿越远端肾小管的量，增加水的排泄量。初始降压治疗效果为降低容量和CO。长期降压治疗效果为降低SVR	持续时间这6～12小时	MAP降低、CO轻微下降、基础血浆容量减少、SVR降低、心率增加、肾上腺素增加、醛固酮增加、PRA增加、Ang Ⅱ增加、PGC增加	低钠血症、低钾血症、高尿酸血症、高钙血症、高血糖、低镁血症低氯性代谢性碱中毒、容量减少、体位性低血压、高血脂、增加胆固醇和甘油三酯、HDL降低、LDL增加、无肾保护作用	无尿、对磺酰胺衍生物过敏	6.25～50 mg	消胆胺：减少噻嗪作用；糖皮质激素：增加钾的损失；二氮嗪：增加高血糖效应；洋地黄苷：增加洋地黄毒性（低钾血症和低镁血症）；吲哚美辛：减少降压和促尿钠排泄的影响；NSAID：降低利尿剂的降压作用

续表

	制剂	作用机制	药理	血流动力学	不良反应	禁忌证	每日用量	药物相互作用
甲氯噻嗪（安久乐）—雅培	2.5 mg 5 mg	见 HCTZ	持续时间：24 小时；达到峰值时间：2 小时	见 HCTZ	见 HCTZ	肾失代偿 高反应	2.5～5 mg	见 HCTZ
泊利噻嗪	1 mg	见 HCTZ	持续时间 24～48 小时	见 HCTZ	见 HCTZ	见 HCTZ	1～4 mg	见 HCTZ
（多噻嗪片）—Pfizer 氯噻酮（氯噻酮）—埃文迪斯双（氯噻酮片剂）	2 mg 4 mg 25 mg 50 mg 100 mg 25 mg	作用部位在皮质稀释段远端小管，增加 Na^+ 和水的排泄	持续时间 24～72 小时起效时间 2 小时	见噻嗪类	低镁血症，增加胆固醇、甘油三酯、LDL，降低 HDL	见 HCTZ	12.5～50 mg	见噻嗪类

续表

	制剂	作用机制	药理	血流动力学	不良反应	禁忌证	每日用量	药物相互作用
髓袢利尿剂	口服：0.5 mg，2 mg		起效时间：0.5 小时；达到峰值时间 1～1.5 小时	GFR，RPF，RBF 保持不变	低钾血症、低氯性	见 HCTZ	平均剂量：1～2 mg；	丙磺舒：降低布美他尼
布美他尼(Bumex)—罗氏	静脉注射 0.25 mg/ml	在髓袢升支段减少氯和钠的重吸收	半衰期4～6 小时；经肝代谢，经肾排泄	自由水清除降低	碱中毒、高尿酸血症、耳毒性、肌肉疼痛和压痛、头晕、低血压、乏力		范围：0.5～10 mg；最大用量：10 mg	吲哚美辛：氯化钠排泄与布美他尼有关；碳酸锂：降低布美他尼在肾清除；碳酸锂毒性高风险
利尿酸（利尿酸）—默克	25 mg、50 mg；静脉注射：50 mg 粉末稀释至 100 ml	见呋塞米	持续时间：1～4 小时；起效时间：1 小时	见呋塞米	大剂量引起胃肠症状、高尿酸血症	无尿	50～100 mg、最大剂量不超过 400 mg	口服抗凝剂：增加抗凝作用；氨基糖苷类抗生素、洋地黄：见呋塞米

续表

	制剂	作用机制	药理	血流动力学	不良反应	禁忌证	每日用量	药物相互作用
托拉塞米(Demadex)-罗氏	5 mg 10 mg 20 mg 100 mg 静脉注射 2 ml（20 mg）小瓶静脉注射 5 ml（10 mg/ml）小瓶	见呋塞米	起效时间 0.5 小时；同时饮食延缓吸收；达到峰值：1小时；肝代谢，肾排泄；不与蛋白结合	GFR、RPF、RBF；保持酸碱平衡；增加氯化钠和水的排泄	头晕、头痛、恶心、乏力、呕吐高血糖、过度利尿、高尿酸血症、低血钾、过度口渴	无尿；过敏	最初：5 mg；一天一次；范围：5～10 mg 一天一次；最大剂量：10 mg，一天一次	水杨酸：水杨酸的毒性；NSAID：可能会引起肾功能不全；吲哚美辛：与托拉塞米可能减少钠排泄；丙磺舒：降低托拉塞米效果；碳酸锂：降低托拉塞米的肾清除率，导致托拉塞米毒性风险升高
呋塞米(Lasix)一埃文迪斯	20 mg 40 mg 80 mg	主要是抑制 Cl、Na 和 H_2O 在髓袢升支的吸收，近端和远端小管也有微弱的利尿作用	持续时间：1～4 小时；起效时间：1 小时；达到峰值时间：1～2 小时；肝代谢；肾排泄	降低 PWP、减少 CO、降低 SVR	液体和电解质紊乱、低镁血症、低血钾、轻度腹泻、神经性耳聋、降低 HDL	无尿氮质、血症	20～150 mg	毛地黄糖苷类：增加洋地黄毒性（低钾血症和低镁血症）；吲哚美辛：降低高血压和钠的作用；丙磺舒：降低利尿作用；NSAID：降低利尿和降压作用；氨基糖苷类抗生素：增加耳毒性和肾毒性

续表

	制剂	作用机制	药理	血流动力学	不良反应	禁忌证	每日用量	药物相互作用
吡啶磺酰脲类利尿剂（托拉塞米制剂）—德国宝灵曼公司	5 mg 10 mg 20 mg 100 mg	作用于髓袢升支粗段，阻止 Na^+—k^+—Cl^- 离子交换转运系统	持续时间：口服6~8小时，静脉注射6~8小时；达到峰值：口服1~2小时，静脉注射1小时；80%由肝排泄，20%由肾排泄；生物利用度：80%	GFR、RPF保持不变，CO，SVR降低	体液和电解质紊乱、头晕头痛、排尿量过度增加、鼻炎、恶心	已知对托拉塞米敏感或磺酰脲类；慎用：肝硬化腹水；耳毒性；和电解质耗竭	高血压：初始剂量5 mg一天一次；如果4~6周后降压血压不理想增加到10 mg每天一次；最大推荐：10 mg每天一次	吲哚美辛：部分抑制钠尿效应；碳酸锂：可降低肾清除率；水杨酸：水杨酸的毒性；消胆胺：减少口服托拉塞米制剂的吸收
钾利尿剂阿米洛利（阿米洛利）-默克	5 mg	抑制钾/钠在远端小管交换——一种弱利尿降压药	持续时间：24小时；起效时间：2小时；达到峰值：6~10小时；由肾排泄		见氨苯蝶啶	高钾血症，在肾功能受损的患者中不能应用其他保钾药物	5~10 mg，不能超过20 mg	NSAID：肾功能衰竭、高钾血症；ACEI：高钾血症

续表

	制剂	作用机制	药理	血流动力学	不良反应	禁忌证	每日用量	药物相互作用
螺内酯（安体舒通），法玛西亚	25 mg 50 mg 100 mg	通过远端肾曲小管钠钾交换离子泵受体竞争性结合醛固酮拮抗剂；导致钠和水的排泄增加	持续时间：12～48小时		男性乳房发育症、月经失调或闭经、绝经后出血、高钾低钠血症、胃肠道症状、阳痿、热疹	无尿、急性肾功能不全、肾功能损害、高钾血症	100～400 mg治疗醛固酮增多症，50～100 mg治疗原发性高血压	水杨酸盐：降低利尿作用；抗凝剂：降低抗凝效果；卡托普利：高血钾；乙醚、氧化亚氮：低血压
氨苯蝶啶（氨苯蝶啶制剂）—源泉	50 mg 100 mg	不是一种利尿剂，但对远端肾小管有利尿作用，在钠钾交换中抑制钠吸收	持续时间：7～9小时；起效时间2～4小时		血液病中的光敏性皮疹、高钾血症、高血糖、代谢性酸中毒、氨苯蝶啶肾结石	无尿、肾功能不全、严重肝疾病	饭后服用100 mg最大剂量不能超过300 mg	吲哚美辛和非甾体类抗炎药：肾功能衰竭；ACEI和卡托普利：高钾血症（附加的）；乙醚、氧化亚氮：低血压（附加的）

续表

	制剂	作用机制	药理	血流动力学	不良反应	禁忌证	每日用量	药物相互作用
依普利酮片（依普利酮）—辉瑞	25 mg 50 mg 100 mg 200 mg 400 mg	醛固酮受体高选择性			引起高钾血症的概率很小，高钾血症（2.7%）		25～400 mg/d 有效的降低血压，改善 LVH、CHF 和蛋白尿	其他保钾剂
联合利尿剂 HCTZ 50 mg$^+$ 盐酸阿米洛利 5 mg（氢氯噻嗪-阿米洛利合剂）—默克	组合片	阿米洛利是弱保钾利尿剂，通过排钠降低血压。HCTZ 阻断 Na 和 K 在远端小管的吸收，从而增加 Na 和水的排出量	持续时间：24 小时；起效时间：1～2 小时	见噻嗪类	电解质紊乱、升高血尿氮、高钾血症、轻度皮疹	肾功能损害、服用保钾药物患者、高钾血症	1～2 片	见 HCTZ 和盐酸阿米洛利

续表

	制剂	作用机制	药理	血流动力学	不良反应	禁忌证	每日用量	药物相互作用
HCTZ 25 mg+螺内酯 25 mg（螺内酯和氢氯噻嗪）—法玛西亚/辉瑞	组合片	与不同的利尿剂结合但是作用机制和部位是互补的，提高了利尿和降压的附加效果和保留K^+	持续时间 24 小时起效时间 1～2 小时	见噻嗪类	男性乳房发育、胃肠道症状、高血钾、皮疹	无尿、急性肾功能不全、急性肝衰竭、高钾血症	由各组成部分的单独用量建立的最佳使用量	见 HCTZ、螺内酯
HCTZ 25 mg+氨苯蝶啶 50 mg（抗高血压药物）—葛兰素史克	组合胶囊	HCTZ 阻止 Na 和 Cl 吸收，从而增加在远端小管 Na 转运水排出。氨苯蝶啶在远端肾小管有弱的利尿作用，在钠钾交换过程中抑制钠的吸收	持续时间 7～9 小时	减少 SVR、轻微减少 CO、轻度减少血浆容量（见噻嗪类）	电解质紊乱、肌肉痉挛、皮疹、乏力、对光过敏、胃肠功能紊乱	肾功能不全、无尿、氮质血症、高钾血症	1～2 粒，不超过 4 粒†	见 HCTZ 和氨苯蝶啶

续表

	制剂	作用机制	药理	血流动力学	不良反应	禁忌证	每日用量	药物相互作用
HCTZ 50 mg+75 mg（三氨蝶啶)-bertek	片剂：25 mg HCTZ+37.5 mg 氨苯蝶啶	HCTZ 阻止 NaCl 吸收，随后降低 SVR。氨苯蝶啶在远端肾小管有微弱的保钾利尿作用	持续时间：6～12 小时；起效时间：2 小时；达到峰值：4 小时；由肾排泄；提高生物利用度（噻嗪类）	降低 SVR、轻微降低 CO、轻微降低血容量（见胃肠功能紊乱）	电解质紊乱、肌肉痉挛、乏力、光敏性皮疹	肾功能不全、无尿、氮质血症、高钾血症	0.5～1 片[†]	见 HCTZ 和氨苯蝶啶片
喹唑啉衍生物美托拉宗（甲苯喹唑酮片剂）利尿剂美托拉宗	2.5 mg 5 mg 10 mg 0.5 mg	主要作用是抑制 NA 在皮质稀释区近曲小管部位的重吸收	持续时间：12～24 小时；起效时间：1 小时；达到峰值时间：24 小时；主要由肾排泄	见噻嗪类	氮质血症、低血糖、低钠血症、低钾血症、低镁血症、高尿酸血症高钙血症	肾功能不全	2.5～5 mg，高剂量可能会引起其他功能紊乱	见噻嗪类

续表

	制剂	作用机制	药理	血流动力学	不良反应	禁忌证	每日用量	药物相互作用
吲达帕胺利尿剂吲哚衍生物（利尿药）安万特	1.25 mg 2.5 mg 5 mg	和噻嗪类相似——作用于皮质稀释段，对轻度肾功能不全可能有效	持续时间：24 小时；起效时间：1 小时；达到峰值时间：2 小时；主要由肝代谢；70%由肾排泄，20%由胆排泄	MAP 降低、CO 减少、SVR 降低、RBF、RPF、GFR 有较小的改变	低钾血症、低镁血症、低钠血症、低氯血症、高尿酸血症	见噻嗪类	平均：1.25～2.5 mg；最大剂量：2.5 mg	见噻嗪类

ACEI，血管紧张素转化酶抑制剂；Ang-Ⅱ，血管紧张素Ⅱ；BP，血压；CHF，充血性心力衰竭；CO，心输出量；GFR，肾小球滤过率；HCTZ，氢氯噻嗪；HDL，高密度脂蛋白；HR，心率；IV，静脉注射；LDL，低密度脂蛋白；LVH，左心室肥厚；MAP，平均动脉压；NE，去甲肾上腺素；NSAID，非留体类抗炎药；PGC，肾小球毛细血管压；PRA，血浆肾素活性；PWP，肺动脉楔压；RBF，肾血流量；RPF，肾血浆流量；SVR，全身血管能力

* 请咨询医师得到充分的处方信息。

† 生物等效性很低，只有 30%的吸收。

‡ 与 Dyazide 相对比，生物等效性改善；60%被吸收。

（c）如果肌酐清除率小于 30 ml/min，HCTZ 和其他利尿药无效。

（d）吲达帕胺比其他利尿剂有很多优点，如提高代谢率、更好地控制血压、减少 2 型糖尿病，更好地降低 LVH 和许多其他的影响。

中枢 α 受体激动剂[103-104]

中枢 α 受体激动剂刺激脑干突触后 α_2 受体，从而降低了外周 SNS 活性（表 7-5 和表 7-6）。中枢神经系统的影响导致 SVR、血浆和尿液去甲肾上腺素水平、血浆肾素活性、CO、RBF 和 GFR 均降低。CO 在休息和运动时保持不变。

常见的副作用是镇静和口干，低剂量长期治疗可以把这些副作用最小化。必须强调这些药物的戒断综合征，尤其是可乐定。当使用低剂量时，戒断综合征的发生率是最小的，可能小于 BB。然而，治疗持续时间、剂量和个体差异以及合并内科疾病，将影响戒断综合征的严重程度和发生率。因此，至少 2 ～ 4 周时间以逐渐减少中枢 α 受体激动剂，以避免任何潜在的不利影响。

所有中枢 α 受体激动剂类似，降压作用优良。降压药物的选择取决于单一的不良反应、药物作用持续时间和药物价格。与甲基多巴相比，可乐定、胍那苄、胍法辛都对血脂和血糖有中性或有利的影响，但甲基多巴对血脂和血糖的影响是不利的。甲基多巴降低 HDL 胆固醇和增加甘油三酯。现在基本不使用甲基多巴，因为不良反应大而且疗效不如其他中枢 α 受体激动剂[108-110]，唯一的例外是孕期可以被批准适当使用。

1. 可乐定（可乐宁）：口服和透皮贴剂
2. 胍那苄（Wytensin）
3. 胍法辛（Tenex）
4. 甲基多巴（布洛芬）

α 受体主要有两种类型：

1. 突触前膜（突触前）受体：位于包含神经递质 NE 神经元细胞膜上。抑制 NE 从节后交感神经末梢的释放。NE 在突触间隙中抑制其自身释放。

2. 突触后受体：位于靶器官。导致激动作用（外周血管收缩）但降低中枢交感神经活性。

表 7-5 中枢 α 受体激动剂特点*

	制剂	作用机制	药理	血流动力学	不良反应	禁忌证	每日用量	药物相互作用
可乐定（可乐宁）一勃林格殷格翰公司	0.1 mg、0.2 mg、0.3 mg、TTS1～3	选择性刺激位于延髓中心孤束核、下丘脑的血管收缩减压部位的突触后α2肾上腺素能受体，减少对心脏、外周血管、肾的传出交感神经张力和增加迷走神经张力。降低SVR，引起血管扩张，降低血压。引起外周血管的放松。降低PRA	起效时间：0.5～1小时；达到峰值时间：3～5小时；半衰期12～16小时；经肝代谢；经脏排泄；TTS-持续降压作用时间为：1周	MAP降低；CO不变；HR降低（10%）；SAV降低；RBF、RPF、GFR：不变或增加；RVR降低；血浆和尿中NE、EPI减少；血管紧张素II减少；PRA降低；醛固酮减少；运动反应保持不变；PWP减少；体液潴留：从最小到无；在一些患者中有利尿作用	镇静、嗜睡、口干、头晕、戒断综合征、高血压（罕见剂量<1.2 mg每天一次）、虚弱、头痛、心动过缓、便秘、阳痿（少见约4%）、抑郁、噩梦	病窦综合征、二或三度房室传导阻滞、抑郁	初始：0.1 mg每天一次，3～4天，睡前可给较大剂量；一般平均：0.4～0.6 mg每天一次；最大剂量：1.2 mg。通常剂量范围：0.2～1.2 mg；TTS：每周一次；TTS，1、2或3	三环类抗抑郁药和BB：在一些患者的降压效果损失

续表

	制剂	作用机制	药理	血流动力学	不良反应	禁忌证	每日用量	药物相互作用
胍那卡（wytensin）美商惠氏	4 mg 8 mg	刺激延髓部位的突出后α2受体，降低交感神经系统的活动，降低SVR和PRA	起效时间：1小时；达到峰值时间：4小时；在血浆中的半衰期：6小时；代谢：75%（部位不明确）；排泄：80%由肾排泄	MAP降低；CO不变；HR减少（小）；SVR降低；RBF RPF GFR：没有变化；RVR降低；血浆和尿中NE和EPI减少；醛固酮减少；PRA降低；血管紧张素Ⅱ降低；运动反应保持；血浆容量：不变；在一些患者有利尿作用	口干、镇静、嗜睡、乏力、阳痿、戒断综合征、高血压、头晕、乏力、头痛、便秘	孕妇禁用	平均剂量16 mg；用药范围：8～48 mg；最大剂量：48 mg	增强中枢神经系统抑制药

续表

	制剂	作用机制	药理	血流动力学	不良反应	禁忌证	每日用量	药物相互作用
胍法辛(Tenex)—惠氏	1 mg 2 mg	降低交感神经系统张力，降低 SVR 和 HR	起效时间：1小时；达到峰值时间：4小时；在血浆中的半衰期：6小时由肾排泄	MAP 降低；CO 不变；HR 降低(10%)；SVR 降低；RBF、RPF、GFR：无变化或增加；RVR 降低；血浆和尿中 NE、EPI 减少；血管紧张素 II 减少；PRA 降低；醛固酮减少；运动反应保持；PWP 减少；体液潴留：从最小到无；在一些患者中有利尿作用	见可乐定	胍法新过敏者禁用	1 mg；最大剂量 3 mg 睡前	见可乐定

续表

	制剂	作用机制	药理	血流动力学	不良反应	禁忌证	每日用量	药物相互作用
甲基多巴（布洛芬）-默克	125 mg 250 mg 500 mg 也可用于药剂 250 mg/ml	α-甲基去甲肾上腺素刺激延髓部位的突触后 α_2 肾上腺素能受体，降低交感神经兴奋，从而降低 SVR 和 PRA。也有一些外周血管的作用	起效时间 2～3 小时；达到峰值时间：5 小时；血浆中的半衰期：12 小时；由肝代谢；由肾排泄	MAP 降低；CO 不变或有所降低；HR 略有下降；SVR 下降；RBF、RPR、GRF：没有变化；RVR 降低；血管紧张素 II 减少；PRA 降低；醛固酮减少；运动反应保持；血浆容量增加	乏力、嗜睡、镇静、口干、轻度体位性低血压，Coombs 试验阳性、贫血、产生类风湿因子和出现红斑狼疮、阳痿、肝炎、戒断综合征、反弹性高压、改变心智、抑郁	进展性肝病	平均：250～3000 mg，每天两次；计划最大值：3000 mg†	β-肾上腺素能阻断剂；口服避孕药：降低抗高血压作用

Ang-Ⅱ，血管紧张素Ⅱ；AV，房室；CO，心输出量；EPI，肾上腺素；GFR，肾小球滤过率；HR，心率；MAP，平均动脉压；NE，去甲肾上腺素；PRA，血浆肾素活性；PWP，肺楔压；RBF，肾血流量；RPF，肾血浆流量；RVR，肾血管阻力；SVR，全身血管阻力

* 咨询医师得到充分的处方信息

† 口服吸收，50%～80%

表 7-6　比较几种常见的口服中枢 α 受体激动剂

药物	初始剂量（mg）	通常每日的用药剂量范围（mg）	体位性低血压	对 RBF 和 GFR 的作用	体液潴留	CO	HR	对血浆肾素水平的影响	机能不全者需要剂量的改变	可使用的片剂/胶囊的大小（mg）
可乐定	0.1 每日两次	0.2～1.2	很少	→/↑	轻微或没有	→	↓	↓	肾功能不足	0.1、0.2、0.3、TTS：1、2、3
氯苄氨胍	4 每日两次	8～48	很少	→	轻微或没有	→	→/↓	↓	肾功能不足	4，8
氯苯乙胍	1 睡前	1～3	很少	→/↑	轻微或没有	→	→/↓	↓	肾功能不足	1，2
甲基多巴	250 每日两次	250～3000	有（轻微）	→	有	→/↓	→/↓	↓	肾功能不足和肝功能不足	125，250，500

CO、心输出量；GFR、肾小球滤过率；HR、心率；RBF、肾血流量
↑增加；↓降低；→不变

中枢 α 受体激动剂：类似性

1. 刺激延髓孤束核中央的突触后 α_2 受体
   a. 减少 SNS 活性；
   b. 降低血清和尿中 NE 水平；
   c. 由于减少 NE 水平从而降低 PRA；
   d. 增加迷走神经激动（心动过缓）
      （1）可乐定：直接
      （2）氯苄氨胍：直接
      （3）胍法辛：直接
      （4）甲基多巴：间接（α-甲基去甲肾上腺素）
2. 外周 α 激动剂加压反应被中枢 α 激动剂的作用覆盖，除了很少情况下：
   a. 静脉注射（短暂的升压效应）；
   b. 大剂量口服。
3. 外周交感反应保持完好，所以很少出现问题
   a. 体位性低血压：甲基多巴的影响大于可乐定、胍法辛或氯苄氨胍；
   b. 运动：保留所有四种药物；
   c. 性功能障碍：甲基多巴的影响大于可乐定、胍法辛或氯苄氨胍。
4. 降低血压与全身或局部血流量减少无关。
5. 除服用甲基多巴外几乎无钠或水潴留或体重增加发生。可乐定、胍法辛或氯苄氨胍在一些患者中有利尿作用。
6. 血流动力学的影响是相似的。
7. 药物作为单药治疗有效。
8. 可与其他抗高血压药物联合应用，每种药物在较低剂量可产生协同效应。推荐的平均最大剂量是
   a. 可乐定：0.4 mg（口服）；TTS-3 mg/次每周；
   b. 氯苄氨胍：24 mg/d；
   c. 胍法辛：2 mg/d；
   d. 甲基多巴：2000 mg/d。
9. 等同剂量：可乐定 0.1 mg＝氯苄氨胍 4 mg＝胍法辛 0.5 mg＝

甲基多巴 500 mg。

节后神经元抑制剂[103-104]

节后神经元抑制剂通过消耗儿茶酚胺的储存或抑制外周交感神经末梢释放儿茶酚胺起作用（表 7-7）。起效慢，除了胍那决尔；半衰期长。这一类抗高血压药物最好避免使用，除非是严重的顽固性高血压并且对其他药物无反应，而这种情况很少见。不良反应是相似的，大多数患者的耐受性很差。

BB：一般情况[103-104]

1. 降压机制：
   a. 减慢心率从而降低 CO
   b. 降低心肌收缩力而降低 CO
   c. 阻止肾素释放
   d. 由于中枢 β 效应降低交感神经兴奋
   e. 阻塞突触后外周 β 受受体
   f. 竞争性拮抗儿茶酚胺，作用于儿茶酚胺受体部位
   g. 增加血管中前列腺素水平（吲哚美辛）
   h. 增加压力反射敏感性
   i. α 阻断剂特性（选择混合 α/β 受体阻滞剂）
   j. 抗氧化活性（卡维地洛）
   k. 激活 L-精氨酸/NO 通路（奈必洛尔）
2. 各种等剂量的 β-受体阻滞剂在降压作用上差异很小或没有差异，而且不良反应类似，但新的 α/β 受体阻滞剂和引起血管舒张的 BB 例外，后者能更有效地降低中心动脉压力并且有最小的不良反应。
3. 降压作用取决于患者的依从性：α/β 受体阻滞剂和引起血管舒张的 β-受体阻滞剂例外：
   a. 年龄：老年人无效（β 受体减少）。
   b. 种族：非洲裔美籍人无效（低肾素依赖性）。
   c. 肾素的最佳状态：最好用于高肾素和肾素正常的患者；低肾素患者无效。

表 7-7　节后神经元抑制剂的特点*

	制剂	作用机制	药理	血流动力学	不良反应	禁忌证	每日用量	药物相互作用
胍那决尔（Hylorel）—法伊森	10 mg、25 mg	通过抑制NE释放和消耗外周神经末梢储存的NE降低肾上腺素能神经元活性，药物不进入中枢神经系统	持续时间：10～14小时；起效时间：2小时；达到峰值时间：4～6小时；经肝代谢，经肾排泄	CO减少；静脉中的电流容量增加；SAV降低；Na^+、水潴留	头晕、直立性低血压、腹泻、严重体积增加	避免在CHD、心绞痛、脑血管病中的使用	分剂量：5～50 mg	三环类抗抑郁药：降低降压效果；拟交感胺类：减少降压作用；抗组胺药：高血压反应
胍乙啶（依斯美林）—诺华	10 mg 25 mg	干扰NE从交感神经末梢释放	起效时间：5～7天；半衰期：7～14天；由肾排泄	CO减少；静脉中的电流容量增加；SAV降低；GFR、RBF、RPF降低；重度Na^+、水潴留	假阴性尿VMA和儿茶酚胺，体位、用力后低血压，严重的钠和水潴留，阳痿，心脏射血反流，心动过缓，CHF，加重心绞痛，腹泻	嗜铬细胞瘤同时使用EPI	10～25 mg；最大剂量：100 mg	三环类抗抑郁药：减少降压作用；口服避孕药：降低胍乙啶的作用；米诺地尔：严重的体位性低血压；吩噻嗪类：降低降压效果；拟交感胺类：降低降压作用；降糖药物：增加血糖作用

续表

	制剂	作用机制	药理	血流动力学	不良反应	禁忌证	每日用量	药物相互作用
利血平	0.1 mg 0.25 mg 1 mg	耗尽外周和中枢神经系统储存的儿茶酚胺	起效时间：4～6 周；半衰期：7 天或更久	心动过缓、CO 降低、SVR 降低	心动过缓，CO 降低，SVR 降低假阴性 VMA 和尿儿茶酚胺，心动过缓，室性早搏，鼻充血，抑郁，钠和水潴留，体位性低血压，体重增加，噩梦，锥体外系反应，降低 HDL	有抑郁病史或存在抑郁，活动性消化性溃疡，低血压史	0.1～0.25 mg；最大剂量 0.25 mg	可以延长或抑制拟交感胺类的作用

CHF，充血性心力衰竭；CO，心输出量；EPI，肾上腺素；GFR，肾小球滤过率；HDL，高密度脂蛋白胆固醇；NE，去甲肾上腺素；RBF，肾血流量；RPF，肾血浆流量；RVR，肾血管阻力；SNS，交感神经系统；VMA，香草扁桃酸；SVR，全身血管阻力

* 咨询医师得到充分的处方信息

d. 持续高血压

(1) 高血压患者最近发作、年轻患者——高动力性且CO和SVR相对增加：可能有效。

(2) 已形成高血压——体力虚弱CO和SVR降低：无效。

4. 降压效果与血浆水平有关。

5. 所有的BB（没有ISA作用）增加SVR和降低CO，这些血流动力学的影响与降低血压的目的相背。那些且有血管舒张作用、α阻滞剂特征或有ISA作用的BB降低SVR，CO没有变化或实际上增加。

BB和β-受体

刺激 β_1 受体：

1. 心脏刺激：增加心肌收缩力、心搏量、CO；心动过速；增加房室传导和自律性
2. 肾的肾素释放
3. 游离脂肪酸脂解作用

刺激 β_2 受体：

1. 支气管扩张
2. 血管舒张
3. 糖原分解（肝、骨骼肌）和乳酸生产
4. 胰腺胰岛素释放
5. 平滑肌松弛（子宫）
6. 骨骼肌激动：震颤

β_1 受体阻滞剂：

1. 减少心肌收缩力和CO
2. 心动过缓、心脏传导阻滞，抑制自律性
3. 降低肾素释放
4. 降低游离脂肪酸释放

β_2 受体阻滞剂：

1. 支气管哮喘
2. 血管收缩
3. 糖代谢异常（肝、骨骼肌糖原分解减少）
4. 高血糖（抑制胰岛素的释放）
5. 平滑肌收缩（子宫）
6. 骨骼肌：减少震颤

BB 的 10 个主要不同的属性

1. 心脏选择性

2. ISA 作用

3. 膜稳定作用（membrane-stablizing activity，MSA）

4. 脂溶性与水溶性

5. 药代动力学

6. 效力

7. 血小板聚集效应

8. α 阻断特性

9. 抗氧化活性

10. 对血管舒张或收缩影响

BB 的选择性

1. 非选择性的 β_1 和 β_2 受体：

吲哚洛尔

普萘洛尔

噻吗洛尔

纳多洛尔

2. 心脏选择性：β_2 受体阻滞剂（易受 EPI 刺激影响）比 β_1 受体阻滞剂应用相对广泛。心脏选择性随剂量的增加而减少。

醋丁洛尔

美托洛尔

阿替洛尔

倍他洛尔

比索洛尔

奈必洛尔（稍后讨论）

3. 内在拟交感活性

醋丁洛尔

吲哚洛尔

纳多洛尔

卡替洛尔

4. α 和 β 受体阻滞剂

拉贝洛尔

卡维地洛

5. 引起血管舒张的 BB：高选择性 β_1 受体通过活化 L-精氨酸/NO 通路使内皮依赖性血管舒张

奈必洛尔

BB 不良反应和禁忌证[103-104]

BB 不良反应和禁忌证见表 7-8。

表 7-8　BB 不良反应和禁忌证[103-104]

禁忌证：

1. 窦性心动过缓
2. 大于 1 度心脏传导阻滞
3. 心源性休克
4. 明显的心力衰竭
5. 支气管哮喘/慢性阻塞性肺疾病
6. 已知对该产品过敏

不良反应

1. 心肌梗死：CHF、降低 CO（有 ISA 作用药物更少出现）和呼吸困难
2. 心动过缓、心脏传导阻滞（抑郁症）（ISA 作用型 BB 更少出现）
3. 中枢神经系统（缘于血脑屏障渗透）：疲劳、嗜睡、记忆力差、乏力、嗜睡、情绪不稳定、精神抑郁、感觉异常、定向力障碍、幻觉、精神错乱、谵妄、木僵、失眠、做噩梦、多梦、头痛、头晕、眩晕
4. 胃肠道：恶心、腹泻、便秘、疼痛、胀气、缺血性结肠炎
5. 呼吸系统：支气管痉挛、哮喘、支气管哮喘、慢性阻塞性肺疾病
6. 外周血管收缩：Raynaud 现象、跛行、肢冷（少用吲哚洛尔、醋丁洛尔）
7. 抑制糖原分解
8. 戒断综合征：重度高血压、不稳定型心绞痛、心律失常、MI、死亡
9. 药物相互作用：抗高血压作用
10. 高血糖：加剧糖尿病，抑制胰岛素的释放，胰岛素抵抗
11. 高甘油三酯血症、HDL 降低、LDL 升高、HDL 胆固醇和 LDL 比值下降（ISA 药物除外）和小而浓密的致动脉粥样硬化的 LDL 增加
12. 高甘油三酯血症：与噻嗪类联合
13. 肌肉疲劳和运动性疲劳
14. 阳痿和性欲减退
15. 体位性低血压

续表

16. 高尿酸血症：与噻嗪类联合
17. 高钾血症（阻止胞内 K 运输）
18. 甲状腺功能亢进症患者突然停药
19. 低血糖：
a. 糖尿病：隐匿的和长期的症状
b. 麻醉
c. 透析
d. 空腹（儿童）
e. 长时间运动
20. BB 对低血糖患者的危重高血压反应
21. 穿过胎盘（胎儿心动过缓、低血压、低血糖）
22. 子痫前期子宫收缩增加子宫收缩
23. 肾上腺素、嗜铬细胞瘤、低血糖、联合治疗时中枢 α 受体激动剂的撤出、容量依赖性高血压均可导致儿茶酚胺过量，进而出现反常性高血压
24. 减少 GFR、RBF、RPF，在停止治疗后这可能会持续 6 个月至 1 年或更长时间
25. 低出生体重（阿替洛尔）

BB，β 受体阻滞剂；CHF，充血性心力衰竭；CO，心输出量；EPI，肾上腺素；GFR，肾小球滤过率；HDL，高密度脂蛋白；ISA，内在拟交感活性；LDL，低密度脂蛋白；RBF，肾血流量；RPF，肾血浆流量

BB 药物间相互作用[103-104]

BB 药物间相互作用见表 7-9

BB 特点[103]

BB 的特点见表 7-9～表 7-11

血管扩张剂[103]

血管扩张剂对动脉血管平滑肌有松弛作用，降低 SVR。血管扩张剂血流动力学相似，但不良反应不同。由于增加了 PRA、CO、血浆容量，心动过速，血管扩张剂需要与 BB 或中枢 α 受体激动剂或利尿剂联合使用。血管扩张剂肼屈嗪和米诺地尔不应单独使用来治疗慢性高血压。米诺地尔比肼屈嗪作用强得多（表 7-12）

表 7-9 BB 的特点*

	制剂	作用机制	药理	血流动力学	不良反应	禁忌证	每日用量	药物相互作用
盐酸醋丁洛尔（sectra）—惠氏	200 mg 400 mg	选择性阻滞 β-肾上腺素能受体以及弱 ISA 和 MSA 作用	起效时间：0.5～1 小时；达到峰值时间：2.5 小时，半衰期 3～4 小时；ISA：1^+；MSA：1^+ 经肝代谢；经肾排泄	HR、CO、HR、RPF、RBF、GFR 醛固酮减少；SVR 与 RVR 不变，MAP 降低，血容量不变或增加	见单独的不良反应表	见单独的禁忌证列表	初始：400 mg，平均剂量：600 mg；通常剂量范围：200～1200 mg；最大剂量：1200 mg	见单独的药物相互作用列表
阿替洛尔（天诺敏）—阿斯利康	25 mg 50 mg 100 mg	选择性 β_1 受体阻滞剂，没有 MSA 或 ISA 作用。选择性不是绝对的。高剂量抑制位于支气管和血管的肌肉组织的 β 受体	起效时间：1 小时；达到峰值时间：2～4 小时；在血浆中的半衰期：6～9 小时；ISA：没有；MSA：没有；脂溶性：低（1^+），水溶性：高；肝代谢较低（10%）；肾排泄	HR、CO、HR、RPF、RBF、GFR 醛固酮减少；SVR 与 RVR 增加，MAP 降低，血容量增加	见单独的不良反应表	见单独的禁忌证列表	初始：25～50 mg，平均剂量：50 mg，最大剂量：100 mg	见单独的药物相互作用列表

续表

	制剂	作用机制	药理	血流动力学	不良反应	禁忌证	每日用量	药物相互作用
倍他洛尔（倍他洛尔）一法玛西亚	10 mg 20 mg	心脏选择性	起效时间：1小时；达到峰值时间：3小时；半衰期：14～22小时；SA：没有MSA：1^{+}；脂溶性：无；由肝代谢，肾排泄	HR、CO、HR、RPF、RBF、GFR醛固酮减少；SVR与RVR增加，MAP降低，血容量不变或增加	见单独的不良反应表	见单独的禁忌证列表	初始：10 mg；平均剂量：10 mg；最大剂量：20 mg	见单独的药物相互作用列表
美托洛尔（Lopressor）一诺华	50 mg 100 mg	选择性β-肾上腺素能阻断剂，主要阻断位于心肌β受体	起效时间1小时；达到峰值时间：1.5～2小时；半衰期：3～4小时；ISA：没有；MSA：很小（1^{+}）到没有	HR、CO、HR、RPF、RBF、GFR醛固酮减少；SVR与RVR增加，MAP降低，血容量增加	见单独的不良反应表	见单独的禁忌证列表	初始：400 mg；平均剂量：600 mg；通常剂量范围：200～1200 mg；最大剂量：1200 mg	见单独的药物相互作用列表

续表

	制剂	作用机制	药理	血流动力学	不良反应	禁忌证	每日用量	药物相互作用
(Toprol-XL)-阿斯利康	25 mg 50 mg 100 mg 200 mg	应用大剂量时特异性消失	脂溶性：中度（3^+）由肝代谢；肝、肾排泄				最初剂量50～100 mg每天两次；最大剂量：400 mg	
纳多洛尔（纳多洛尔)-Monarch	20 mg 40 mg 80 mg 120 mg 160 mg	非选择性β-肾上腺素能受体拮抗	起效时间1～2小时；达到峰值时间：3～4小时；半衰期：20～24小时；ISA：没有MSA；没有；脂溶性：低，较高的水溶性；肝代谢较少（27%）；由肾排泄	HR、CO、PRA醛固酮减少不改变、RPF、GFR；RVR不变、SVR增加，MAP降低，血容量增加	见单独的不良反应表	见单独的禁忌证列表	初始：40 mg；平均剂量：160 mg；通常剂量范围：40～340 mg；最大剂量：340 mg	见单独的药物相互作用列表

续表

	制剂	作用机制	药理	血流动力学	不良反应	禁忌证	每日用量	药物相互作用
卡替洛尔(Cartrol)-Abbott Laboratories	2.5 mg 5 mg	非选择性β-肾上腺素能受体拮抗	起效时间0.5～1小时；达到峰值时间：1～3小时；半衰期：6小时；ISA：有；MSA：没有；脂溶性：30%～50%；由脏代谢；50%～70%由肾排泄	HR降低比服用其他β受体阻滞剂少（2～5次/分），CO降低比服用其他BB剂少，MAP降低，血容量增加SVR不变或降低GFR、RBF、RPF不变或轻微降低	见单独的不良反应表	见单独的禁忌证列表	初始：2.5 mg；范围：5～10 mg最大剂量；10 mg	见单独的药物相互作用列表
喷布洛尔（Levatol）一许瓦兹制药	20 mg	没有β-肾上腺素能受体选择性拮抗，轻度ISA作用，轻度部分受体激活	起效时间0.5～1小时；达到峰值时间：1.5～3小时；半衰期：5小时；ISA：0-1；+MSA：没有；脂溶性：低由肝代谢由肾；排泄	HR、CO、PRA、醛固酮均降低，GFR、RBF、RPF不变MAP降低，血容量增加或不变	见单独的不良反应表	见单独的禁忌证列表	初始：10 mg；范围：20～40 mg；最大剂量：50 mg	见单独的药物相互作用列表

续表

	制剂	作用机制	药理	血流动力学	不良反应	禁忌证	每日用量	药物相互作用
吲哚洛尔（心得乐）—诺华	5 mg 10 mg	没有β-肾上腺素能受体选择性拮抗，有ISA作用	起效时间0.5～1小时；达到峰值时间：1～2小时；半衰期：3～4小时；ISA：有 3^+，MSA：轻（1^+）到无；脂溶性：中度（3^+）；由肝，代谢由肾，排泄	HR降低低于其他BB（4~8次/分），CO降低低于其他BB，SVR不变或降低，MAP降低，GFR、RBF、RPF不变或轻微降低，RVR不变或轻微降低，血容量增加	对血脂有影响，见单独的不良反应表	见单独的禁忌证列表	初始：10 mg每日两次；范围：10～50 mg；最大剂量：60 mg	见单独的药物相互作用列表
普萘洛尔（心得安）—惠氏	10 mg 20 mg 40 mg 60 mg 80 mg	没有β-肾上腺素能受体选择性拮抗	起效时间1～2小时；达到峰值时间：2～4小时；半衰期：2.5～6小时；ISA：无；MSA：3^+	HR、CO、PRA、GFR、RBF、RPF、醛固酮均降低，SVR或RVR增加，MAP降低	见单独的不良反应表	见单独的禁忌证列表	初始：40 mg，平均剂量：80 mg每日两次，范围：10～640 mg最大剂量：640 mg	见单独的药物相互作用列表

续表

	制剂	作用机制	药理	血流动力学	不良反应	禁忌证	每日用量	药物相互作用
(长效普萘洛尔)-心得安	60 mg 80 mg 120 mg 180 mg		脂溶性：高(4^+)；由肝代谢；肝、肾排泄	血容量增加				
噻吗洛尔(马来酸噻吗洛尔)一默克	5 mg 10 mg 20 mg	没有β-肾上腺素能受体选择性拮抗	起效时间0.5～1小时；达到峰值时间：1～2小时；半衰期：3～4小时；ISA：无到轻微(1^+)；MSA：无；脂溶性：低；80%由肝代谢；20%由肾排泄	HR、CO、PRA、GFR、RBF、RPF醛固酮均降低，SVR、RVR增加，MAP降低，血容量增加	见单独的不良反应表	见单独的禁忌证列表	初始：10 mg；平均剂量：20 mg；范围：10～60 mg；最大剂量：60 mg	见单独的药物相互作用列表

续表

	制剂	作用机制	药理	血流动力学	不良反应	禁忌证	每日用量	药物相互作用
α/β受体阻滞剂、拉贝洛尔(柳胺苄)-普罗米修斯(Normodyne)-Schering Plough	100 mg 200 mg 300 mg 静脉注射 5 mg/ml	α和β受体的竞争性拮抗剂，口服：α/β比为1∶3；静脉注射：α/β的比例是1∶7；β_2-受体激动剂：β_1和β_2-受体拮抗剂；α受体阻滞剂；无选择性	起效时间1小时；达到峰值时间：2～4小时；半衰期：6～8小时；ISA：无到轻微（1^+）；MSA：1^+脂溶性：低；40%由肝代谢，60%由肾排泄	HR、CO、PRA降低，GFR、RBF、RPF不变或降低，SVR、RVR不变或轻微降低，MAP降低，血容量增加或不变	见单独的不良反应表	见单独的禁忌证列表	初始：100 mg每日两次；平均剂量：200～400 mg每日两次；范围：400～800 mg；最大剂量：2400 mg	见单独的药物相互作用列表
卡维地洛(Coreg)-葛兰素史克	3.125 mg 6.25 mg 12.5 mg 25 mg	非选择性β受体阻滞剂有α受体阻断活性	起效时间0.5小时；80%被吸收，第一次有23%进入肝；达到峰值时间：1～2小时；半衰期：7～10小时；ISA：无；MSA：脂溶性：高；98%由肝代谢，主要由P-450酶排泄；2%由肾排泄	与拉贝洛尔相似，轻度钙通道阻滞，抗氧化和抗增殖的作用	头晕（6.2%）、乏力（4.3%）	心功能Ⅳ级、哮喘、2o或3o房室传导阻滞、心动过缓、心源性休克、肝病、对该药物过敏	初始：6.25 mg每日两次；平均剂量：12.5 mg每日两次；最大剂量：25 mg每日两次；与食物一起服用	儿茶酚胺耗竭剂，可乐定、地高辛、利福平、地尔硫䓬、维拉帕米、胰岛素、口服降糖药、西咪替丁

续表

	制剂	作用机制	药理	血流动力学	不良反应	禁忌证	每日用量	药物相互作用
比索洛尔（富马酸比索洛尔）一立达	5 mg 10 mg	选择性β-肾上腺素能受体阻滞剂。高剂量时特异性消失	起效时间1小时；达到峰值时间：2~4小时；半衰期：7～10小时；ISA：无；MSA：轻微到无；脂溶性：高；98%由肝代谢，主要由P-450酶排泄；2%由肾排泄	与拉贝洛尔相似，轻度钙通道阻滞，抗氧化和抗增殖的作用	头晕（6.2%）、乏力（4.3%）	心功能IV级、哮喘、2°或3°房室传导阻滞、心动过缓、心源性休克、肝病、对该药物过敏	初始：6.25 mg每日两次；平均剂量：12.5 mg每日两次；最大剂量：25 mg每日两次；与食物一起服用	儿茶酚胺耗竭剂，可乐定、地高辛、利福平、地尔硫䓬、维拉帕米、胰岛素、口服降糖药、西咪替丁

BB，β受体阻滞剂；CCB，钙通道阻滞剂；CO，心输出量；GFR，肾小球滤过率；ISA，拟交感神经活性；HR，心率；MAP，平均动脉压；MSA，膜稳定作用；PRA，血浆肾素活性；RBF，肾血流量；RPF，肾血浆流量；RVR，肾血管阻力；SVR，全身血管阻力

* 咨询医师得到充分的处方信息。

表 7-10　卡维地洛的药理特性

	制剂	作用机制	药理
卡维地洛卡维地洛缓释胶囊-葛兰素史克磷酸铬	10 mg 20 mg 40 mg 80 mg	卡维地洛磷酸盐是一种非选择性 β-肾上腺素能阻断剂和具有 α 受体阻断活性。没有 ISA 作用	起效时间：与食物同时服用 1 小时后。吸收：口服卡维地洛生物利用度为 85%。肝首过：25%～35%生物利用度取决于首过代谢。达到峰值时间：5 小时；半衰期：S（－）-卡维地洛：11.5 小时；R（＋）-卡维地洛：10.4 小时
血流动力学	**不良反应**	**禁忌证**	
非选择性 β-受体阻断剂：降低心输出量，运动性心动过速，反射性心动过速；α_1-血管舒张功能降低 PVR	与立即释放的卡维地洛相似	支气管哮喘或支气管痉挛况、2°或号房室传导阻滞、病态窦房结综合征、严重心动过缓（心脏起搏器除外）、心源性休克、心力衰竭需要静脉正性肌力药物治疗者、肝功能不全患者不推荐使用、对药品中任何成分过敏者	

续表

	制剂	作用机制	药理
每日剂量 HF-10 mg 治疗 2 周，增加至 20 mg、40 mg、80 mg，超过 2 周的时间间隔。MI 后的高血压开始 20 mg 每日两次，维持 7～14 天，然后增加到 40 mg、80 mg，在 7～14 天的间隔。与食物一同服用。 **药物的相互作用** 儿茶酚胺耗竭剂、可乐定、环孢素、地高辛、利福平、硫氮卓酮			

AV，心房与心室；HF，心力衰竭；ISA，拟交感神经活性；MI，心肌梗死；PVR，外周血管阻力

表 7-11 BYSTOLIC[MT]（奈必洛尔）说明书

BYSTOLIC[MT]（奈必洛尔）片剂

2.5 mg、5 mg、10 mg

描述

（奈必洛尔）（英文为 nebivolol）片中活性成分的化学名称（1RS，1'RS）-1，1'-［（2RS，2'RS）-bis（6-fluoro-3，4-dihydro-2H-1-benzopyran-2-yl)］— 2，2'-盐酸亚氨基二乙醇。奈必洛尔结构是由 d-nebivolol 和 l-nebivolol 组成的外消旋体，立体化学名称分别为［SRRR］-nebivolol 和［RSSS］-nebivolol。奈必洛尔的分子式是（$C_{22}H_{25}F_2NO_4 \cdot HCl$）具有下列结构式：

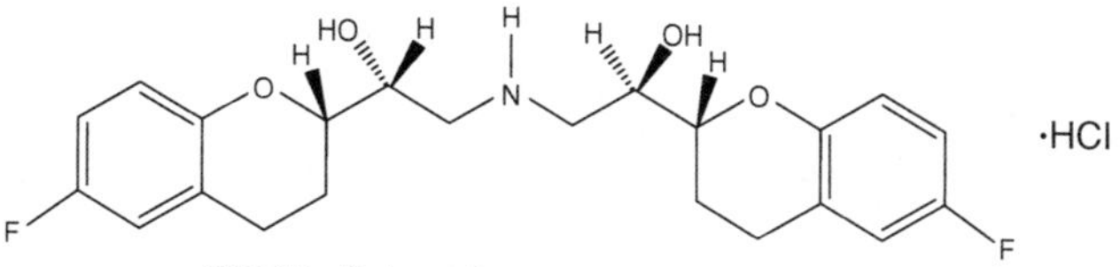

SRRR-或 d-nebivolol hydrochloride

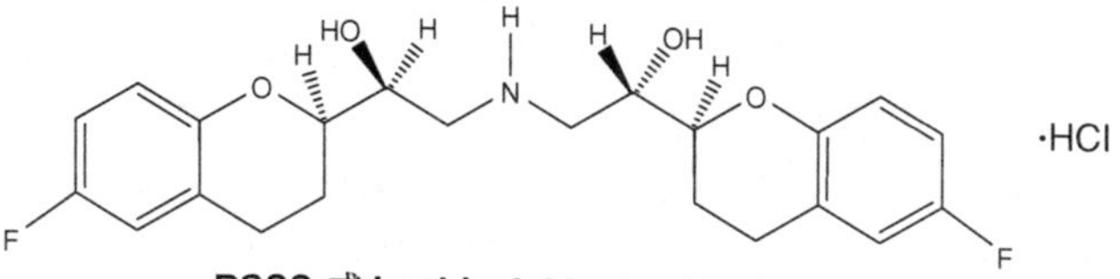

RSSS-或 l-nebivolol hydrochloride

MW: 441.90 g/mol

盐酸奈必洛尔是一种白色粉末，易溶于甲醇、二甲基亚砜和 N，N-二甲基甲酰胺，微溶于乙醇、丙二醇、聚乙二醇、微溶于己烷、二氯甲烷、甲苯。口服盐酸奈必洛尔片含有相当于2.5、5和 10 mg 奈必洛尔基本成分。此外，其包含以下非活性成分：胶体二氧化硅，交联羧甲基纤维素钠、D&C Red # 27 Lake、FD&C Blue # 2 Lake、FD&C Yellow # 6 Lake、羟丙甲纤维素、乳糖、硬脂酸镁、微晶纤维素、预胶化淀粉、聚山梨酯 80 和月桂基硫酸钠。

临床药理学

一般情况

奈必洛尔是一种 β 肾上腺素能受体阻断剂。在一般代谢者（大多数人）和在剂量 10 mg，奈必洛尔是优先选择阻断 β_1。在弱代谢者中或高剂量时，β_1 和 β_2 肾上腺素能受体都被抑制。在使用治疗相关的浓度时，奈必洛尔缺乏内在拟交感活性和膜稳定性。在使用临床相关剂量，并没

有表现出阻滞 α_1-肾上腺素能受体。不同的代谢产物，包括葡萄糖醛酸，有助于增加β受体阻滞剂活性。

药效动力学

其药效的降压反应的作用机制尚未最终确定。可能涉及的因素包括①心率减慢，②心肌收缩力下降，③脑血管中心向外周的交感神经传出减少，④肾素活性的抑制，⑤血管扩张和外周血管阻力下降。

药代动力学

奈必洛尔有多个途径代谢，包括由 CYP2D6 代谢及羟基化。活性异构体（d-nebivolol）在 CYP2D6 强代谢者（大多数人）中有效半衰期为 12 小时，在弱代谢者中有效半衰期为 19 个小时，而且在弱代谢能力者中 d-nebivolol 暴露大幅增加。然而，由于代谢产物，包括羟基代谢产物与葡萄糖醛酸（主要循环代谢产物），有助于β受体阻滞剂活性，导致代谢能力的影响减小。

剂量增加到 20 mg，血浆 d-nebivolol 水平在 EM 和 PM 中剂量比例增加。l-nebivolol 含量高于 d-nebivolol，但是 l-nebivolol 降低药物活性，d-nebivolol 与β受体的亲和力是 l-nebivolol 的 1000 倍。在相同剂量下，PM 的 Cmax 比 EM 高 5 倍，PM 的 d-nebivolol 的 AUC 比 EM 高 10 倍。在 EM，重复每日一次给药 d-nebivolol 累积约 1.5 倍。

吸收和分布

其吸收类似于口服液。绝对生物利用度尚未确定。

强代谢和弱代谢的奈必洛尔约在服用后 1.5～4 小时，其血药浓度达到峰值。

进食条件下，奈必洛尔葡萄糖苷略微下降，说明奈必洛尔也许可以空腹服用。人体内血浆蛋白结合奈必洛尔高达 98%（绝大部分是白蛋白），且与奈必洛尔浓度无关。

代谢和排泄

奈必洛尔代谢主要直接通过葡萄糖醛酸化和其次通过 N-脱烷基化和经氧化的细胞色素 P450 2D6。它的立体特异性代谢产物有助于药理活性（见药物相互作用）。

单次口服 14^{C}-奈必洛尔后，在 EM 中的剂量 38%在尿中，44%在粪便中；PM 中的剂量 67%在尿液中和 13%在粪便中。基本上所有的奈必洛尔是以复杂的氧化代谢产物或其相应的葡萄糖醛酸结合物形式排出。

药物相互作用

抑制 CYP2D6 预计可增加血浆奈必洛尔水平。当奈必洛尔与抑制剂或诱导剂联合用药时，患者应根据血压反应密切监测和调整奈必洛尔剂量。体外研究表明在治疗相关的浓度，d-nebivolol 和 l-nebivolol 不抑制细胞色素 P450 通路。

地高辛：奈必洛尔（10 mg，每日一次）合用地高辛（0.25 mg，每日一次）应用于 14 名健康成年个体 10 天，地高辛或奈必洛尔的药代动力学的改变没有统计学差异（见注意事项，药物的相互作用）。

华法林：奈必洛尔（10 mg，每日一次）合用华法林（10 mg）10 天，奈必洛尔或 R-/S-华法林的药代动力学改变无统计学差异。同样，奈必洛尔对华法林的抗凝活性无显著影响，如 10 mg 华法林剂在 12 名健康成年志愿者应用 0～144 小时后评估凝血酶原时间和 INR。

利尿剂：健康成人奈必洛尔（10 mg 每日一次，10 天）和速尿（40 mg 单剂量）、氢氯噻嗪（25 mg，每日一次，10 天）或螺内酯（25 mg，每日一次，10 天）之间无药代动力学相互作用。

雷米普利：15 名健康成年志愿者合用奈必洛尔（10 mg，每日一次）和雷米普利（5 mg，每日一次）10 天，没有产生药代动力学相互作用。

氯沙坦：奈必洛尔（10 mg 单剂量）合用和氯沙坦（50 mg 单剂量）在 20 名健康成年志愿者中的药代动力学相互作用的结果无意义。

氟西汀：CYP2D6 抑制剂，氟西汀给药 20 mg/d，于使用奈必洛尔 10 mg 使用之前对 10 个健康的成人应用 21 天，导致 AUC 增加 8 倍，d-nebivolol 的 Cmax 增加 3 倍（见注意事项，药物的相互作用）。

H_2 **受体阻滞剂：**奈必洛尔（5 mg 单剂量）、雷尼替丁联合给药（150 mg，每日两次），奈必洛尔的药代动力学不受影响。西咪替丁（400 mg，每日两次）导致血浆中 d-nebivolol 水平增加 23%。

活性炭：奈必洛尔（10 mg 单剂量）与活性炭联合应用（活性炭在应用奈必洛尔 4、8、12、16、22、23、36 和 48 小时后重复应用）（活性炭水混悬液 ®），奈必洛尔的药代动力学不受影响。

西地那非：奈必洛尔和西地那非联合用药，西地那非的 AUC 和 Cmax 分别降低 21%和 23%。对于 d-nebivolol 的 Cmax 和 AUC 的影响很小（小于 20%）。对生命体征的影响（例如脉搏和血压）大约是对西地那非和奈必洛尔的作用的总和。

其他可共同应用的药物： 利用来自高血压患者的群体药代动力学分析，下列药物没有观察到对奈必洛尔的药代动力学的影响：对乙酰氨基酚、阿司匹林、阿托伐他汀、埃索美拉唑、布洛芬、左旋甲状腺素钠、二甲双胍、西地那非、辛伐他汀或生育酚。

蛋白结合： 高浓度的安定、地高辛、苯妥英钠、依那普利、氢氯噻嗪、丙咪嗪、消炎痛、心得安、磺胺二甲嘧啶、甲苯磺丁脲或华法林的存在对奈必洛尔与体外人血浆蛋白结合程度的改变均无统计学差异。此外，奈必洛尔并没有显著改变下列药物与蛋白结合：治疗浓度地西泮、地高辛、苯妥英钠、氢氯噻嗪、丙咪嗪或华法林。

特殊人群

肾病： 应用奈必洛尔 5 mg 单剂量，轻度肾功能损害患者（肌酐清除率，50～80 ml/min；$n=7$）奈必洛尔的清除率不变，中度肾损害患者（肌酐清除率，30～50 ml/min；$n=9$）奈必洛尔清除率下降可以忽略不计，但严重肾功能损害的患者（肌酐清除率，小于 30 ml/min；$n=5$）奈必洛尔清除率下降 53%。严重肾功能损害患者应调整奈必洛尔的剂量。用于透析患者时奈必洛尔的剂量应注意，因为没有在这一人群中进行正式的研究（见用法用量）。

肝病： d-nebivolol 血浆 Cmax 增加了 3 倍，AUC 增加了 10 倍，中度肝损害患者（Child-Pugh B 级）奈必洛尔表观清除率降低 86%。中度肝功能损害患者的起始剂量应降低，或奈必洛尔在这些患者中应禁用，没有在严重肝功能障碍的患者进行正式的研究（见用法用量）。

临床研究

其单药降压效果已经在 3 个随机、双盲多中心安慰剂对照试验被证明，奈必洛尔应用剂量 1.25～40 mg，应用 12 周（研究 1、2、3）。1/4 安慰剂对照试验表明，在血压控制不良的患者中，奈必洛尔剂量 5～20 mg，同时服用多于两种其他抗高血压药物（ACEI、血管紧张素Ⅱ受体阻滞剂与噻嗪类利尿药），奈必洛尔表现出了额外的降压作用。3 个单药治疗试验共包括 2 016 例（1811 试验组，205 安慰剂组）有轻度至中度高血压的患者，基线 DBP 95～109 mmHg。患者接受每日一次药物或安慰剂，进行 12 周。研究 1 和研究 2 在一般高血压人群中进行共 1716 例患者，平均年龄 54 岁，男性（55%），非白种人（26%），糖尿病患者（7%）和 6%患者的基因型为经前综合征（PM）。研究 3 研究了 300 个黑人患者，平均年龄 51 岁，45%为男性，14%糖尿病患者，3%为 PM。

续表

每个研究中同剂量的安慰剂使血压降低的人数在表1中列出。大多数研究表明，剂量超过5 mg反应增加。

表1 去除安慰剂组血压的降低试验剂量的奈必洛尔（每日一次）对坐位收缩压/舒张压（SiSBP/SiDBPmmHg）最小二乘积减少的研究

奈必洛尔剂量（mg）						
	1.25	2.5	5.0	10	20	30～40
研究1	−6.6*/−5.1*	−8.5*/−5.6*	−8.1*/−5.5*	−9.2*/−6.3*	−8.7*/−6.9*	−11.7*/−8.3*
研究2		−3.8*/−3.2*	−3.1*/−3.9*	−6.3*/−4.5*		
研究3†	−1.5/−2.9	−2.6/−4.9*	−6.0*/−6.1*	−7.2*/−6.1*	−6.8*/−5.5*	
研究4‡		−5.7*/−3.3*	−3.7*/−3.5*	−6.2*/−4.6*		

$P<0.05$ 成对比较的试验组与安慰剂组。
* 只有非裔美国人的研究。
* 最多一个或两个其他抗高血压药物的研究。

研究4纳入了669例患者，平均年龄54岁，55%的男性，54%的白人，29%的黑人，15%的西班牙裔，1%的亚洲人，14%糖尿病患者和5%的PM。奈必洛尔，5～20 mg，每日给药一次，最多联合应用两种其他降压药物（ACEI、血管紧张素Ⅱ受体阻滞剂和利尿剂），结果显示额外的降压效果，与安慰剂基线血压相比差异有统计学意义。

亚组分析不同年龄和性别组，降压作用是相似的。在单独黑人的研究中降压是有效的，但单药治疗的效果比白种人差。在2周的治疗期间奈必洛尔降压作用显现，且药效超过24小时。

适应证及用法

奈必洛尔用于治疗高血压，可以单独使用或与其他抗高血压药物联合应用。

禁忌证

患者有严重的心动过缓、心脏传导阻滞的程度大于1度、心源性休克、失代偿性心力衰竭、病窦综合征（除非发生永久性心脏起搏器）或重度肝功能损害（Child-Pugh>B），对该产品的任何成分过敏的患者。

警告

治疗突然停止

奈必洛尔用于治疗冠状动脉疾病的患者时不要突然停止治疗。已有报告显示应用β受体阻滞剂有冠状动脉疾病的患者突然中断使用会发生心绞痛严重发作和心肌梗死、室性心律失常。无论有无心绞痛加重，心肌梗死与室性心律失常都可能发生。即使患者没有明显的冠状动脉疾病也应告诫不要中断或突然停用。与其他β阻滞剂一样，当计划停止使用奈必洛尔时，患者应仔细观察并建议减少体力活动。超过1～2周逐渐减量。如果心绞痛恶化或急性冠状动脉功能不全进展，建议及时恢复用药，至少暂时恢复用药。

心力衰竭

在充血性心力衰竭中交感神经的刺激对支持循环功能很重要，β阻滞剂可能导致心肌进一步发生萧条样和沉淀性病变，使心肌严重破坏。代偿性充血性心力衰竭的患者，奈必洛尔应谨慎给予。如果心力衰竭恶化，应考虑中止奈必洛尔。

心绞痛和急性心肌梗死

没有关于奈必洛尔在心绞痛或近期发生心肌梗死人群中的研究。

痉挛性疾病

在一般情况下，支气管痉挛疾病的患者不应接受β-受体阻滞剂

麻醉和手术

麻醉剂的成分如乙醚、环丙烷、三氯乙烯可降低心肌功能，若围术期继续应用奈必洛尔，应密切监测患者的情况。如果β阻断治疗在大手术前中止，心脏对肾上腺素发射刺激的回应能力受损，可能增加麻醉和手术的风险。

奈必洛尔的β受体阻断作用可以通过β受体激动剂扭转，如多巴酚丁胺或异丙肾上腺素。然而，这样的患者可能会形成长期的严重低血压。此外，已有报道表明使用β-受体阻滞剂的患者重新启动和维持心跳较困难。

糖尿病和低血糖

β受体阻滞剂可能掩盖低血糖的一些表现，尤其是心动过速。非选择性β受体阻滞剂可能会增强胰岛素作用引起的低血糖和血糖延迟水平恢复。奈必洛尔是否有上述效应仍不明确。自发性低血糖的患者或接受胰岛素/口服降糖药患者应被告知这些可能性，而且奈必洛尔应慎用。

甲状腺功能亢进症

β受体阻滞剂可能掩盖甲状腺功能亢进的临床症状，如心动过速。突然停用β受体阻滞剂可能会加重甲状腺功能亢进的症状或可能导致甲状腺危象。

周围血管疾病

β受体阻滞剂可诱发或加重动脉供血不足，从而加重周围血管疾病患者的症状。在这些患者中，应谨慎用。

非二氢吡啶类钙通道阻滞剂

由于显著的负性肌力和负性变时作用，在β受体阻滞剂和钙通道阻滞剂维拉帕米和地尔硫䓬类联合治疗的患者中应监测心电图和血压，应谨慎同时使用这些药物。

注意事项

使用CYPZD6抑制剂使奈必洛尔暴露增加（见药物相互作用），奈必洛尔剂量可能要降低。

肾功能受损

由于肾清除率下降，对于严重肾功能损害患者，奈必洛尔应谨慎使用。无对透析患者的研究。

肝功能受损

因为新陈代谢降低，奈必洛尔应在中度肝损害患者谨慎使用。尚未研究奈必洛尔在严重肝功能障碍的患者中的应用（见临床药理学、特殊人群和用法用量）。

风险性

应用β受体阻滞剂的反应

有严重过敏反应史的患者可能对多种过敏原有反应，也许由于反复的过敏反应，患者进行诊断或治疗。这样的患者可能对用于治疗过敏反应肾上腺素通常的剂量反应迟钝。在已知或怀疑嗜铬细胞瘤的患者，α受体阻滞剂应在使用任何β受体阻滞之前使用。

给患者的信息

应建议患者规律持续服用奈必洛尔，药物可和食物一同服用或不与食物一同服用，若一次未服用药物，患者下次只服用一次剂量药物（不必服用两次的剂量）。如果没有临床医师的建议，患者不应突然中止或停药。

患者必须了解到服用这药之后，是否允许他们开车、使用机械或从事其他警觉性高的任务。

患者应该被告知如果出现身体上的异常请立即咨询医师，例如呼吸困难、其他充血性心力衰竭的迹象或症状（加重如体重增加或呼吸更加急促）或过度的心动过缓。

低血糖或糖尿病患者接受胰岛素或口服降糖药物时应注意，β-受体阻滞剂可掩盖某些低血糖表现，尤其是心动过速。奈必洛尔应谨慎用于这些患者。

药物相互作用

当使用心肌抑制剂或AV传导抑制剂时，奈必洛尔应谨慎使用，如某些钙阻滞剂尤其苯烷基胺（维拉帕米）和苯并噻氮䓬类（地尔硫䓬）类或抗心律失常制剂达舒平。无论是洋地黄苷和β受体阻滞剂都可延长房室传导，减慢心率，同时使用可增加心动过缓的风险。

奈必洛尔不应结合其他β-受体阻滞剂。如患者服用儿茶酚胺消耗的药物，如利血平、胍乙啶，应密切监测，因为奈必洛尔过度的β受体阻断作用可能产生交感神经活动过度降低。若患者同时服用奈必洛尔和可乐定，在可乐定逐渐减量的前几天应停止奈必洛尔。

CYP2D6抑制剂：奈必洛尔与CYP2D6抑制剂（奎尼丁、普罗帕酮、氟西汀、帕罗西汀等）共同使用时应注意（见临床药理学，药物相互作用）。

致癌、致突变、生育障碍

对小鼠使用奈必洛尔进行2年的研究，观察到应用40 mg/(kg・d)，睾丸间质细胞增生和腺瘤的发生率增加有统计学意义（5倍于最大人类推荐剂量40mg（以 mg/m^2 为基础）。类似的研究同样发现在小鼠的给药剂量相当于0.3或1.2倍MKHD。Wistar大鼠接受2.5、10和40mg/(kg・d)（相当于0.6、2.4和10倍MRHD）奈必洛尔剂量，进行24个月的研究，发现没有证据显示有致肿瘤影响。与双氢睾酮联合用药降低血LH水平和防止睾丸间质细胞增生，符合间接LH介导的奈必洛尔作用，但可能与人类没有临床相关性。

在健康男性志愿者进行了一项随机、双盲、安慰剂和活性药物平行组对照研究，测定奈必洛尔对肾上腺功能、黄体生成素和睾酮水平的影响。这项研究表明，连续6周每天服用10 mg的奈必洛尔对促肾上腺皮质激素、血清皮质醇 $AUC_{0\sim120\,min}$、血清LH或血清总睾酮的影响不显著。

对于大鼠（10倍MRHD），对精子发生的影响，不可逆转，而且在4周的恢复期内可能恶化。然而，奈必洛尔对小鼠（5倍MRHD）精子的作用，部分是可逆转的。

突变：一连串的试验测试（Ames 试验、体外小鼠淋巴瘤 $TK^{\pm}$、体外培养的人外周血淋巴细胞染色体畸变、活体果蝇伴隐性致死和体内小鼠骨髓微核试验）表明奈必洛尔无遗传毒性。

妊娠：致畸作用（妊娠 C 类）在围生期（晚期妊娠、分娩、哺乳）用药 1.25 和 2.5 mg/kg，体重降低。在 5 mg/kg 和更高剂量（1.5 倍 MRHD），随着妊娠期延长、难产与妇幼保健降低，出现了晚期死胎和流产增加，出生体重、活产仔数、幼崽的生存下降。幼仔存活数量不足 5 mg/kg 的例数来评价后代的繁殖性能。

在研究中，孕鼠在器官形成期给奈必洛尔，在母体毒性剂量 20 mg 和 40 mg/(kg·d)（5 倍和 10MRHD）观察到胎儿体重降低，胸椎和胸椎骨化出现一个可逆的延迟和在 40 mg/(kg·d)（10 倍 MRHD）吸收少量增加有关系。在观察研究中发现当给孕兔 20 mg/(kg·d) 剂量奈必洛尔时（10 倍推荐量）。对胎儿的生存能力、性别、体重或形态无不良影响。

阵痛和分娩

奈必洛尔在 5 mg/kg 剂量时（1.2 倍 MRHD）引起大鼠妊娠期延长、难产。这些影响和增加胎儿死亡和死产仔有关，在围产期（妊娠后期、分娩、哺乳期）给予奈必洛尔导致出生体重、活产仔数、仔成活率下降。

没有关于奈必洛尔在孕妇中使用的研究。只有潜在获益大于对胎儿的潜在风险时，奈必洛尔才能在怀孕期间使用。

哺乳的母亲

在大鼠的研究表明奈必洛尔或其代谢物穿过胎盘屏障，乳汁分泌。目前还不知道这种药物是否从人类乳汁中排出。

由于 β 受体阻滞剂在护理的婴儿中可能产生严重的不良反应尤其是心动过缓，不建议在护理期间使用。

老年人使用

美国发起的安慰剂对照的临床研究，2800 例高血压，其中 478 例 65 岁以上老年人，研究发现老年和年轻患者不良事件的发生率之间没有统计学差异。

儿童使用

在儿童患者中的安全性和有效性尚未确立。由于可能有发育毒性和长期生育能力的不利影响（见致癌、致突变、生育障碍），对新生儿至 18 岁儿童的研究尚未进行。

不良反应

下面的数据描述了一个全球临床试验，共有6545例服用奈必洛尔，其中5038例为治疗高血压，其余的1507名受试者治疗其他心血管疾病。剂量为0.5～40 mg。患者接受24个月奈必洛尔，其中超过1900例患者治疗至少6个月，约有1300例患者治疗在1年以上。安慰剂对照的临床试验中对比安慰剂，2.8%的患者因服用奈必洛尔有不良反应而停药和2.2%的患者服用安慰剂。最常见的导致中止的不良事件为头痛（0.4%）、恶心（0.2%）以及心动过缓（0.2%）。

在对照试验中的不良反应

表2列出了治疗中出现的症状和体征，3个12周的安慰剂对照单药治疗平行试验涉及1597例高血压患者：服用5 mg、10 mg或20～40 mg奈必洛尔，205名患者服用安慰剂，治疗组的不良反应发生率高于安慰剂组，在奈必洛尔治疗组中至少1%发生不良反应。

表2 治疗后出现的不良事件的发生率（超过6周）占奈必洛尔治疗患者的1%，比安慰剂治疗组不良事件发生率高

	安慰剂组 (*n* =205)（%）	奈必洛尔 5 mg (*n* =459)（%）	奈必洛尔 10 mg (*n*=461)（%）	奈必洛尔 20～40 mg (*n*=677)（%）
头痛	6	9	6	7
疲劳	1	2	2	5
头晕	2	2	3	4
腹泻	2	2	2	3
恶心	0	1	3	2
失眠	0	1	1	1
胸痛	0	0	1	1
心动过缓	0	0	0	1
呼吸困难	0	0	1	1
皮疹	0	0	1	1
外周水肿	0	1	1	1

续表

在全球范围内的临床试验观察到的其他不良事件

下面列出的其他不良事件在超过5300例服用奈必洛尔的患者中发病率至少为1%，无论是否由治疗引起。已排除那些表2中已经出现不良事件的、基本信息一般的、症状轻微的或事件未必是由于药物引起的，因为它们在人群中是常见的。这些不良事件在大多数情况下，与安慰剂治疗的对照组发生率是相似的。

全身：乏力

消化系统疾病：腹痛

代谢和营养障碍：高胆固醇血症和高尿酸血症

神经系统疾病：感觉异常

实验室检查

在受控制的单药治疗试验中，奈必洛尔与BUN、尿酸和甘油三酯增加和HDL胆固醇、血小板计数降低有关。

事件来自世界范围内接受奈必洛尔的自发报道。

以下不良事件来自世界范围内接受奈必洛尔的自发报道，没有在其他地方报道。这些不良事件由于严重夹杂、报告的频率或其潜在的因果关系而被选择。在人群中常见的事件通常被省略，因为观察人群是从不确定规模的人口中自愿参加的，不可能估计其频率或建立与奈必洛尔用量的因果关系：肝功能异常（包括AST、ALT、胆红素增加）、急性肺水肿、急性肾衰竭、房室传导阻滞（第二和第三度）、支气管痉挛、勃起功能障碍、过敏反应（包括荨麻疹、变应性血管炎、血管性水肿和罕见的报道）、心肌梗死、瘙痒症、银屑病、雷诺现象、外周缺血/跛行、嗜睡、晕厥、血小板减少症、各种皮疹、皮肤病、眩晕、呕吐。

过量

已有临床试验和世界范围内的上市后经验，报道了奈必洛尔过量。与过量相关的最常见的体征和症状有心动过缓和低血压。其他与奈必洛尔过量重要的不良事件报告包括心力衰竭、头晕、低血糖、疲劳、呕吐。其他与β受体阻滞剂过量相关的不良事件包括支气管痉挛、心脏传导阻滞。已知全球服用奈必洛尔最大量的是一个企图自杀的患者，他摄入高达500 mg奈必洛尔和几片100 mg的乙酰水杨酸，患者出现多汗、面色苍白、意识、肌无力、低血压、窦性心动过缓、低血糖、低血钾、呼吸衰竭、呕吐。这个患者康复了。

由于大量的药物与血浆蛋白结合，血液透析不能清除升高的奈必洛尔。

如果过量，应该停止奈必洛尔和给予一般支持和对症治疗。根据预期的药理作用和其他β受体阻滞剂的建议，临床上应考虑以下一般措施：

心动过缓： 给予阿托品。如果不能改变症状，异丙肾上腺素或其他的正性频率药剂可以，但使用应慎重。在某些情况下，经胸或经静脉起搏器的安置可能是必要的。

低血压： 给予静脉输液和升压药。静脉注射胰高血糖素可能是有用的。

心脏传导阻滞（第二或第三度）： 患者应仔细监测，静脉输入异丙肾上腺素治疗。在某些情况下，经胸或经静脉起搏器的安置可能是必要的。

充血性心力衰竭： 启动洋地黄糖苷和利尿剂治疗。在某些情况下，应考虑正性肌力药和血管扩张剂的使用。

支气管痉挛： 支气管扩张剂治疗，如短效 β_2-受体激动剂和（或）吸入氨茶碱。

低血糖： 控制血糖。重复静脉输入葡萄糖或可能需要胰高血糖素。在中毒且有休克症状时，治疗必须持续足够长时间，符合奈必洛尔有效半衰期 12～19 小时。支持治疗措施应持续到临床状况稳定后。

在β阻滞剂过量治疗时打电话给美国中毒控制中心（800-222-1222），那里有最新的信息。

剂量与管理

奈必洛尔剂量应根据患者的需要个体化。对于大多数患者，推荐的起始剂量为 5 mg，每日一次，与或不与食物同时服用，作为单药治疗或与其他药物组合使用。患者的血压要进一步降低时，剂量可在 2 周内增加到 40 mg。更频繁的给药方案不一定是有益的。

肾功能损害

在重度肾损害（肌酐清除率小于 30 ml/min），推荐的初始剂量为 2.5 mg，每日一次；如果要上调剂量，应慎重。奈必洛尔在接受透析的患者中的使用尚未被研究（见临床药理学研究、特殊人群）。

肝损害

在中度肝功能损害的患者，推荐的初始剂量为 2.5 mg，每日一次；

如果要上调剂量，应慎重。奈必洛尔在严重肝功能损害的患者的应用还没有被研究，因此，不建议在这一人群中使用（见注意事项和临床药理学、特殊人群）。

老年患者

在老年人中没有必要调整剂量（见以上描述和预防措施、老年人使用）。

CYP2D6 的基因多态性（见临床药理学、药代动力学）

在那些 CYP2D6 代谢者能力弱的患者中调整剂量是没有必要的。在弱代谢者中的的临床疗效与一般代谢患者是相似的。

药品类型

可以口服的奈必洛尔片剂含盐酸奈必洛尔剂量相当于 2.5、5、10 mg 的奈必洛尔。

奈必洛尔片剂呈三角形，两面凸，无失分，有颜色的区别，一面刻有“FL”，另一面刻有剂量（2.5、5 或 10 mg）。

奈比洛尔片剂有以下几个剂量和包装配置：

奈必洛尔			
剂量	**包装配置**	**NDC#**	**药片颜色**
2.5 mg	每瓶 30 片 每瓶 100 片	0456-1402-30 0456-1402-01	淡蓝色
5 mg	每瓶 30 片 每瓶 100 片 10×10 单位剂量	0456-1405-30 0456-1405-01 0456-1405-63	米黄色
10 mg	每瓶 30 片 每瓶 100 片 10×10 单位剂量	0456-1410-30 0456-1410-01 0456-1410-63	粉色
20～25 ℃下储存（室温控制参见 USP）			
USP 建议放在紧口密闭容器内，远离儿童。			

Forest Pharmaceuticals，Inc.
Subsidiary of Forest Laboratories，Inc.
St. Louis，MO 63045，USA
Licensed from Mylan Laboratories，Inc.
Under license from Janssen
Pharmaceutica N. V.，Beerse，Belgium
Actidose-Aqua ® is a registered trademark of Paddock Laboratories，Inc.
Rev. 12/07

ACE，血管紧张素转化酶；ACTH，促肾上腺皮质激素；ALT，丙氨酸氨基转移酶；AST，谷草转氨酶；AV，房室；HDL，高密度脂蛋白；IV，静脉注射；LH，黄体生成激素；MI，心肌梗死；MRHD，用于人类的最大推荐剂量

ACEI 对各种形式的高血压有效（HRH、NRH 和 LRH），但是对 HRH 最有效。副作用是轻微的，罕见的、大多数患者耐受这些药

物。10%～15%的患者发生咳嗽，且在妇女中更常见。咳嗽的患者有最好的降压效果。咳嗽是由于缓激肽和P物质水平增加。ACEI可作为初始治疗和单药治疗。它们对老年人、白种人和非裔美国人、年轻患者都有效。在非洲裔美国人的患者中，通常需要更高的剂量来达到降低血压的作用。然而，现在推荐大多数患者使用高剂量以达到良好的血压控制，对血管系统的非高血压影响也是有益的。

在非糖尿病或糖尿病高血压患者中有良好的效果；对无高血压糖尿病伴蛋白尿患者，在减少尿蛋白、保护肾功能方面有良好的效果。

α_1-受体阻滞剂[103]

α受体阻滞剂（间接血管扩张剂）哌唑嗪、多沙唑嗪、特拉唑嗪阻断突触后 α_1-肾上腺素受体，降低外周阻力，但通常不会导致反射性心动过速。CO不变或增加，血浆体积通常不变。这些有利的血流动力学改变逆转异常的原发性高血压和保护器官灌注。单药治疗和适度的钠盐控制在轻度高血压患者中的有效率50%～60%。然而，从ALLHAT试验后α受体阻滞剂一般不推荐作为一线降压药物。通常不需要与利尿剂联合使用。α受体阻滞剂对血脂有益，对其他CHD危险因素无不良影响。副作用是罕见的和次要的。晕厥和低血压是罕见的（1%），而且已经被过度强调。它们更有可能发生在服用利尿剂且血容量较少的患者或老年人身上。

最初低剂量开始（1 mg睡前）和缓慢滴定至10 mg/d，提高依从性，同时减少不良反应，最大限度地提高作为初始单药治疗的疗效。在良性前列腺增生症中是有用的，可以预防或减少前列腺癌的进展（表7-13）。

ACEI[103-104]

这些药物抑制Ang-Ⅰ到Ang-Ⅱ的转变，从而阻断RAAS。PRA升高；Ang-Ⅱ和醛固酮水平下降。由于逃生途径Ang-Ⅱ的水平回到预处理前水平需要几个星期或几个月。可能通过减少液体体积和各种机制使血管舒张。ACEI可以单独使用或与其他抗高血压药物联合使用增强疗效。药物影响激肽-缓激肽、前列腺素系统和增加Ang 1～7，是有效的血管扩张剂。

表 7-12 直接血管扩张剂的特势*

	制剂	作用机制	药理	血流动力学	不良反应	禁忌证	每日用量	药物相互作用
肼屈嗪（肼苯哒嗪）-诺华	10 mg、25 mg、50 mg、100 mg、20 mg/ml IV	外周血管扩张剂，直接松弛血管平滑肌的作用	快速吸收；持续时间：6 小时；起效时间：20～30 分钟（IV），1 小时（口服）；达到峰值时间：2～4 小时；经肝代谢，经肾排泄	外周血管 SVR、PVR 降低，HR、CO 增加，PRA 增加，GFR 增加，RBF、RPF 增加	体位性低血压、头痛、发射性心动过速、恶心、心悸、疲劳、液体潴留、狼疮综合征、鼻充血	主动脉瘤，冠状动脉疾病，二尖瓣或风湿性心脏病	初始：10 mg 每日两次；标准范围：40～400 mg；通常剂量：100～200 mg 每日两次	二氮嗪：严重低血压；地高辛：当静脉注射肼屈嗪时地高辛的作用下降；β 肾上腺素能受体阻滞剂：肼屈嗪作用增强
米诺地尔（长压定）-Pharmacia & Upjohn	2.5 mg 5 mg 10 mg	动脉平滑肌的直接舒张。降低 SVR 和 PVR（对静脉平滑肌的影响不大）	持续时间：12 小时；起效时间：1 小时；达到峰值时间：4～8 小时；经肝代谢，肾排泄	SVR、PVR 降低；反射性心动过速；HR、CO 增加；PRA、AngⅡ、醛固酮升高；NE，RPF，RBF，肾小球滤过率增加	多毛症、液体潴留和体重增加，心绞痛、心包压塞、心电图变化、反射性心动过速，↓T 细胞的功能，↑RVH，↑LVH	慢性充血性心力衰竭	初始：5 mg；单剂量范围：10～40 mg 每日两次	胍乙啶：严重的体位性低血压

Ang-Ⅱ，血管紧张素 II；CHF，充血性心力衰竭；CO，心输出量；ECG，心电图；GFR，肾小球滤过率；HR，风险比；IV，静脉注射；PRA，血浆肾素活性；PVR，外周血管阻力；RBF，肾血流量；RPF，肾血浆流量；SVR，肢体血管阻力

*咨询医师得到充分的处方信息

表 7-13 α_1-受体阻滞剂特势*

	制剂	作用机制	药理	血流动力学	不良反应	禁忌证	每日用量	药物相互作用
多沙唑嗪（可多华）—辉瑞	1 mg、2 mg、4 mg、8 mg	选择性 α_1-受体阻断。拮抗肾上腺素和 NE，起到升压作用	持续时间：24 小时；起效时间：1 小时；达到峰值时间：2～6 小时；经肝代谢，经尿和粪便排泄	HR 不变或增加；CO 不变；SVR 降低；静脉容量增加；PRA 不变；RBF、RPF、GFR 升高或不变；PWP 减少或不变	晕厥（罕见），头晕，增加出汗，乏力，心悸，水肿	对喹唑啉过敏	初始：1 mg 睡前；标准范围：4～6 mg；最大剂量：16 mg	伐地那非（艾力达和希爱力他达拉非）低血压
哌唑嗪（盐酸哌唑嗪）—辉瑞	1 mg 2 mg 5 mg 10 mg	阻断突触后 α 受体导致外周血管扩张作用	持续时间：8～12 小时；起效时间：1 小时达到峰值时间：2～3 小时经肝代谢，胆汁、粪便排泄	HR、CO 不变或增加；SVR 降低；静脉容量增加；PRA 不变；RPF、RBF、GFR 不变或略有增加；PWP 减少或不变	首次用药发生晕厥（罕见，小于 1%）、体位性低血压（罕见），心悸，头晕，乏力，头痛	无	初始剂量：5 mg，每日两次，第一次在睡前服用；维持剂量：5～15 mg；最大剂量：40 mg	β 肾上腺素能受体阻滞剂：增强首剂量的降压作用，降低吲哚美辛、伐地那非、他达拉的效果

续表

	制剂	作用机制	药理	血流动力学	不良反应	禁忌证	每日用量	药物相互作用
特拉唑嗪（高特灵）-雅培	1 mg 2 mg 5 mg 10 mg	突触后 α_1 受体阻滞剂	持续时间：18～25 小时；起效时间：1 小时；达到峰值时间：1～2 小时；经肝代谢，经胆汁、粪便排泄	见哌唑嗪，	晕厥，体位性低血压、头痛、心动过速、乏力、水肿、口干、鼻塞、头晕	无	初始剂量：1 mg；平均剂量：1～5 mg；最大剂量：40 mg；可能需要每日两次	见哌唑嗪伐地那非，他达拉非

CO，心输出量；GFR，肾小球滤过率；HR，风险比；NE，去甲肾上腺素；PRA，血浆肾素活性；PWP，肺楔压；RBF，肾血流量；SVR，全身血管阻力

* 咨询医师得到充分的处方信息。

高肾素水平可能发生三相 BP 响应：

1. 最初的几个小时内突然下降（偶尔低血压水平）。

2. 血压的回归，但低于预处理水平。

3. 几天内慢性逐渐降低血压，但不与初始治疗时一样低。最大效应发生在 2～4 周，并且通过最初的反应可以进行预测。正常或低肾素水平的患者血压可以在一段时间内逐渐降低。血容量消耗和高血压治疗可以增大反应（图 7-3）。

ACE 是 RAAS 和激肽系统的关键酶。主要存在于血管内皮细胞和血管等组织，其来源于局部合成的基因表达。ACE 的不良反应是将 Ang Ⅰ转化为 Ang Ⅱ，进而降解缓激肽。ACE 引起血管收缩，增加 Ang Ⅱ、PAI-1、EDCF、内皮素水平，从而促进血管平滑肌细胞的生长和迁移，促进基质合成、血小板聚集和血栓形成。缓激肽的降解由于减少内皮衍生舒张因子（endothelietm-derived relaxing factor，EDRF）/NO、前列环素和 t-PA 影响了血管降压、抗增殖能力以及纤溶作用。这个过程由 AngⅡ和缓激肽介导，主要发生在组织水平且与许多心血管事件有密切联系，包括高血压、心肌缺血、动脉粥样硬化、血管增生和血管损伤后再狭窄。

肾素血管紧张素醛固酮系统——一般和主要的两点：两种 RAAS

1. 经典 RAAS：调节血压和循环的 ACE（10%）

2. 组织 RAAS：调节心脏和血管的结构和功能 ACE（90%）

这两 RAAS 的一般和主要点已在图 7-4～图 7-6 展示。

ACE 是一种胞外酶，在血管的管腔内部（即突出于细胞膜到细胞外空间）。

ACE 的部位

1. 血管内皮细胞：官腔及血管滋养管；

2. 血管平滑肌细胞的媒介。

Ang Ⅱ是一种有效的血管收缩剂和生长促进剂，是血栓形成剂、促炎症反应剂、抗氧化剂。

其他类型的血管动脉粥样硬化，存在定性和定量的心血管变异的效应。

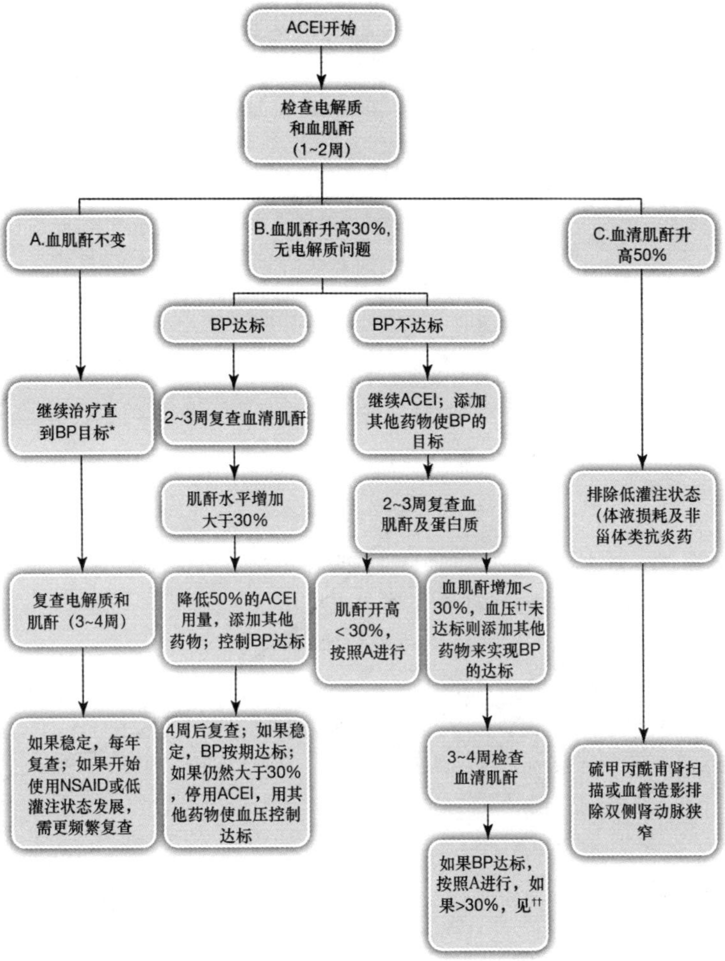

探讨有肾病患者的用药原理，开始ACEI使用。

*血压（BP）小于130／85 mmHg，对于那些肾功能不全或糖尿病患者。

††如果血清肌酐水平增加30%以上，减少ACEI剂量50%；若血清肌酐升高30%～50%，排除低灌注且未应用NSAID，则视为出现双侧肾动脉疾病。

图 7-3 ACEI 治疗方法

醛固酮产生与 Ang Ⅱ类似的心血管效应

转化途径是指 Ang Ⅰ到 Ang Ⅱ的转化，而不是 ACE。

转化途径在疾病状态下非常重要。

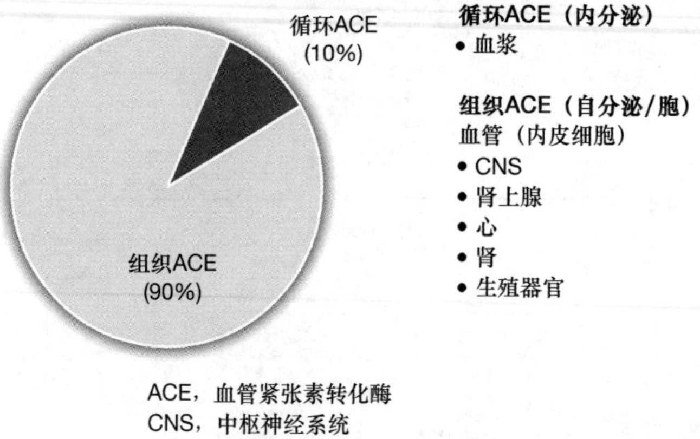

图 7-4 循环和组织 ACE

ACE 和 ACEI：临床基础学科的关系

ACEI 参与细胞外的 ACE 的作用

1. 亲和性（组织选择性和亲脂性）；
2. 组织血流量。

ACEI 在如下方面不同：

1. 酶结合亲和力（组织选择性）；
2. 开关的速度；
3. 作用的持续时间

组织 ACE 和 A-Ⅰ与 A-Ⅱ转化是自分泌和胞分泌功能。

ACEI 的作用随着 ACE 活性方面的不同而不同，取决于其结构（ACE 和其他内源性物质降解）。

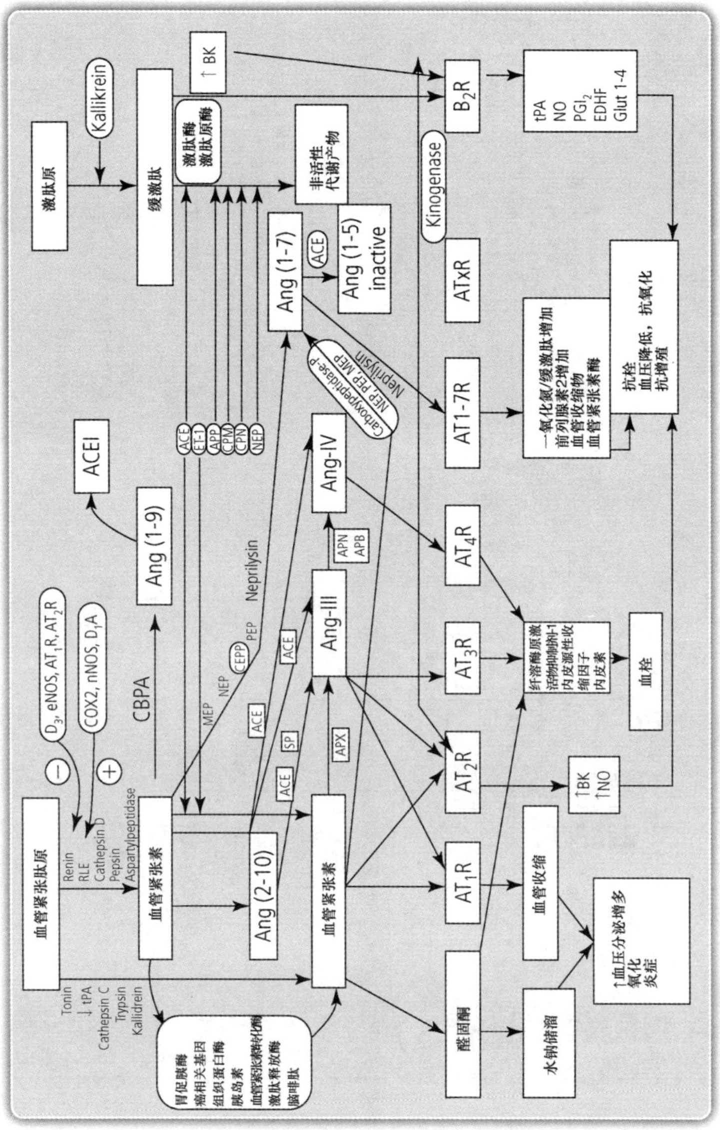

图 7-5 肾素血管紧张素醛固酮系统

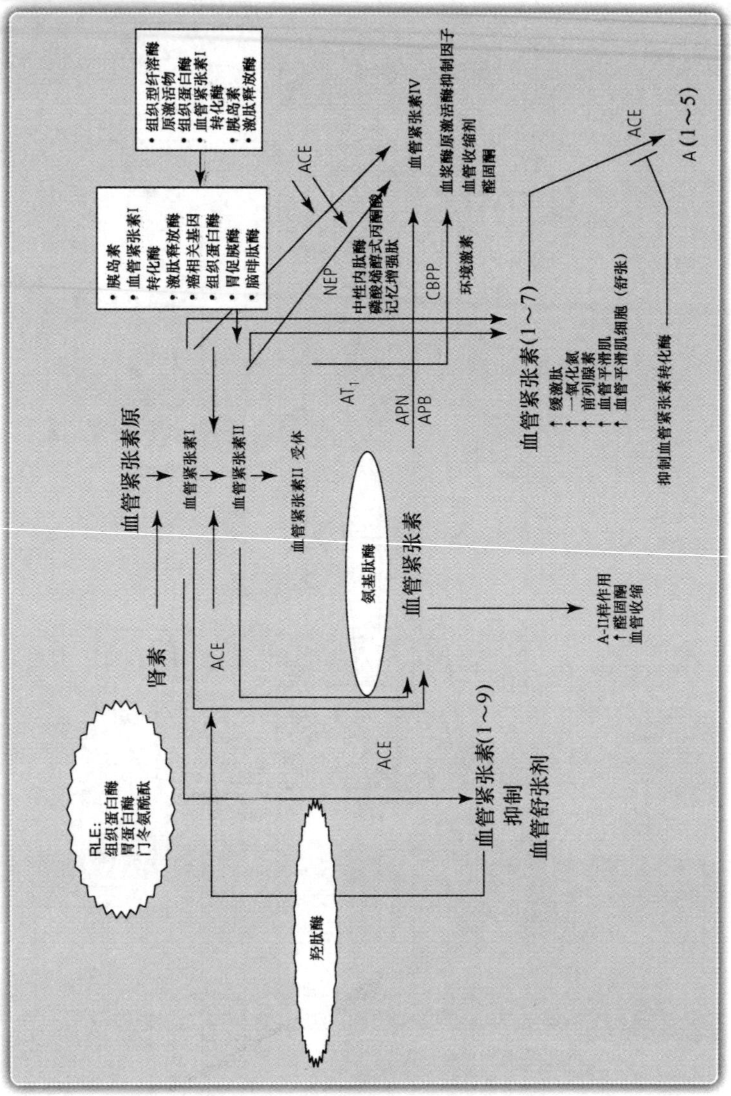

图 7-6 血管紧张素选择途径的形成

血浆和组织中 ACEI 的效力

血浆		组织
喹那普利特（400）	高	喹那普利特（33）
西拉普利拉（28）		贝那普利拉（27）
培哚普利拉（17）		培哚普利拉（17）
佛西诺普利（14）		雷米普利（11）
雷米普利（12）		赖诺普利（6）
赖诺普利（5）		依那普利（2.3）
依那普利（5）		佛西诺普利（1.7）
卡托普利（1）	低	

［改编自：Fabris Bvet al. Br Pharmacol 1990；100：651～655；Fabris B，et al. I Cardiovasc Pharmacol 1990；15（suppl. 21～56）：513；Johnston C1，et al. Hypertension 1989；7（suppl. 5）：511～516.］

几点内容

- 放射配体结合抑制剂的研究表明 ACE、ACEI 之间有较密切的亲和力。
- Quinaprilat，喹那普利的活性代谢产物，在组织和血浆与 ACE 具有最高亲和力。
- 组织 ACE 和血管内皮细胞在动脉粥样硬化的发展中发挥重要作用。与 ACE 结合亲和力的差异可以转化为不同的临床反应。

ACEI 和 ARB 联合

有越来越多的证据表明，ACEI 和 ARB 的结合，不仅可以有额外的降压作用，与用单药的个体相比，也增加血管和肾保护，同时减少蛋白尿（图 7-7）。临床试验正在进行中，以证明这个理念。

各种 ACEI 类药物的特点

各种 ACEI 类药物的特点如表 7-14 所示。

表 7-14 ACEI 类药物特点

	制剂	作用机制	药理	血流动力学	不良反应	禁忌证	每日用量	药物相互作用
贝那普利（洛汀新）-诺华	5 mg 10 mg 20 mg 40 mg	ACEI	起效时间：1小时；达到峰值时间：2～4小时；血浆半衰期10～11小时；经肝、肾代谢，经肾排泄，吸收不受食物的影响	运动可保持Ang-Ⅱ水平，醛固酮降低，PRA和Ang-Ⅰ增加，GFR、RPF、RBF不变或增加，RVR降低，HR不变或很少增加，SVR降低，MAP降低	头痛、头晕、疲劳、咳嗽、恶心、血管性水肿（罕见）	与赖诺普利类似	初始：10 mg；平均剂量：10～40 mg；最大剂量：80 mg；时间间隔：每日	锂、钾的补充，保钾利尿剂：高钾血症的风险

续表

	制剂	作用机制	药理	血流动力学	不良反应	禁忌证	每日用量	药物相互作用
卡托普利(开搏通)-PRA	12.5 mg 25 mg 50 mg 100 mg	ACE的特异性抑制剂，阻断肾素-血管紧张素系统及AngⅡ	起效时间1～2小时；达到峰值时间：4小时；血浆半衰期：8～12小时；(随剂量的增加而增加)；15%由肝代谢，35%由肾代谢，50～85%由肾排泄，食物影响药物的吸收	见苯那普利	味觉障碍、皮疹、蛋白尿、白细胞减少、肾功能不全，咳嗽，血管性水肿(罕见)	肾损害，肾动脉狭窄（警告），结缔组织病(警告)	最初剂量25 mg每日两次/三次；平均剂量：100～150 mg；剂量范围：75～450 mg；最大剂量：450 mg；建议：低剂量，每日两次/三次服用	西咪替丁：严重的神经病患者造成肾功能损害；吲哚美辛：降低降压作用；螺内酯、氨苯蝶啶：高钾血症（监控K浓度）；锂：锂含量增加；钾的补充剂，保钾利尿剂（联合制剂，如Dyazide，Maxzide）：高钾血症的风险

续表

	制剂	作用机制	药理	血流动力学	不良反应	禁忌证	每日用量	药物相互作用
依那普利-拜维尔	5 mg 10 mg 20 mg	同 ACEI	起效时间：1小时；高峰期：3～4小时；血浆半衰期：12～24小时；新陈代谢：肝；排泄：肾(40%)；吸收：不受饮食影响	见贝纳普利	皮疹和味觉消失比甲巯丙脯酸轻，其他的反应相似	肾损害、肾动脉狭窄者（慎用）、结缔组织病(慎用)	初始剂量：5 mg；平均剂量：20 mg；范围：10～140 mg；最大剂量：40 mg；间隔：四次/日或两次/日	
福辛普利-百时美施贵宝	10 mg 20 mg 40 mg	ACEI	起效时间：1小时；高峰期：2～6小时；血浆半衰期：12小时；新陈代谢：胆、肾；排泄：肾、排泄物；吸收：不受饮食影响	见贝纳普利	头痛、头晕、疲劳、咳嗽、恶心、腹泻、神经性水肿$^{+}$	与赖诺普利相似	初始剂量：10 mg；平均剂量：20～40 mg；最大剂量：80 mg；间隔：四次/日	地高辛：可能导致错误的地高辛低水平

续表

	制剂	作用机制	药理	血流动力学	不良反应	禁忌证	每日用量	药物相互作用
群多普利-雅培	1 mg 2 mg 4 mg	ACEI	起效时间：1小时；高峰期：4～10小时；血浆半衰期：6～10小时；新陈代谢：肝；排泄：尿液、体表、胆汁	见贝纳普利	咳嗽、头晕、腹泻、头痛、疲劳	同上	初始剂量：1～2 mg；平均：2～4 mg；最大剂量：4 mg；间隔：四次/日或两次/日	同上
培哚普利-索尔维集团	2 mg 4 mg 8 mg	ACEI	起效时间：1小时；高峰期：3～7小时；血浆半衰期：3～10小时；新陈代谢：肝；排泄：肾；吸收：不受饮食影响	见贝纳普利	头晕、头痛、气喘、鼻炎、消化不良、蛋白尿、心悸	ACEI引起的神经性水肿、肾功能损害的孕妇（慎用）、肾动脉狭窄者（慎用）	初始剂量：4 mg；四次/日；平均：4～8 mg；最大剂量：16 mg；间隔：四次/日或两次/日	利尿剂、低血钾补充钾：增加高血钾的风险，慎与庆大霉素共用

ACE，血管紧张素转化酶；ACEI，血管紧张素转化酶抑制剂；Ang-Ⅱ，血管紧张素Ⅱ；GFR，肾小球滤过率；HR，危险比；MAP，平均动脉压；PRA，血浆肾素活性；RBF，肾血流量；RPF，肾血浆流量；RVR，肾血管阻力；SVR，全身血管阻力

* 咨询医师得到充分的处方信息

+ 罕见

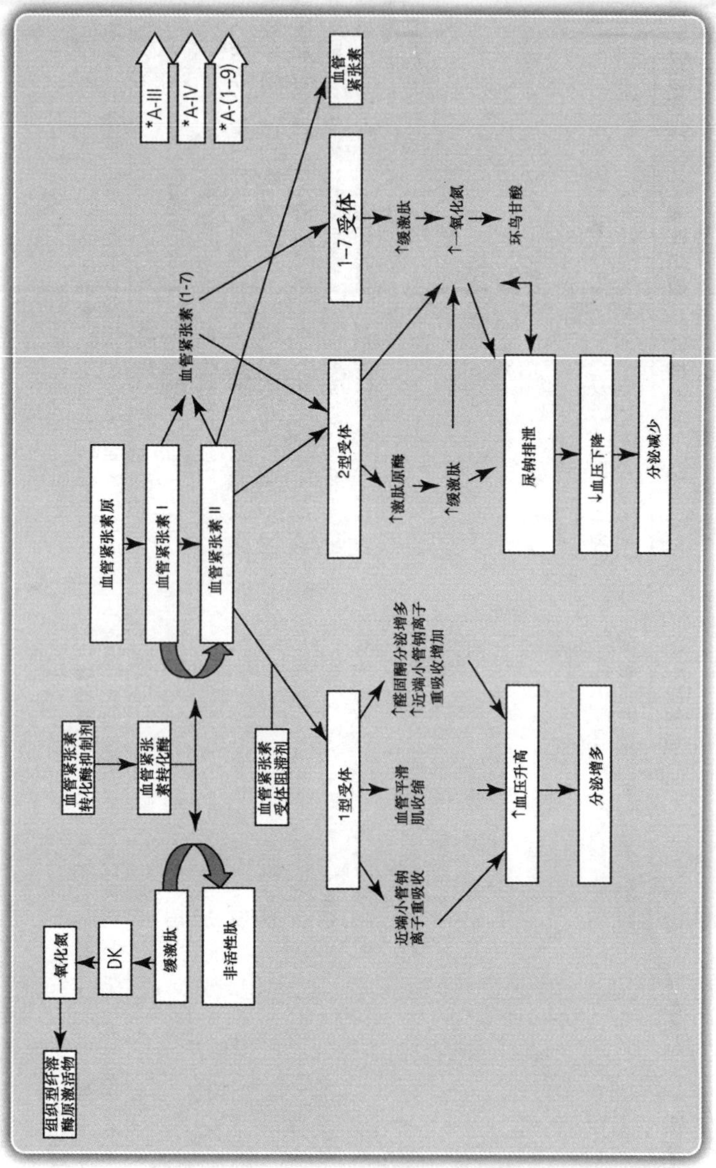

图 7-7　ACEI＋ARB 治疗机制

ACEI 对非高血压患者的影响

ACEI 对非高血压患者的影响如表 7-15 所示。

表 7-15　ACEI 的非高血压治疗作用

↑ BK
↑ NO
↑ EDHF
↓ 抗利尿激素
↓ ET-1
↑ PGI-2
↑脑啡肽
↑ EDV
↓ CAMS
↓ PAI-1 和 t-PA（纤维蛋白溶解）
↓ 生长因子和 VSMH
↓ ROS/O_2
↑ AC1，↑ C1AC，↑ C2AC，↓ PWV，↑ AGI，↓ ASI，↑ PP，↓ AD，↓ ASI
↓斑块破裂
血管生成（心肌的）
↓ 动脉粥样硬化
↓血小板的影响
↑ Ang 1～7
↓ 血管紧张素Ⅱ转化酶
↓ 微量白蛋白尿（MAU）和蛋白尿
↓ MLR
↓ 纤维蛋白原

ACEI，血管紧张素转化酶抑制剂；Ang，血管紧张素；BK，缓激肽；CAMS，细胞黏附分子；EDHF，内皮超级化因子；EDV，舒张期末容积；ET-1，内皮素；MLR，混合淋巴细胞反应；NO，-氧化氮；PAI-1，纤溶酶原激活物抑制剂 I；PGI-2，环前列腺素-2；t-PA，组织纤溶酶原激活物；VSMH，血管平滑肌增生

钙离子通道阻滞剂[149]

CCB通过血管平滑肌组织的慢通道抑制钙离子流入舒张小动脉。这些药物对所有程度的高血压治疗都有效（轻度、中度或高度）。

1. 血压越高，降压疗效越好。

2. 低肾素型高血压患者（药物依赖患者）疗效最好（单一疗法的反应率达到75%～80%），但大多数患者反应良好。

3. 非洲裔美国人和老年患者也有良好的疗效（单一疗法的反应率达到75%～80%）。

4. 长期使用可能导致不伴有体重增加的轻度水肿，发生利尿和利钠的作用。ACEI和ARB可以抵消这种水肿。水肿是由于舒张的毛细血管床间隙液体的增加流入小动脉所致。利尿剂对于CCB所致的水肿无效。因为ACEI和ARB优先传入舒张的小动脉，所以它们是治疗间质性水肿最好的药物。

5. 通过与其他降压药物的协同作用增加降压效果。

6. 对血脂无影响或有有利影响。对血钾、血镁、葡萄糖、尿酸、高半胱氨酸或其他代谢物无不利影响。

7. 较低的不良反应。

8. CCB保护肾功能，如果初始值或蛋白尿低于40 mg/d可以减少微蛋白尿和蛋白尿。

9. 降低LVH。

10. CCB单一疗法非常有效。

11. CCB被证实能够降低痴呆的发病率（可以通过降低血压改善认知功能）。（Forette F，Seux ML，Steassen JA，et al. prevention of dementia in randomized double-blind placebo-controlled Systolic Hypertension in Europe (Syst-Eur) trial. Lancet 1998；352：1347-1351.）

12. 众多meta分析研究表明和其他降压药物相比氢氯地平（ALLHAT）和其他CCB对减少CVA有更好的疗效。氨氯地平降低致命性的CHD、非致命性的MI和全因死亡ALLHAT，和氯噻酮有相同的作用，降低心脏病发病率和死亡率的作用等于缬沙坦（VALUE）。

钙离子通道阻滞剂特点

CCB 特点见表 7-16。

治疗：一些 CCB 对非高血压的影响[155A]

1. 通过增加 NO 抵消 Ang-Ⅱ生物利用度

2. 抵消 ET-1

3. 增加 eNOS 和 NO

4. 抗氧化剂（膜脂质）（减少 ROS，减少超氧化物阴离子）

5. 增强 EDHF

6. 干扰环氧酶派生的感染因素

7. 增加 EDV

8. 内皮细胞保护作用（减少细胞因子，减少细胞黏附分子）

9. 抑制 VCMC 膜缺陷

10. 抑制 VSMC 的增殖与迁移

11. 抑制巨噬细胞的 ACAT，并且通过脂质过氧化作用抑制 LDL 氧化和胆固醇酯化减少胰岛素抵抗

12. 增高 AC，增加 C1AC，增加 C2AC，减少 PP，增加血管膨胀性（arotic distensibility，AD），减少主动脉僵硬指数（arotic stiffness index，ASI），减少 PVW，减少 AGI

13. 减少动脉粥样硬化

14. 抗血小板作用

15. 抑制 TNF

16. 抑制血小板衍生生长因子

17. 减少 MLR

18. 减少黄嘌呤氧化酶和过氧化氢酶

19. 减少成纤维生长因子（bFGF）

20. 减少白细胞三烯

21. 减少血栓素 B_2

22. 减少纤维蛋白原

血管紧张素Ⅱ受体阻滞剂

ARB 与 ACEI 一样干扰 RAAS 系统。ACEI 阻滞血管紧张素 I

表 7-16 CCB 的特点

	制剂	作用机制	药效学	血流动力学	不良反应	禁忌证	日剂量	药物交互作用
氨氯地平-辉瑞	2.5 mg 5 mg 10 mg	冠状动脉和血管平滑肌血管舒张	吸收：100%不受饮食影响；生物利用度：64%～90%；起效时间：6 小时；高峰值：6～12 小时；血浆半衰期：30～50 小时；蛋白结合率：93%；肝代谢：90%，排泄：肾代谢（60%），与肾功能不全无关	SVR 减少；心悸；CO 不变或增加；RBF、RPF、GRF 持续增加；对 SA 或 AV 节点没有影响；冠状动脉舒张；降低后负荷	头晕、脸红、水肿	药物过敏者	初始剂量：5 mg；平均剂量：5 mg；最大剂量：10 mg；间隔：四次/日；长时间的 1/2，达到高峰值比	还没发现
地尔硫䓬 SR-拜维尔	60 mg 90 mg 120 mg 180 mg 240 mg 300 mg 360 mg 420 mg	选择性松弛平滑肌，控制蛋白尿	吸收：90%不受饮食影响；生物利用度：45% ～ 67%（肝首过消除效应）；起效时间：1 小时；高峰期：3 小时；血浆半衰期：4 小时；蛋白结合率：90%	能扩张冠状动脉和周围动脉；抑制 SA 和 AV 的功能；负性肌力；降低心率	头晕，房室传导阻滞或窦性停搏，头晕、足部水肿，心动过缓	病态窦房节综合征，II、III 度房室传导阻滞，严重的 CHF，洋地黄中毒	平均剂量：240 ～ 360 mg；范围：120 ～ 360 mg；最大剂量：360 mg；间隔：二次/日，三次/日	BB：心力衰竭（对心肌收缩性的影响和阻滞心肌代偿作用）

续表

	制剂	作用机制	药效学	血流动力学	不良反应	禁忌证	日剂量	药物交互作用
盐酸地尔硫䓬-UAD	120 mg 180 mg 240 mg 300 mg 360 mg 420 mg	松弛平滑肌、减少蛋白尿	新陈代谢：肝（60%粪排泄）；排泄：肾（35%）；血浆浓度：40～200 mg/ml	减少 SVR，增加 MVO_2，CO 不变	心电异常、便秘、消化不良	严重的 MI 或肺栓塞、与 BB 和地高辛合用	初始剂量：120～240 mg；平均剂量：180～360 mg；最大剂量：540 mg；间隔：一次/日	控制 AV 干扰、窦性心动过缓
盐酸地尔硫䓬（缓释剂）-沃森	180 mg 240 mg 360 mg	松弛平滑肌			恶心、心悸			
马来酸地尔硫䓬缓释剂	120 mg 240 mg	松弛平滑肌、减少蛋白尿						

续表

	制剂	作用机制	药效学	血流动力学	不良反应	禁忌证	日剂量	药物交互作用
依拉地辛-诺华	2.5 mg 5 mg 10 mg	对系统性血管平滑肌选择性松弛	吸收：90%～95%；生物利用度：15%～24%；起效时间：20分钟；高峰期：2～3小时；食物：推迟达到峰值的时间约1小时；血浆半衰期：双峰的；早期：1.5～2小时；末期：8小时；蛋白结合率：95%；排泄：尿液60%～65%，体表：25%～30%	随冠状动脉、脑动脉、骨骼肌血流的增加而舒张血管、SVR降低、心率增加、CO增加	头痛、头晕、水肿、心悸、疲劳、面红	药物过敏者	初始剂量：2.5 mg，2次/日；平均剂量：5～10 mg，分两次服用，最大剂量：20 mg	
尼卡地平罗氏尼卡地平缓解—罗氏	20 mg 30 mg 30 mg 45 mg 60 mg	对系统性血管平滑肌选择性松弛。比心肌、平滑肌更好的选择性，对脑和冠状动脉血管的影响大于周围血管	吸收：＞95%；生物利用度：35%；起效时间：0.5小时；高峰值：8.6小时；血浆半衰期：8.6小时；蛋白结合率：95%，新陈代谢：肝；排泄：尿液60%、体表35%；血浆浓度：10～100mg/ml	SVR降低，HR增快，MAP降低，维持RBF，RPF、GER、CO保持不变或增加，对SA无影响或对AV节段性管理，冠状血管舒张	脸红、头痛、足部水肿、无力、心悸、头晕、心动过速	存在主动脉狭窄者，对药物过敏者	初始剂量：20 mg，每日三次；平均：30 mg，每日三次；最大剂量：40 mg.	食物：推迟达到峰值的时间约1小时；甲氰咪胍：增加尼卡地平的水平；环孢霉素：增加环孢霉素等离子水平；BB：CHF

续表

	制剂	作用机制	药效学	血流动力学	不良反应	禁忌证	日剂量	药物交互作用
硝苯地平（心痛定—CC）-拜耳，心痛定-XL-辉瑞	30 mg 60 mg 90 mg 缓释片	通过减少细胞内钙离子浓度，选择性的松弛血管平滑肌	吸收：90%；生物利用度：75%；起效时间：立刻；第一个高峰期：2.5～5 小时；第二个高峰期：6～12 小时。血浆半衰期：2 小时；蛋白结合率：92%～98%；新陈代谢：肝（60%～80%）；血浆水平：最大超过平均的 36%，超过个体 70%，60 岁以上者为 6～120 ng/ml	SVR 降低，PRA 降低，维持 RBF，RPF、GER、CO 保持不变或增加，通过反射性神经活动，减少 SVR，对 SA 无影响或对 AV 节段性管理，松弛平滑肌	头痛、头晕、面红、心动过速、心悸、腿抽筋、疲劳、虚弱、恶心、腹泻、水肿、耳鸣、立位低血压	药物过敏者	初始剂量：30 mg；平均：30 mg，范围：30～90 mg，最大：90 mg；间隔：每日四次，空腹	BB：心力衰竭（增加收缩性和阻滞代偿反射）；地高辛：增加地高辛的作用；降糖药：磺酰脲类，增加降糖作用；口服硝苯地平（降低降糖药的作用；甲氰咪胍：增加硝苯地平的血浆浓度）
尼索地平-阿斯利康	10 mg 20 mg 30 mg 40 mg	抑制钙流入血管平滑肌和心肌	吸收：87%；生物利用度：5%；起效时间：2 小时；高峰期：6～12 小时；血浆半衰期：7～12 小时；蛋白结合率：99%；新陈代谢：肝、排泄：尿液（60%～80%）	和硝苯地平相似	和硝苯地平相似	对药物过敏者	平均：20 mg、范围：10～60 mg，每日四次。最大剂量：60 mg	西咪替丁：增加等离子体水平；奎尼丁：生物利用度下降

续表

	制剂	作用机制	药效学	血流动力学	不良反应	禁忌证	日剂量	药物交互作用
异搏定-法玛西亚（异搏定-SR）-雅培-惠氏公司-惠氏药厂，巴雷拉PM-制药公司	口服：120 mg，180 mg，240 mg；缓释片：40 mg，80 mg，120 mg，180 mg，240 mg 180 mg，200 mg，300 mg	选择性松弛平滑肌，减少细胞内钙离子浓度，在冠状动脉和周围血管抑制慢通道钙通道，减少蛋白尿	吸收：95%；生物利用度：10%～20%（肝首过消除作用）；起效时间：1小时；高峰期：2小时；血浆半衰期：3～6小时（9小时长期治疗）；蛋白结合率：90%；新陈代谢：肝（85%），排泄物（15%）；积累在肝病；排泄：肾70%；对数消除（快/慢）；血浆水平：80～300ng/ml	SA和AV节段性抑制重复途径，心室反应减慢，SVR动脉减少（没有静脉效应），MAP降低没那么明显，CO减少，负性肌力作用，心动过缓，心肌供氧增加，冠状动脉的血流量增加	便秘最常见，头痛，眩晕，头晕，虚弱，紧张，外阴瘙痒，胃痛，肝炎，血清碱性磷酸酶，直立性低血压，阻滞AV，AV离解	病态窦房结综合征，2°/3°房室阻滞，洋地黄毒性心源性休克	平均：240 mg；范围：120～480 mg；最大剂量：540 mg；每日两次，每日四次	β肾上腺能阻滞剂：心力衰竭；地高辛：增加地高辛毒性；低血糖及磺脲：增加低血糖放应；锂：增加锂水平

续表

	制剂	作用机制	药效学	血流动力学	不良反应	禁忌证	日剂量	药物交互作用
法玛西亚	180 mg 240 mg	见前	独特的传递系统设计为延迟了睡前4～5小时的最大浓度点	吸收：65%；生物利用度：33%～65%；起效时间：4～5小时，峰值：11小时；半衰期：14～16小时，蛋白结合率：94%，新陈代谢：肝；排泄：肾（70%）、粪便（16%）	心肌需氧量减少，通过降低心率和降低后负荷，对肺功能无不良影响，松弛平滑肌（血管、内脏、支气管）	窦性停搏、踏板水肿、肺水肿和CHF，感觉异常（冷，麻木），高泌乳素血症和乳溢	平均：240 mg，范围180～480 mg，最大：540 mg；间隔：四次/日	利福平：生物利用度降低；卡马西平：卡马西平浓度增加；神经肌肉阻断剂：可能保护它们的效果
非洛地平-阿斯利康制药	2.5 mg 5 mg 10 mg	比心肌更强的选择性，松弛血管平滑肌	吸收：95%；生物利用度：95%；起效时间：1/2～1小时，峰值：2.5～5小时；半衰期：16小时；蛋白结合：99%；新陈代谢：肝排泄：尿液70%，粪便70%	SVR减少；HR增加；维持RBF RPF肾小球滤过率；CO不变或增加；不影响SA和AV传导；冠状动脉血管舒张	水肿、头痛、脸红，头晕，无力，心跳过速，疲劳、期外收缩，恶心、心悸	对药物过敏	初始：5 mg；平均5～10 mg；最大：20 mg；每两周调整一次	西咪替丁：非洛地平的水平增加；地高辛：地高辛浓度增加；苯妥英、卡马西平：苯巴比妥、非洛地平含量下降

AV，房室节；BB，β受体阻滞剂；CCB，钙通道阻滞剂；CHF，充血性心力衰竭；CO，心输出量；GFR，肾小球滤过率；HR，风险比率；MAP，平均动脉压；MVO_2，心肌耗氧量；PRA，血浆肾素活性；RPF，肾血浆流量；SA，窦房节；SGOT，血清谷氨酸草酰乙酸转氨酶；SVR，全身血管阻力

咨询医师得到充分的处方信息

†没有处方信息

转化到血管紧张素Ⅱ。然而 ARB 阻滞血管紧张素Ⅱ结合到其 AT1 受点上。血管紧张素Ⅱ的作用被 AT1 更有效阻滞。

拮抗 AT1 受体，允许 Ang-Ⅱ刺激 AT2 受体，导致血管舒张和对血管其他的影响。此外，增加/不增加或轻微增加缓激肽。可能增加 ANG1 ～ 7，可能引起血管舒张和良好的血管效果（图 7-8 和图 7-9）

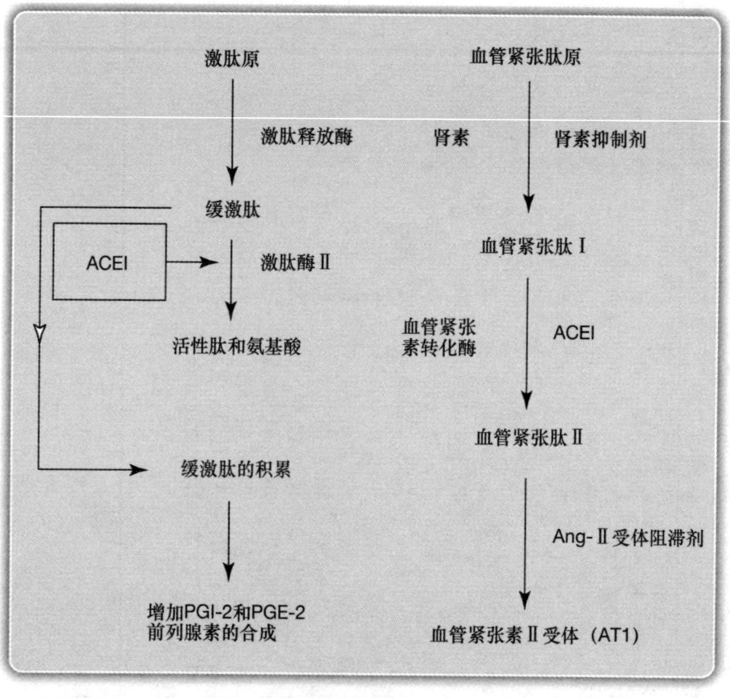

图 7-8 肾素血管紧张素和细胞分裂素缓激肽通路

ARB 有更良好的安全性和耐受性，无不利影响，如由 ACEI 与缓激肽系统交互作用引起的咳嗽和血管性水肿。

Ang-Ⅱ受体和阻滞作用

（引自：From Weber MA. Interrupting the renin-angiotensin system：The role ofangiotensin-converting enzyme inhibitors and angiotensin Ⅱ receptor antagonists in the treatment of hypertension. Am J Hypertens 1999；12：189S-194S.）

第七章 抗高血压药物治疗

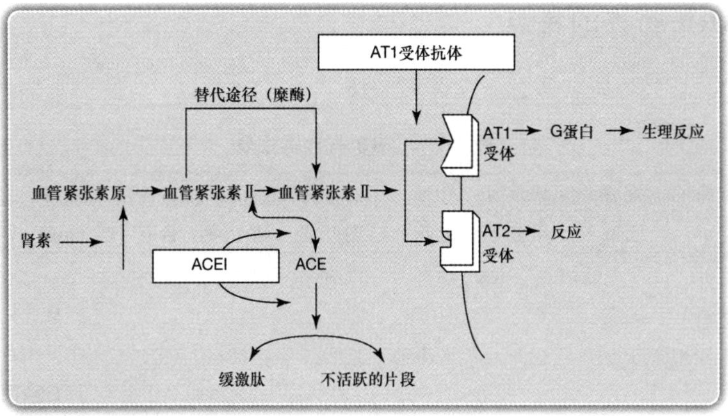

Adapted from Johnston CI: Angiotensin receptor antagonists: Focus on losartan. Lancet 1995; 346: 1403–1407.

图 7-9 阻断肾素系统

血管 AT1 受体

稳定表达

调节血管收缩

调解 Ang-Ⅱ动脉壁生长的影响

血管 AT2 受体

只有在受伤后作用（持续的高血压可能激起表达）

调节血管舒张

调节抗增殖作用

激活其他因素（如 NO）

选择性 AT1 受体阻滞剂的潜在的双重作用

直接阻止血管收缩和 Ang-Ⅱ AT1 受体的生长

提高循环 Ang-Ⅱ水平

疏通 AT2 受体（如果表达），通过 Ang-Ⅱ活动增加刺激，调节血管舒张和抑制增长

净效应：AT1 阻滞＋AT2 刺激

对其他受体的影响未知

ARB 药物的特点

药物的特点见表 7-17 和表 7-18。

表 7-17　ARB 药物属性表

复合	水溶性/酒精	生物利用度（%）	食物影响	活性代谢产物	血浆半衰期（小时）	蛋白结合率（%）	剂量（mg）
厄贝沙坦[8]	－/低溶解度	60～80	没有	没有	11～15	90	150～300 每日
氯沙坦[9]	＋/＋	33	最小	是	2（6～9）	98.7（99.8）	50～100 每日两次
缬沙坦[10]	低溶解度/＋	25	减少 40%～50%	没有	6	95	80～320 每日
坎地沙坦[11]	－/低溶解度	15	没有	是	9	＞99	8～32 每日，每天两次
替米沙坦[12]	－/NR	42～58	减少 6%～20%	没有	24	99.5	每天 40～80
依普沙坦	—	13	最小 ＜25%	没有	20	98	400～1200 每日
奥美沙坦	—	25	没有	没有	13	99	每日 20～40

ARB，血管紧张素受体阻滞剂；NR，没有报告

（From Zusman RM. Are there differences among angiotensin receptor blockers? Am J Hypertens 1999；12：231S-235S，with permission.）

可以通过 Ang-Ⅱ控制基因

早期基因/原癌基因：fos、myc、myb、jun，jun-B、egr-1

生长因素基因：β_1 转化生长因子、血小板源生长因子-A 链、成纤维细胞生长因子 2、胰岛素样生长因子- 1

受体细胞矩阵因子基因：纤连蛋白、胶原蛋白类型 I-α_1、胶原蛋白类型Ⅱ-α_1、laminin-β_1 和 laminin-β_2

肥厚性标记：心房利钠肽、脑利钠肽和骨骼肌 action-alpha-1

表 7-18 ARB 的特点

	制剂	作用机制	药效学	血流动力学	不良反应	禁忌证	每日剂量	药物的相互作用
坎地沙坦-阿斯利康	4 mg 8 mg 16 mg 32 mg	选择性AT1，血管紧张素II受体拮抗，见厄贝沙坦	起效时间：0.5小时；高峰期：3～4小时；血浆半衰期：9小时；代谢：肝和肾；排泄：尿液和粪便	见厄贝沙坦	头痛、头晕、上呼吸道感染、咽炎、鼻炎	孕妇，药物过敏者	初始：16 mg，四次/日；范围：8～32 mg；最大剂量：2 mg，每日四次	没有明显的相互作用
依普沙坦一阿斯特拉，泽尼卡	400 mg 600 mg	血管和突触前AT1拮抗	高峰：1～2小时，T1/2：20小时；代谢：没有；排泄：胆汁吸收13%	与ARB相似	罕见的面部水肿，类似于其他ARB类药物	孕妇，药物过敏者	400～120 mg	无
厄贝沙坦一施贵宝	75 mg 150 mg 300 mg	通过选择性结合到AT1血管紧张素II受体，阻止血管收缩和醛固酮分泌血管紧张素II	高峰期：1.5～2小时；血浆半衰期：11～15小时；代谢：胆、肾；排泄：尿20%，粪便中80%；重吸收：（不受食物影响）60%～80%有运动影响	保存运动应答和PRA增加；醛固酮减少；对缓激肽没有影响；GFR、RPF、RBF不变；MAP降低；HR不变	腹泻，消化不良，胃灼热，肌肉骨骼外伤，疲劳，上呼吸道感染	药物过敏者，孕妇	起始：150 mg；四次/日，范围：150～300 mg，四次/日，最大剂量：300 mg，四次/日	可与其他抗高血压药共同服用，与HCTZ具有协同效应]

续表

	制剂	作用机制	药效学	血流动力学	不良反应	禁忌证	每日剂量	药物的相互作用
氯沙坦（科素亚）-Merck	25 mg、50 mg 1000 mg	阻止血管收缩和 Ang-Ⅱ对醛固酮分泌的影响	起效时间：1 小时；峰值：3～4 小时（活性代谢产物）；血浆半衰期：6～9 小时（活性代谢产物）；代谢：肝、肾；排泄：肾和胆道；吸收：食物减慢吸收	保存运动应答，血管紧张素Ⅱ和 PRA 增加；醛固酮减少；对缓激肽无影响；GFR、RPF、RBF 不变；MAP 降低；HR 不变	头晕，虚弱/疲劳，头痛，咳嗽	孕妇，药物过敏，肝功能下降者慎用	起始：25～50 mg；范围：25～100 mg，四次/日或两次/日；最高：100 毫克，四次/日或两次/日	可能会与其他降血压药物有影响
替米沙坦（美卡素）-般格翰	40 mg 80 mg	见厄贝沙坦	高峰：0.5～1 小时；血浆半衰期：24 小时；代谢：肠壁；排泄：尿（> 97%）；吸收：稍受食物影响	见厄贝沙坦	上呼吸道感染，背痛，鼻窦炎，腹泻，咽炎	孕妇，哺乳期妇女，药物过敏，胆道梗阻和肝功能不全者慎用	起始：40 mg，四次/日；范围：20～80 mg，四次/日；最大剂量：80 mg，四次/日	地高辛：增加血药峰浓度

续表

	制剂	作用机制	药效学	血流动力学	不良反应	禁忌证	每日剂量	药物的相互作用
缬沙坦(代文)-诺华公司	80 mg 上限 160 mg 上限 320 mg	通过选择性阻断血管紧张素Ⅱ结合AT1受体阻止血管收缩和抑制组织分泌醛固酮和血管紧张素Ⅱ	起始：2小时；高峰：2～4小时；半衰期：6小时代谢；肝和肾脏；吸收：30%～50%；排泄：尿13%，粪便中83%	保存运动应答，血管紧张素Ⅱ和PRA增加；醛固酮减少；对缓激肽没有影响；GFR、RPF、RBF不变；MAP降低；HR不变，	头痛，头晕，病毒感染，乏力，腹痛	过敏性药物，孕妇，肝功能不全者慎用	起始：80 mg，四次/日或两次/平均：80～160 mg，四次/日或两次/日，320 mg四次/日或两次/日，最大血压降低作用见于4周后	无显著的相互作用报道
奥美沙坦-三共(日本公司)	50 mg 20 mg 40 mg	高亲和力和特异性结合的AT1受体，抑制血管紧张素Ⅱ	起始：2小时；高峰：2～4小时；血浆半衰期：13小时；生物利用度：25%；白蛋白结合型；99%不被CYP450代谢，24小时；肾排泄：35%～50%肝排泄：50%～65%	类似于其他ARBs的降压药	类似于安慰剂，头晕3%，停药率低于安慰剂	药物过敏，孕妇，无需调整剂量调整剂量：-老人-肝病-肾病-饮食	起始：20 mg，四次/日或两次/日；平均：20 mg，四次/日或两次/日；最大剂量：40 mg，四次/日或两次/日	无不需要调整剂量：-地高辛-华法林-制酸剂

AngⅡ，血管紧张素 II；ARB，血管紧张素受体阻滞剂；AT1，血管紧张素Ⅰ型；AT1R，血管紧张素Ⅰ型受体；GFR，肾小球滤过率；HCTZ，氢氯噻嗪；HR，风险比；MAP，平均动脉压；PRA，血浆肾素活性；RBF，肾血流量；RPF，肾血浆流量

* 咨询医师得到充分的处方信息

纤溶系统基因：PAI1 型和 2 型

杂项基因：醛固酮合酶（CYP11B2），内皮 NO 合酶

（引自 Kurtz TW，Gardner DG. Transcription-modulating drugs：A new frontier in the treatment of essential hypertension. Hypertension 1998；32：380-386，1999；12（12），Part 3，with permission.）

肾素抑制剂（Hypertension 2003；42：1137-1143）

直接 RI（阿利克仑）减小 PRA 和抑制血管紧张素原转化为血管紧张素。这导致 PRA、血管紧张素Ⅰ和血管紧张素Ⅱ降低。显著减少收缩压和舒张压，与几乎所有其他类型的抗高血压药物包括利尿剂、CCB、ARB 类药物、ACE 抑制剂和 BB 一致。阿利吉仑导致肾素构象改变，从而降低 PRA。这是 PRA 与 ACEI 和 ARB 的一个不同的结果，从而增加 PRA。最近的研究已经证明肾素受体在血管和肾导致高血压、氧化应激、血管炎症和血管损伤。降低 PRA 可以减少这些肾素受体的刺激。

阿利吉仑的药理学特性

复合	溶解度水/醇	生物利用度	食物影响	活性代谢产物
阿利吉仑	最小/+	2.6%	减少 71%～85%	NO
半衰期	**蛋白结合**		**给药（mg）**	
累积 24 小时，40 小时消除	NR		150～300，每日	
制剂	**对肾素的作用**	**药效学**	**血流动力学**	
150 mg，300 mg	直接抑制降低 PRA、Ang-Ⅰ和 Ang-Ⅱ的产生	高峰：1～3 小时；代谢：CYP3A4；消除：Y4 消除，尿液中不变	PRA、Ang-Ⅰ和 Ang-Ⅱ降低	
不良反应			**禁忌证**	
总体与安慰剂相似			无报道	
AE>1%，比安慰剂更高：咳嗽（1.1%）、腹泻（2%）				

药物相互作用

厄贝沙坦降低阿利吉仑的 Cmax 50％

阿托伐他汀增加阿利吉仑的 Cmax 50％，多次给药增加 AVC

酮康唑增加阿利吉仑的 Cmax 80％

环孢素增加阿利吉仑 AVC5 倍和 Cmax 2.5 倍

动脉顺应性：结构/功能

治疗注意事项[199-201]

以臀动脉活检人体试验评估血管壁的结构、功能（图 7-10）。

• 纠正结构和功能，降低血压。增加小动脉直径，增加动脉顺应性，减少管内/管腔比，减少 SVR、BP 和动脉的重塑

  • ACEI
  • ARB
  • CCB
  • RI

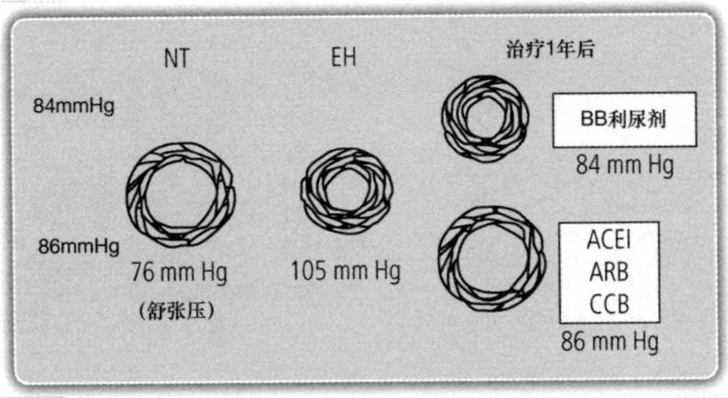

Adapted from Park JB, Schiffrin EI. Effects of antihypertensive therapy on hypertensive vascular disease. Curr Hypertens Reports. 2000; 2: 280 - 288.
ACEI，血管紧张素转化酶抑制剂；ARB，血管紧张素受体阻滞剂;CCB，钙离子通道阻滞剂; BB，β受体阻滞剂; EH，原发性高血压，NT，血压正常

图 7-10 降压药作用于血管重塑

• 校正血压但不引起血管功能和结构的变化（ED、AC M /L 比率和动脉直径无变化）

  • 利尿剂
  • BB（非选择性的、选择性、ISA）

硝酸甘油

• 增加 AC（C-1）

  • 减少 PWV
  • SVR、EM 无变化
  • SBP 和 PP 降低（10%），舒张压无变化

抗高血压药的组合

β肾上腺素能受体阻滞剂和利尿剂

阿替洛尔，50 或 100 mg/氯噻酮，25 mg
富马酸比索洛尔，2.5、5 或 10 mg/HCTZ，6.25 mg
美托洛尔酒石酸盐，50 或 100 mg/HCTZ，25 和 50 mg
纳多洛尔，40 或 80 mg/苄氟噻嗪，5 mg
盐酸普萘洛尔，40 或 80 mg/HCTZ，25 mg
盐酸普萘洛尔（缓释片），80、120 或 160 mg/HCTZ，50 mg
马来酸噻吗洛尔，10 mg/HCTZ，25 mg

ACEI 和利尿剂

贝那普利盐酸盐，5、10 或 20 mg/HCTZ，6.25 mg、12.5 或 25 mg
卡托普利，25 或 50 mg/HCTZ，15 或 25 mg
依那普利马来酸盐，5 或 10 mg/HCTZ，12.5 或 25 mg
赖诺普利，10 或 20 mg/HCTZ，12.5 或 25 mg
莫昔普利 7.5 或 15 mg+HCTZ，12.5 或 25 mg
奎那普利 10 或 20 mg+HCTZ，12.5 或 25 mg

ARB 类药物和利尿剂

缬沙坦，80 或 160 mg/HCTZ，12.5 mg
氯沙坦钾，50 mg/HCTZ，12.5 mg；氯沙坦钾，100 mg/HCTZ，25 mg
坎地沙坦 16 或 32 mg+HCTZ 25 mg
厄贝沙坦 150 或 300 mg+HCTZ 12.5 mg
替米沙坦 40 mg+HCTZ 12.5 mg
普沙坦 600 mg+HCTZ 12.5 mg

钙阻滞剂和 ACEI

苯磺酸氨氯地平 2.5 或 5 mg /贝那普利+盐酸盐 10 或 20 mg

盐酸地尔硫䓬，180 mg/依那普利马来酸盐，5 mg
盐酸维拉帕米（缓释片），180 或 240 mg/群多普利 1、2 或 4 mg
塔卡非洛地平，5 mg/依那普利马来酸盐，5 mg

钙通道阻滞剂和 ARB

氨氯地平，5 或 10 mg；缬沙坦，160 或 320 mg
氨氯地平，5 或 10 mg；奥美沙坦，20 或 40 mg

RI 与利尿剂

阿利吉伦 150 或 300 mg；HCTZ 12.5 或 25 mg

CCB 与他汀类药物

氨氯地平，5 或 10 mg/阿托伐他汀 10、20、40、80 mg

见对心血管疾病风险降低的讨论和氨氯地平与阿托伐他汀其他降压药组合的 ASCOT 试验。见氨氯地平药效部分。

其他组合

氨苯蝶啶 37.5、50 或 75 mg/HCTZ 25 或 50 mg
螺内酯 25 或 50 mg /HCTZ25 或 50 mg
阿米洛利盐酸盐 5 mg/HCTZ50 mg
胍乙啶单硫酸盐 10 mg/HCTZ25 mg
肼屈嗪盐酸盐 25、50 或 100 mg/HCTZ25 或 50 mg
甲基多巴 250 或 500 mg/HCTZ15，25，30 或 50 mg
利血平 0.125 mg/HCTZ25 或 50 mg
利血平 0.10 mg/盐酸肼屈嗪 25 mg/HCTZ15 mg
可乐定盐酸盐 0.1、0.2 或 0.3 mg/氯噻酮 15 mg
甲基多巴 250 mg/氯噻嗪 150 或 250 mg
利血平 0.125 或 0.25 mg/氯噻酮 25 或 50 mg
利血平 0.125 或 0.25 mg/氯噻嗪 250 或 500 mg
盐酸哌唑嗪 1、2 或 5 mg /多噻 0.5 mg

高血压药物选择：总结

• CCB、ARB、ACEI、RI、SARA、新一代具有 α-阻滞特性的 BB，在治疗高血压方面具有最好的综合效果

• CCB、ARB、ACEI、RI、吲达帕胺、SARA 血管扩张 BB 合用，并结合 α/β 受体阻滞剂可能增加协同降压效果，减少不良反应，提高替代终点事件以及 TOD

• CCB（尤其是氨氯地平）的高血压临床试验表明减少 CHD、MI 和 CVA 的作用等于利尿剂，比老 BB、ACEI、ARB 类药物好。见 VALUE 和 ALLHAT 试验的比较

• 在最近的临床试验中发现 ACEI 在减少心血管疾病和脑血管事件发病率、死亡率的作用等同于利尿剂和 BB，但 ALLHAT 试验中赖诺普利除外，因为其与非黑人患者 CHF 和 CVA 相关。然而，CHD 和 MI 的发病率和死亡率也同样减少

• 高血压药物临床试验证明 ARB 类药物减少同等血压水平的 CVA 的作用优于 BB 类。缬沙坦在减少合并心脏病的发病率和死亡率（VALUE）的作用与氨氯地平相似。临床 CHF 显示 ACEI 和 ARB 结合最好，并在 MI 的临床试验证明 ACEI 最好

• 利尿剂可作为起始或辅助治疗，但 HCTZ 或同类药物不应超过 25 mg/d。除了 ALLHAT 外所有临床试验证明它们对 CHD 和 MI 的影响并不理想。利尿剂可以降低 CVA 和 CHF。HCTZ 和氯噻酮可能导致肾毒性，诱发肾细胞癌并引起长期的血管炎症（HS-CRP），这可能限制它们的用途

然而吲达帕胺可以稳定或改善肾功能，在降低血压和 LVH 上一般更有效，因更有效的降压效果和更好的代谢作用、临床作用，它是首选利尿剂。HCTZ 和氯噻酮增加胰岛素抗性和加大新发 2 型糖尿病的发病率

• 较旧的 BB（非选择性、选择性和 ISA）单药治疗不能降低老年人群的 CHD 或 MI 的发病率，它们的作用在年轻人群也值得商榷。BB 能减少 CVA，但比所有其他类药物作用小。BB 在高血压的初级处理时不降低总死亡率。BB 能有效减少急性 MI 后的发病。它们能增加胰岛素抗性和新发 2 型糖尿病。BB 和其他降压药一样不

降低中心动脉压力

• 中枢 α 受体激动剂和 AB 作为单一疗法或附加疗法都是有效的，且具有有利的代谢作用，但可能有不良反应，应保持在非常低的剂量

SARA 在顽固性高血压的情况下有很大的作用，尤其是在那些低肾素型高血压和醛固酮增加者。这些药物和其他 RAAS 药物一样能降低血压，改善血管功能。

RI 是好的抗高血压药，降压作用等于所有其他降压类药物，并且有非常低的不良反应。临床试验正在进行中以评估其对心血管的影响。它们具有好的代谢、结构和血管功能

• 在 DM 和高血压患者中，最近的临床试验表明，CCB、ACEI 和 ARB 的作用优于利尿剂，在减少心脑血管事件和肾病发病率和死亡率与旧的 BB 作用相同。新的 RI、血管扩张 BB 和 α/β 受体阻滞剂的研究表明它们具有良好的血压、葡萄糖代谢、肾和其他心血管的效应。

• 与 ISH、CCB/ACEI 预防脑卒中等心血管事件比，D/BB 组合好（STOP-2 试验）

高血压药物选择的总结见表 7-19。

表 7-19 影响结构和功能改变的合规性变化的抗高血压类药物*

分类名称	测试数	研究数	患者数	增加动脉顺应性
ACEI	8	15	约 273	随着药物研究（培哚普利是最常用的制剂†）
钙通道阻滞剂	8	11	约 150	随着药物研究
β 受体阻滞剂	7	10	约 326	没有限制，除“血管扩张”的 BB
利尿剂	4	5	约 75	对降压的影响不大（有人企图分离与压力相关的直接效果）

ACEI，血管紧张素转化酶抑制剂

* 研究主要是横断面和短期的，因此，这些研究只能用于关于方向性的作用，不能区分功能和结构性的变化。发表的研究中 AB 和可乐定很少列入。

†某些 ACEI 的研究包括血管活检，证实可以改进重塑作用

(Modified from Glasser SP et al. J Clin Pharmacol 1998；38：202-212)

在高风险高血压患者（ASCOT）中，他汀类的组合（阿托伐他汀）和氨氯地平或氨氯地平和培哚普利在降低 CV 事件上比其他降压药有更好的作用。这些降低表现在 LDL 低至 100 mg/dl。建议在他汀类药物基础上应用。

常规使用在高危高血压患者中。此外，CCB/ACEI 组合明显优于 BB /利尿剂合用。加入他汀类药物的改善成果更多优于 CCB / ACEI 组。

新的抗高血压类药物

1. 血管加压素受体阻滞剂
2. neuropeptidase（神经肽酶）抑制剂
3. 血清素受体阻滞剂（酮色林）
4. 前列腺素类似物（PGI2-伊洛前列素）
5. 脂肪氧化酶抑制剂（菲尼酮）
6. 西氯他宁
7. 钾通道活化剂（BRL-34915）
8. 钠通道阻滞剂
9. 内皮素受体阻滞剂（波生坦）

个体化降压治疗

1. 病理生理学和血管生物学
2. 血流动力学
3. 终末器官损害和危险因素减少
4. 伴随内科疾病或问题
5. 人口选择
6. 不良反应和 QOL 与治疗
7. 遵守
8. 总医疗费用

总结

1. 利用某些降压药（某些利尿剂或旧 BB）治疗轻度高血压（DBP，110 mmHg）可诱发血管系统或血管生物学功能/结构的变化，且其他风险因素部分或完全否定降低血压的有益作用。减少 CHD、MI、卒中与 CVD 不仅依赖于血压的控制，也依赖于非血压的机制。在包括临床心血管结局等方面，CCB、ACEI、ARB 优于利尿剂。RI、血管扩张 BB 和 AB /BB 表现出极大的作用，但需要更多的临床试验。

2. 利尿剂（除外安体舒通、依普利酮、阿米洛利、吲达帕胺）、之前没有非交感神经活性的 β 受体阻滞剂、利血平和甲基多巴对高血压动脉粥样硬化综合征以及其他导致器官损伤的危险因素有不良影响。这些药物具有明显的临床副作用，如降低生活质量和依从性。

3. 迄今为止，对血脂、血糖、胰岛素的敏感性不会产生影响的降压药有 CCB、α-1 受体阻滞剂、中枢 α 受体激动剂（除外甲基多巴胺）、ACEl 类、吲哚帕胺、ARB 类、血管扩张性 BB、AB/BB。所有这些试剂在初始单一疗法中（50%～60%）或更多的轻度高血压患者是有效的。所有药物（90%的患者）耐受性良好，如果给予适当的剂量（开始低，慢），可以降低不良反应。联合治疗为 90%～95%有效。

4. 利尿剂（HCTZ 或氯噻酮）可诱发低血钾症、低镁血症或其他电解质和酸碱异常、胰岛素抵抗、高血糖、新发 2 型糖尿病或其他代谢异常。也可能增加易感人群继发于心律失常的猝死。这些诱发因素包括运动、LVH、心电图异常、缺血、急性应激或洋地黄治疗。这些利尿剂不应该给予高剂量。

5. 采用较低剂量的利尿剂（HCTZ 12.5～25 mg /d 或氯噻酮）可以有效治疗高血压，并可能有较少的不良反应。25 mg/d 的剂量达到 95%的降压作用和 12.5 mg 达到 80%的降压作用[108]。然而，吲达帕胺是首选利尿剂，SARA 显示出了优异的效果。

6. 非药物治疗或抗高血压药物对血脂、葡萄糖、电解质和其他风险因素有中性或有利影响，改善血管内皮功能、动脉顺应性

(提高血管生物学)，可以减少 CHD 和其他终末器官损害的风险。最佳治疗的目的是减少所有风险因素，从而减少所有终末器官损害。

7. 降压药的选择要个体化，应基于高血压的分级，且能降低高血压动脉粥样硬化综合征的不良影响。

8. 一种最佳目标血压可能低至 110/70 mmHg。较新的无创血管功能及顺应性测试将能更好地评估和治疗高血压。

参考文献

1. Levy RI. Lipid regulation. A new era in the prevention of coronary heart disease. *Am Heart J* 1985;110: 1099–1100.
2. Collins JG. Physician visits. Volume and interval since last visit, United States, 1980. U.S. Department of Health and Human Services (PHS) publication 83–1572, Series 10, No. 144, 1983.
3. Kannel WB. Some lessons in cardiovascular epidemiology from Framingham. *Am J Cardiol* 1976; 37: 269–282.
4. Appel LJ, Moore TJ, Obarzanek E, et al. A clinical trial of the effects of dietary patterns on blood pressure. *N Engl J Med* 1997; 336: 1117–1124.
5. Houston MC. New insights and approaches to reduce end organ damage in the treatment of hypertension: Subsets of hypertension approach. *Am Heart J* 1992; 123: 1337–1367.
6. The Fifth Report of the Joint National Committee on Detection, Evaluation, and Treatment of High Blood Pressure (JNC V). *Arch Intern Med* 1993; 153: 154–183.
7. Kirkendall WM, Feinleib M, Freis ED, Mark AL. Recommendations for human blood pressure determination by sphygmomanometers: Subcommittee of the AHA Postgraduate Education Committee. *Circulation* 1980; 62: 1146A–1155A.
8. Final Report of the Subcommittee on Nonpharmacological Therapy of the 1984 Joint National Committee on Detection, Evaluation, and Treatment of High Blood Pressure: Nonpharmacological approaches to the control of high blood pressure. *Hypertension* 1986; 8: 444–467.
9. Houston MC. New insights and new approaches for the treatment of essential hypertension: Selections of therapy based on coronary heart disease risk factor analysis, hemodynamic profiles, quality of life, and subsets of hypertension. *Am Heart J* 1989; 117: 911–951.
10. Hollifield JW, Slaton P. Demographic approach to initiation of antihypertensive therapy: Treatment strategies in hypertension. Miami: Symposium Specialists, Inc. 1981: 51–58.
11. Woods JW, Pittman AW, Pulliam CC, et al. Renin profiling in hypertension and its use in treatment with propranolol and chlorthalidone. *N Engl J Med* 1976; 294: 1137–1143.
12. Buhler FR, Bolli P, Kiowski W, et al. Renin profiling to select antihypertensive baseline drugs: Renin inhibitors for high-renin and calcium entry blockers for low-renin patients. *Am J Med* 1984; 77: 36–42.
13. Letcher RL, Chien S, Laragh JH. Changes in blood viscosity accompanying the response to prazosin in patients with essential hypertension. *J Cardiovasc Pharmacol* 1979; 1(suppl. 6): S8–S20.
14. Lund-Johansen P. Hemodynamic changes at rest and during exercise in long-term prazosin therapy for essential hypertension. In: *Prazosin Clinical Symposium Proceedings. Special Proceedings by Postgraduate Medicine*. New York: Custom Communications, McGraw-Hill Co, 1975: 45–52.
15. Okun R. Effectiveness of prazosin as initial antihypertensive therapy. *Am J Cardiol* 1983; 51: 644–650.
16. Itskovitz HD. Hemodynamic effects of antihypertensive drugs. *Am Fam Physician* 1983; 27: 137–142.

17. van Zwieten PA, Thoolen MJ, Timmermans PB. The hypertensive activity and side effects of methyldopa, clonidine and guanfacine. *Hypertension* 1984; 6: 1128–1133.
18. Lund-Johansen P. Hemodynamic changes in long-term diuretic therapy of essential hypertension: A comparative study of chlorthalidone, polythiazide and hydrochlorothiazide. *Acta Med Scand* 1970; 187: 509–518.
19. Ventura HO, Frohlich ED, Messerli FH, et al. Immediate regional blood flow distribution following angiotensin converting enzyme inhibition in patients with essential hypertension. *Am J Med* 1984; 76: 58–61.
20. Frohlich ED. Hemodynamic effects of calcium entry-blocking agents in normal and hypertensive rats and man. *Am J Cardiol* 1985; 56: 21H–27H.
21. Halperin AK, Cubeddu LX. The role of calcium channel blockers in the treatment of hypertension. *Am Heart J* 1986; 111: 363–382.
22. Ekelund LG, Ekelund C, Rossner S. Antihypertensive effects at rest and during exercise of a calcium blocker, nifedipine, alone and in combination with metoprolol. *Acta Med Scand* 1982; 212: 71–75.
23. Lund-Johansen P. Hemodynamic effects of verapamil in essential hypertension at rest and during exercise. *Acta Med Scand* 1984; 681(suppl.): 109–115.
24. Hansson L. Hemodynamics of metoprolol and pindolol in systemic hypertension with particular reference to reversal of structural vascular changes. *Am J Cardiol* 1986; 57: 29C–32C.
25. Lund-Johansen P. Central hemodynamic effects of beta-blockers in hypertension: A comparison between atenolol, metoprolol, timolol, penbutolol, alprenolol, pindolol and bunitrolol. *Eur Heart J* 1983; 4(suppl. D): 1–12.
26. Trap-Jensen J, Clausen JP, Noer I, et al. The effects of beta-adrenoceptor blockers on cardiac output, liver blood flow and skeletal muscle blood flow in hypertensive patients. *Acta Physiol Scand* 1976; 440(suppl.): 30.
27. Pedersen EB. Abnormal renal hemodynamics during exercise in young patients with mild essential hypertension without treatment and during long-term propranolol therapy. *Scand J Clin Lab Invest* 1978; 30: 567–571.
28. Hansson L, Pascual A, Julius S. Comparison of guanadrel and guanethidine. *Clin Pharmacol Ther* 1973; 14: 204–208.
29. Woosley RL, Nies AS. Guanethidine. *N Engl J Med* 1976; 295: 1053–1057.
30. Lund-Johansen P. Exercise and antihypertensive therapy. *Am J Cardiol* 1987; 59: 98A–107A.
31. Kannel WB, Wolf PA, Verter J, McNamara PM. Epidemiologic assessment of the role of blood pressure in stroke: The Framingham Study. *JAMA* 1970; 214: 301–310.
32. *Mortality Experience According to Blood Pressure after Treatment: Blood Pressure Study.* Chicago: Society of Actuaries and Association of Life Insurance Medical Directors of America, 1979.
33. Hypertension Detection and Follow-up Program Cooperative Group. Five-year findings of the Hypertension Detection and Follow-Up Program: I. Reduction in mortality of persons with high blood pressure including mild hypertension. *JAMA* 1979; 242: 2562–2571.
34. Veterans Administration Cooperative Study Group on Antihypertensive Agents. Effects of treatment on morbidity in hypertension: II. Results in patients with diastolic blood pressure averaging 90 through 114 mmHg. *JAMA* 1970; 213: 1143–1152.

35. Smith WM. Treatment of mild hypertension: Results of a ten-year intervention trial. *Circ Res* 1977; 40(suppl. I): 198–205.
36. Perry HM Jr. Treatment of mild hypertension: Preliminary results of a two-year feasibility trial. *Circ Res* 1977; 40(suppl. I): 1180–1187.
37. Helgeland A. Treatment of mild hypertension: A five year controlled drug trial. The Oslo Study. *Am J Med* 1980; 69: 725–732.
38. The Australian Therapeutic Trial in Mild Hypertension. Report by the Management Committee. *Lancet* 1980; 1: 1261–1267.
39. Greenberg G, Brennan PJ, Miall WE. Effects of diuretic and beta-blocker therapy in the Medical Research Council Trial. *Am J Med* 1984; 76: 45–51.
40. Multiple Risk Factor Intervention Trial Research Group. Multiple Risk Factor Intervention Trial: Risk factor changes and mortality results. *JAMA* 1982; 248: 1465–1477.
41. Amery A, Birkenhäger W, Brixko P, et al. Mortality and morbidity results from the European Working Party on High Blood Pressure in the Elderly Trial. *Lancet* 1985; 1: 1349–1354.
42. Miettinen TA, Huttunen JK, Naukkarinen V, et al. Multifactorial primary prevention of cardiovascular diseases in middle-aged men: Risk factor changes, incidence, and mortality. *JAMA* 1985; 254: 2097–2102.
43. Wilhelmsen L, Tibblin G, Werkö L. A primary preventive study in Gothenburg, Sweden. *Prev Med* 1972; 1: 153–160.
44. MRC Working Party. Medical Research Council trial of treatment of hypertension in older adults: Principal results. BMJ *1992*; 304: 405–412.
45. Sacks FM, Svetkey LP, Vollmer WM, Appel LJ, Bray GA, et al. Effects on blood pressure of reduced dietary sodium and the dietary approaches to stop hypertension (DASH) diet. *N Engl J Med* 2001; 344: 3–10.
46. Perry HM Jr, Goldman AI, Lavin MA, et al. Evaluation of drug treatment in mild hypertension: VA-NHLBI feasibility trial. *Ann N Y Acad Sci* 1978; 304: 267–288.
47. IPPPSH Collaborative Group. Cardiovascular risk and risk factors in a randomized trial of treatment based on the beta-blocker oxprenolol: The International Prospective Primary Prevention Study in Hypertension (IPPPSH). *J Hypertens* 1985; 3: 379–392.
48. Coope J, Warrender TS. Randomised trial of treatment of hypertension in elderly patients in primary care. *BMJ* 1986; 293: 1145–1151.
49. Wilhelmsen L, Berglund G, Elmfeldt D, et al. Beta-blockers versus diuretics in hypertensive men: Main results from the HAPPHY trial. *J Hypertens* 1987; 5: 561–572.
50. Wikstrand J, Warnold I, Olsson G, et al. Primary prevention with metoprolol in patients with hypertension: Mortality results from the MAPHY study. *JAMA* 1988; 259: 1976–1982.
51. SHEP Cooperative Research Group. Prevention of stroke by antihypertensive drug treatment in older persons with isolated systolic hypertension (SHEP): Final results of the Systolic Hypertension in the Elderly Program. *JAMA* 1991; 265: 3255–3264.
52. Dahlöf B, Lindholm LH, Hansson L, et al. Morbidity and mortality in the Swedish Trial in Old Patients with Hypertension (STOP-Hypertension). *Lancet* 1991; 338: 1281–1285.
53. Castelli WP. Epidemiology of coronary heart disease: The Framingham Study. *Am J Med* 1984; 76: 4–12.

54. Castelli W, Leaf A. Identification and assessment of cardiac risk: An overview. *Cardiol Clin* 1985; 3: 171–178.
55. Kannel WB. Status of risk factors and their consideration in antihypertensive therapy. *Am J Cardiol* 1987; 59: 80A–90A.
56. Kannel WB, Schatzkin A. Risk factor analysis. *Prog Cardiovasc Dis* 1983; 26: 309–332.
57. Bush TL, Barrett-Connor E, Cowan LD, et al. Cardiovascular mortality and noncontraceptive use of estrogen in women: Results from the Lipid Research Clinics Program Follow-Up Study. *Circulation* 1987; 75: 1102–1109.
58. Deutsche RS. The effect of heavy drinking on ischemic heart disease. *Primary Cardiol* 1986; 12: 40–48.
59. Fitzgerald DJ, Roy L, Catella F, Fitzgerald GA. Platelet activation in unstable coronary disease. *N Engl J Med* 1986; 315: 983–989.
60. Meade TW, Mellows S, Brozovic M, et al. Haemostatic function and ischaemic heart disease: Principal results of the Northwick Park Heart Study. *Lancet* 1986; 2: 533–537.
61. Spence JD. Hemodynamic effects of antihypertensive drugs: Possible implications for the prevention of atherosclerosis. *Hypertension* 1984; 6: 163–168.
62. Brunner HR, Laragh JH, Baer L, et al. Essential hypertension: Renin and aldosterone, heart attack and stroke. *N Engl J Med* 1972; 286: 441–449.
63. Giese J. Renin, angiotensin and hypertensive vascular damage: A review. *Am J Med* 1973; 55: 315–332.
64. Chobanian AV. The influence of hypertension and other hemodynamic factors in atherogenesis. *Prog Cardiovasc Dis* 1983; 26: 177–196.
65. Letcher RL, Chien S, Pickering TG, et al. Direct relationship between blood pressure and blood viscosity in normal and hypertensive subjects: Role of fibrinogen and concentration. *Am J Med* 1981; 70: 1195–1202.
66. Reaven GM, Huffman BB. A role for insulin in the aetiology and course of hypertension. *Lancet* 1987; 2: 435–437.
67. Ferrannini E, Buzzigoli G, Bonadonna R, et al. Insulin resistance in essential hypertension. *N Engl J Med* 1987; 317: 435–437.
68. Ames RP, Hill P. Elevation of serum lipid levels during diuretic therapy of hypertension. *Am J Med* 1976; 61:748–757.
69. Lasser NL, Grandits G, Caggiula AW, et al. Effects of antihypertensive therapy on plasma lipids and lipoproteins in the Multiple Risk Factor Intervention Trial. *Am J Med* 1984; 76: 52–66.
70. Helgeland A, Hjermann L, Leren P, Holme I. Possible metabolic side effects of beta-adrenergic blocking drugs. *BMJ* 1978; 1: 828.
71. Ames RP. The effects of antihypertensive drugs on serum lipids and lipoproteins: I. Diuretics. *Drugs* 1986; 32: 260–278.
72. Ames RP, Hill P. Increase in serum lipids during treatment of hypertension with chlorthalidone. *Lancet* 1976; 1: 721–723.
73. Glück Z, Weidmann P, Mordasini R, et al. Increased serum low-density lipoprotein cholesterol in men treated short-term with the diuretic chlorthalidone. *Metabolism* 1980; 29: 240–245.
74. Boehringer K, Weidmann P, Mordasini R, et al. Menopause-dependent plasma lipoprotein alterations in diuretic-treated women. *Ann Intern Med* 1982; 97: 206–209.

75. Mauersberger H. Effect of prazosin on blood pressure and plasma lipids in patients receiving a beta-blocker and diuretic regimen. *Am J Med* 1984; 76: 101–104.
76. Goldman AI, Steele BW, Schnaper HW, et al. Serum lipoprotein levels during chlorthalidone therapy: A Veterans Administration—National Heart, Lung, and Blood Institute cooperative study on antihypertensive therapy: Mild hypertension. *JAMA* 1980; 224: 1691–1695.
77. Koskinen P, Manninen V, Eisalo A. Quinapril and blood lipids. *Br J Clin Pharmacol* 1988; 26: 478–480.
78. Ames RP. Metabolic disturbances increasing the risk of coronary heart disease during diuretic-based antihypertensive therapy: Lipid alterations and glucose intolerance. *Am Heart J* 1983; 106: 1207–1214.
79. Ames RP. Negative effects of diuretic drugs on metabolic risk factors for coronary heart disease: Possible alternative drug therapies. *Am J Cardiol* 1983; 51: 632–638.
80. Grimm RH Jr, Leon AS, Hunninghake DB, et al. Effects of thiazide diuretics on plasma lipids and lipoproteins in mildly hypertensive patients: A double-blind controlled trial. *Ann Intern Med* 1981; 94: 7–11.
81. Flamenbaum W. Metabolic consequences of antihypertensive therapy. *Ann Intern Med* 1983; 98: 875–880.
82. Weinberger MH. Antihypertensive therapy and lipids: Evidence, mechanisms, and implications. *Arch Intern Med* 1985; 145: 1102–1105.
83. Drayer JI, Gardin JM, Weber MA, Aronow WS. Changes in ventricular septal thickness during diuretic therapy. *Clin Pharmacol Ther* 1982; 32: 283–288.
84. Lowenthal DT. Hypertension and exercise physiology: Clinical and therapeutic applications. In: Lowenthal DT, Bharadwaja K, Oaks WW, eds. *Therapeutics Through Exercise*. New York: Grune & Stratton, 1981: 133–144.
85. Loaldi A, Polese A, Montorsi P, et al. Comparison of nifedipine, propranolol and isosorbide dinitrate on angiographic progression and regression of coronary arterial narrowings in angina pectoris. *Am J Cardiol* 1989; 64: 433–439.
86. Lichtlen PR, Hugenholtz PG, Rafflenbeul W, et al. Retardation of angiographic progression of coronary artery disease by nifedipine: Results of the International Nifedipine Trial on Antiatherosclerotic Therapy (INTACT). *Lancet* 1990; 335: 1109–1113.
87. Kober G, Schneider W, Kaltenbach M. Can the progression of coronary sclerosis be influenced by calcium antagonists? *J Cardiovasc Pharmacol* 1989; 13(suppl. 4): 52–56.
88. The MIDAS Research Group. Multicenter Isradipine Diuretic Atherosclerosis Study (MIDAS). *Am J Med* 1989; 86(suppl. 4A): 37–39.
89. Waters D, Lespérance J. Interventions that beneficially influence the evolution of coronary atherosclerosis: The case for calcium channel blockers. *Circulation* 1992; 86(suppl. III): III 111–116.
90. Rostand SG, Brown G, Kirk KA, et al. Renal insufficiency in treated essential hypertension. *N Engl J Med* 1989; 320: 684–688.
91. Brazy PC, Fitzwilliam JF. Progressive renal disease: Role of race and antihypertensive medications. *Kidney Int* 1990; 37: 1113–1119.
92. Eliahou HE, Cohen D, Hellberg B, et al. Effect of the calcium channel blocker nisoldipine on the progression of chronic renal failure in man. *Am J Nephrol* 1988; 8: 285–290.

93. Alcazar JM, Rodicio JL, Ruilope LM. Long-term diuretic therapy and renal function in essential arterial hypertension. *Am J Cardiol* 1990; 65: 51H–54H.
94. Warram JH, Laffel LMB, Valsania P, et al. Excess mortality associated with diuretic therapy in diabetes mellitus. *Arch Intern Med* 1991; 151: 1350–1356.
95. Croog SH, Levine S, Testa MA, et al. The effects of antihypertensive therapy on the quality of life. *N Engl J Med* 1986; 314: 1657–1664.
96. Jachuck SJ, Brierly J, Jachuck S, Willcox PM. The effect of hypotensive drugs on the quality of life. *J R Coll Gen Pract* 1982; 32: 103–105.
97. Curb JD, Borhani NO, Blaszkowski TP, et al. Long-term surveillance for adverse effects of antihypertensive drugs. *JAMA* 1985; 253: 3263–3268.
98. Avorn J, Everitt DE, Weiss S. Increased antidepressant use in patients prescribed β-blockers. *JAMA* 1986; 255: 357–360.
99. Testa MA, Hollenberg HK, Anderson RB, Williams GH. Assessment of quality of life by patient and spouse during antihypertensive therapy with atenolol and nifedipine gastrointestinal therapeutic system. *Am J Hypertens* 1991; 4: 363–373.
100. Os I, Bratland B, Dahlof B, et al. Lisinopril or nifedipine in essential hypertension? A Norwegian multicenter study on efficacy, tolerability and quality of life in 828 patients. *J Hypertens* 1991; 9: 1097–1104.
101. Croog SH, Kong BW, Levine S, et al. Hypertensive black men and women. Quality of life and effects of antihypertensive medications. *Arch Intern Med* 1990; 150: 1733–1741.
102. Fletcher AE, Bulpitt CJ, Hawkins CM, et al. Quality of life on antihypertensive therapy: A randomized double-blind controlled trial of captopril and atenolol. *J Hypertens* 1990; 8: 463–466.
103. Gerber JC, Nies AS. Pharmacology of antihypertensive drugs. In: Genest J, Kuchel O, Hamet P, et al., eds. *Hypertension*, 2nd edn. New York, NY: McGraw-Hill. 1983: 1093–1127.
104. Wollam GL, Gifford RW, Tarazi RC. Antihypertensive drugs. *Clin Pharmacol Ther Drugs* 1977; 14: 420–460.
105. Carney S, Gillies AI, Morgan T. Optimal dose of a thiazide diuretic. *Med J Aust* 1976; 2: 692–693.
106. Campbell DB, Brackman F. Cardiovascular protective properties of indapamide. *Am J Cardiol* 1990; 65: 11H–27H.
107. Clarke RJ. Indapamide: A diuretic of choice for the treatment of hypertension? *Am J Med Sci* 1991; 301(3): 215–220.
108. Oster JR, Epstein M. Use of centrally acting sympatholytic agents in the management of hypertension. *Arch Intern Med* 1991; 151: 1638–1644.
109. Beers MH, Passman LJ. Antihypertensive medications and depression. *Drugs* 1990; 40: 792–799.
110. Ames RP. The effects of antihypertensive drugs on serum lipids and lipoproteins. Part II. Non-diuretic drugs. *Drugs* 1986; 32: 335–357.
111. Kaplan NM. Resistant hypertension: What to do after trying "the usual? " *Geriatrics* 1995; 50: 24–38.
112. Houston MC. Pathophysiology, clinical aspects diagnosis and treatment of hypertensive crisis. *Prog Cardiovasc Dis* 1989; 32: 99–148.
113. Cunningham FG, Lindheimer H. Hypertension in pregnancy. *N Engl J Med* 1992; 326: 927–932.
114. Sabatini S. Pathophysiology of and therapeutic strategies for hypertension in pregnancy. *Curr Opin Nephrol Hypertens* 1993; 2: 763–774.

115. Kincaid-Smith, P. Hypertension in pregnancy. *Blood Press* 1994; 3: 18–23.
116. Joint National Committee on Prevention, Detection, Evaluation, and Treatment of High Blood Pressure. The Sixth Report of the Joint National Committee on Prevention, Detection, Evaluation, and Treatment of High Blood Pressure. *Arch Intern Med* 1997; 157: 2413–2446.
117. Hilleman DE, Mohiuddin SM, Lucas D Jr, et al. Cost-minimization analysis of initial antihypertensive therapy in patients with mild to moderate essential diastolic hypertension (ABST). *Circulation* 1992; 88(Part 2): 263.
118. Himmelmann, A, Hansson L, et al. ACE inhibition prescribes renal function better than beta-blockade in the treatment of essential hypertension. *Blood Press* 1995; 4: 85–90.
119. Saruta T, Kanns Y, et al. Renal effects of amlodipine. *J Hum Hypertens* 1995; 9(suppl. I): 811–816.
120. Reeves RA. Does this patient have hypertension? How to measure blood pressure. *JAMA* 1995; 273: 1211–1218.
121. Drugs for Hypertension. *Med Lett* 1995; 37: 45–50.
122. Eberhardt RT, Kevak RM, Kang PM, Frishman WH. Angiotensin II receptor blockade: An innovative approach to cardiovascular pharmaco-therapy. *J Clin Pharmacol* 1993; 33: 1023–1038.
123. Gradman AH, Arcuri KE, Goldberg AI, et al. A randomized, placebo-controlled, double-blind, parallel study of various doses of losartan potassium compared with enalapril maleate in patients with essential hypertension. *Hypertension* 1995; 25: 1345–1350.
124. Bakris, GL, Griffen KA. Combined effects of an angiotensin converting enzyme inhibitor and a calcium antagonist on renal injury. *J Hypertens* 1997; 15: 1181–1185.
125. Bakris GL, Houston MC, Messerli FH. Effective use of combination therapy in hypertension. *Patient Care* 1997; Fall(suppl.): 10–21.
126. Gong L, Zhang W. Shanghai Trial of Nifedipine in the Elderly (STONE). *J Hypertens* 1996; 14: 1237–1245.
127. Staessen J, Facard R, et al. Systolic Hypertension in Europe Trial (SYST–EUR). *Lancet* 1997; 350: 757–764.
128. Liu L, Wang JG, Gong L, et al. Comparison of active treatment and placebo in older Chinese patients with isolated systolic hypertension: Systolic Hypertension in China (Syst-China) Collaborative Group. *J Hypertens* 1998; 16: 1823–1829.
129. Hansson L. Zanchetti A, Carruthers SG, et al. Effects of intensive blood pressure lowering and low-dose aspirin in patients with hypertension: Principal results of the Hypertension Optimal Treatment (HOT) randomized trial. *Lancet* 1998; 351: 1755–1762.
130. Messerli FH, Grossman E, Goldbourt U. Are beta-blockers efficacious as first-line therapy for hypertension in the elderly? A systematic review. *JAMA* 1998; 279: 1903–1907.
131. Bakris GL. Progression of diabetic nephropathy: A focus on arterial pressure level and methods of reduction. *Diabetes Res Clin Pract* 1998; 39(suppl.): S35–S42.
132. Epstein M. The benefits of ACE inhibitors and calcium antagonists in slowing progressive renal failure. Focus on fixed-dose combination antihypertensive therapy. *Ren Fail* 1996; 18: 813–832.

133. Hansson L, Lindholm LH, Niskanen L, et al. Effect of angiotensin-converting enzyme inhibition compared with conventional therapy on cardiovascular morbidity and mortality in hypertension: The Captopril Prevention Project (CAPPP). *Lancet* 1999; 611–616.
134. Tuomilehto J, Rastenyte D, Birkenhäger W, et al. Effects of calcium-channel blockade in older patients with diabetes and systolic hypertension. *N Engl J Med* 1999; 340: 677–684.
135. National Intervention Cooperative Study in Elderly Hypertensives Study Group. Randomized double-blind comparison of a calcium antagnoist and a diuretic in elderly hypertensives. *Hypertension* 1999; 34: 1129–1133.
136. Hansson L, Lindholm LH, Ekbom T, et al., for the STOP-Hypertension-2 Study Group. Randomized trial of old and new antihypertensive drugs in elderly patients: Cardiovascular mortality and morbidity the Swedish Trial in Old Patients with Hypertension-2 study. *Lancet* 1999; 354: 1751–1756.
137. US Renal Data System. USRDS 1997 Annual Data Report. Bethesda, MD, National Institute of Health, National Institute of Diabetes and Digestive and Kidney Diseases, 1997.
138. Klag MJ, Whelton PK, et al. Blood pressure and incidence of end stage renal disease in men. A prospective study. *Circulation* 1994; 18: 941.
139. National High Blood Pressure Education Program Working Group. 1995 update of the working group reports on chronic renal failure and renovascular hypertension. *Arch Int Med* 1996; 156: 1938–1947.
140. Bauer JH, Reams GP, Lai SM. Renal protective effects of strict blood pressure control with enalapril therapy. *Arch Intern Med* 1987; 147: 1387–1400.
141. Wee PM, De Mitchell AG, Epstein M. Effects of calcium antagonists on renal hemodynamics and progression of nondiabetic chronic renal disease. *Arch Intern Med* 1994; 154: 1185–1202.
142. Hannedouche T, Landais P, et al. Randomised controlled trial of enalapril and beta-blockers in non-diabetic chronic renal failure. *BMJ* 1994; 309: 833–837.
143. GISEN Study Group. Randomized placebo controlled trial of the effect of ramipiril on decline in glomerular filtration rate and risk of terminal renal failure in proteinuric nondiabetic nephropathy. *Lancet* 1997; 349: 1857–1863.
144. Maschio G, Alberti D, Hanin G, et al. Effect of the angiotensin-converting enzyme inhibitor benazapril on the progression of renal insufficiency. *N Engl J Med* 1996; 334: 939–945.
145. Tarif N, Bakris GL. Angiotensin II receptor blockade and progression of renal disease in non-diabetic patients. *Kidney Int* 1997; 52(suppl. 63): S67-S70.
146. Bakris GL (ed). The renin-angiotensin system in diabetic nephropathy: From bench to bedside. *Miner Electrolyte Metab* 1998; 24(6): 361–438.
147. Neutel JM, Smith DHG, Weber MA. Is high blood pressure a late manifestation of the hypertension syndrome? *Am J Hypertens* 1999; 12: 215S–223S.
148. Messerli FH, Grossman E. B-blockers and diuretics: To use or not to use? *Am J Hypertens* 1999; 12: 157S–163S.
149. Abernethy, DR, Schwartz JB. Calcium antagonist drugs. *N Engl J Med* 1999; 341: 1447–1457.

150. ALLHAT Collaborative Research Group. Major outcomes in high-risk hypertensive patients randomized to angiotensin-converting enzyme inhibitor or calcium channel blocker vs. diuretic. The antihypertensive and lipid-lowering treatment to prevent heart attack trial (ALLHAT). *JAMA* 220; 288: 2981–2997.
151. Houston, MC. The role of vascular biology, nutrition and nutraceuticals in prevention of hypertension. *J Am Nutraceut Assoc* 2002; April(suppl.): 1–71.
152. Vlachopoulos C, O'Rouke M. Diastolic pressure, systolic pressure or pulse pressure? *Curr Hypertens Rep* 2000; 2: 271–279.
153. Franklin SS. Aging and Hypertension: The assessment of blood pressure indices in predicting coronary heart disease. *J Hypertens* 1999; 17(suppl. 5): S29–S36.
154. Kannel WB. Elevated blood pressure as a cardiovascular risk factor. *Am J Cardiol* 2000; 85: 251–255.
155. Blacher J, Staessen JA, Girerd X, et al. Pulse pressure not mean pressure determines cardiovascular risk in older patients. *Arch Intern Med* 2000; 160: 1085–1089.
155A. Houston M. *Vascular Biology in Clinical Practice*. Philadelphia, PA: Hanley and Belfus, 2002.
156. Staessen JA, Wang JG, Thijs, L. Cardiovascular protection and blood pressure reduction: A meta-analysis. *Lancet* 2001; 358: 1305–1315.
157. Psaty, BM, Smith NL, Siscovick DS, et al. Health outcomes associated with antihypertensive therapies used as first-line agents. *JAMA* 1997; 277: 739–745.
158. Blood Pressure lowering treatment trials collaboration. Effects of ACE inhibitors, calcium antagonists and other blood pressure lowering drugs: Results of prospectively designed overview of randomized trials. *Lancet* 2000; 355: 1955–1964.
159. Pahor M, Psaty BM, Alderman MH, et al. Health outcomes associated with calcium antagonists compared with other first line antihypertensive therapies: A meta-analysis of randomized controlled trials. *Lancet* 2000: 356: 1949–1954.
160. Neal B, MacMahon S. The World Health Organization – International Society of Hypertension. Blood Pressure Lowering Treatment Trials Collaboration: Prospective collaborative overview of major randomized trial of blood pressure–lowering treatments. *Curr Hypertens Rep* 1999; 1: 346–356.
161. Carter AB. Hypotensive therapy in stroke survivors. *Lancet* 1970; I: 485–489.
162. Barraclough M, Joy MD, Macgregor GA, et al. Control of moderately raised blood pressure. *BMJ* 1973; 3: 434–443.
163. Hypertension-Stroke Cooperative Study Group. Effect of antihypertensive treatment on stroke recurrence. *JAMA* 1974: 229: 409–418.
164. Kuramoto K, Matsushita S, Kuwajima I, et al. Prospective study on the treatment of mild hypertension in the aged. *JPN Heart J* 1981; 22: 75–85.
165. Perry HM, Smith WM, McDonald RH, et al. Morbidity and mortality in the systolic hypertension in the elderly program (SHEP) pilot study. *Stroke* 1989; 20: 4–13.
166. Medical Research Council Working Party. Medical research council trial of treatment of hypertension in older adults. *BMJ* 1992: 304: 405–423.

167. Veterans Administration Cooperative Study Group on Antihypertensive Agents. Effects of treatment on morbidity in hypertension. *JAMA* 1967; 202: 1028–1034.
168. Brown MJ, Palmer CR, Castaisne A. Morbidity and mortality in patients randomised to double-blind treatment with a long-acting calcium-channel blocker or diuretic in the international nifedipine GITS study: Intervention as a goal in hypertension treatment (INSIGHT). *Lancet* 2000; 356: 366–372.
169. Hansson L, Hedner T, Lund Johnson P, et al. Randomised trial of effects of calcium antagonists compared with diuretics and beta-blockers on cardiovascular morbidity and mortality in hypertension: The Nordic Diliazem (NORDIL) Study. *Lancet.* 2000; 356: 359–365.
170. Black HR, Elliot WJ, Grandits G, et al. Principal results of the controlled onset verapamil investigation of cardiovascular endpoints (convince trial). *JAMA* 2003; 289: 2073–2082.
171. Pitt B, Byington RP, Furberg CD, et al. Effect of amlodipine on the progression of atherosclerosis and the occurrence of clinical events. *Circulation* 2000; 102: 1503–1510.
172. Zanchetti A, Rosei EA, Plau CD. The verapamil in hypertension and atherosclerosis study (VHAS): Results of long-term randomized treatment with either verapamil or chlorthalidone on carotid intima-media thickness. *J Hypertens* 1998; 16: 1667–1676.
173. Ohihara T. Practitioner's Trial on the Efficacy of Antihypertensive Treatment in the Elderly on Hypertension (The PATE Hypertension Study) in Japan. *Am J Hypertens* 2000; 13: 461–467.
174. The GLANT Study Group. A 12-month comparison of ACE inhibitor and CA antagonist therapy in mild to moderate essential hypertension: The GLANT Study. *Hypertens Res* 1995; 18: 235–244.
175. Omae T, Matsuoka H, Arakawa K, Imura O, Ishii M, Ogihara T, Kaneko Y, Kuramochi M, Kokubu T, Takeda R, Hiwada K, Fukiyama K, Fujishima M, Yamada K, Yoshinaga K, Shimuzu U, Nobutomo K. GLANT Study. *Nipppon Iji-shinpo* 1993; 3630: 26–34 [in Japanese].
176. Hanson L, Lindhol LH, Ekbom T, et al., for the STOP-Hypertension-2 Study Group. Randomized trial of old and new hypertensive drugs in elderly patients: Cardiovascular mortality and morbidity. The Swedish trial in old patients with hypertension-2 study. *Lancet* 1999; 354: 1751–1756.
177. Lewis, EJ. The role of angiotensin receptor blockers in preventing the progression of renal disease in patients with type 2 diabetes. *Am J Hypertens* 2002; 15: 1235–1285.
178. Wright JT, Bakris G, Green T, et al. Effect of blood pressure lowering and antihypertensive drug class on progression of hypertensive kidney disease. Results from the AASK trial. *JAMA* 2002; 288: 2421–2431.
179. Estacio RO, Jeffer BW, Giffird N, Schrier RW. Effect of blood pressure control on diabetic microvascular complications in patients with hypertension and type 2 diabetes. *Diabetes Care* 2000 April; 23(suppl. 2): B54–B64.
180. Tatti P. Pahor M, Byington RP, et al. Outcome results of the fosinopril vs. amlodipine cardiovascular events randomized trial (FACET) in patients with hypertension and NIDAM. *Diabetics Care* 1998; 21(4): 597–603.
181. Zanchetti A, Bond MG, Henniq M, et al. Risk factors associated with alterations in carotid intima-media thickness in hypertension: Baseline data from the European lacidipine study on atherosclerosis. *J Hypertens* 1998; 16: 949–996.

182. Conti CR, Cooper-Deltoff RM. How will INVEST and other hypertension trials change clinical practices? *Clin Cardiol* 2001; 24(suppl. II): V24–V29.
183. Pepine CJ, Handberg-Thurmond E, Marks RG. Rationale and design of the International Verapamil SR/Trandolapril Study (INVEST): An internet based randomised trial in coronary artery disease patients with hypertension. *J Am Coll Cardiol* 1998; 32: 1228–1237.
184. Malacco E, Gnemmi AE, Romagnoli A, et al. Systolic hypertension in the elderly: Long-term lacidipine treatment. Objective protocol and organization. SHELL Study Group. *J Cardiovasc Pharmacol* 1994; 23(suppl. 5): 562–566.
185. Borhani NO, Mercuri M, Borhani PA, et al. Final outcome results of the multicenter Isradipine diuretic atherosclerosis study (MIDAS). A randomised controlled trial. *JAMA* 1996; 276: 785–791.
186. Devereux RB, Palmier V, Sharpe N, et al. Effects of once-daily angiotensin-converting enzyme inhibition and calcium channel blockade-based antihypertensive treatment regiments on left ventricular hypertrophy and diastolic filling in hypertension: The prospective randomized enalapril study evaluating regression of ventricular enlargement (preserve) trial. *Circulation* 2001; 104: 1248–1254.
187. PROGRESS Collaborative Group. Randomized trial of a perindopril-based blood-pressure lowering regimens among 6105 individuals with previous stroke or transient ischaemic attack. *Lancet* 2001; 358: 1033–1041.
188. Hanson L, Lindholm LH, Niskanew L. Effect of angiotensin-converting enzyme inhibition compared with conventional therapy on cardiovascular morbidity and mortality in hypertension: The captopril prevention project (CAPPP) randomized trial. *Lancet* 1999; 353: 611–616.
189. Kjelosen SE, Dahlof B, Devereux RB. Effects of Losartan on cardiovascular morbidity and mortality in patients with isolated systolic hypertension and left ventricular hypertrophy. *JAMA* 2002; 288: 1491–1498.
190. Dahlof B, Devereux RB, Kjelds: The LIFE Study Group. Cardiovascular morbidity and mortality in the losartan intervention for endpoint reduction in hypertension study (LIFE): A randomized trial against atenolol. *Lancet* 2002 March; 359(9311): 995–1003.
191. Zanchetti A, Rulope LM. Antihypertensive treatment in patients with type-2 diabetes mellitus: Guidelines from recent controlled randomized trials. *Hypertension* 2002; 20: 2099–2110.
192. Nosadini R, Tonolo G. Cardiovascular and renal protection in type 2 diabetes mellitus: The role of calcium channel blockers. *J Am Soc Nephrol* 2002; 13(suppl. 3): 5216–5223.
193. Zarnke KB, Marentetle MA, Gert WC. Saskatchewan health and database analysis of antihypertensive persistence. Paper presented at 2nd international forum on angiotensin antagonists, Monte Carlo, January 2001.
194. Bloom BS. Continuation of initial antihypertensive medication after 1 year of therapy. *Clin Ther* 1998; 20: 671–681.
195. Caro JJ, Speckman JL, Salas M, et al. Effect of initial drug choice on persistence with antihypertensive therapy: The importance of actual practice data. *Can Med Assoc J* 1999; 160: 41–46.
196. Grossman E, Messerli FH, Goldbourt U. Does diuretic therapy increase the risk of renal cell carcinoma? *Am J Cardiol* 1999; 83: 1090–1093.

197. Prospective studies collaboration. Age-specific relevance of usual blood pressure to vascular mortality: A meta-analysis of individual data for 1 million adults in 61 prospective studies. *Lancet* 2002; 360: 1903–1913.
198. Messerlu FH, Grossman E. Beta-blockers and diuretics: To use or not to use? *Am J Hypertens.* 1999; 12: 1573–1635.
199. Cohn IN. ACE-inhibition and vascular remodeling of resistance vessels. Vascular compliance and cardiovascular implications. *Heart Dis* 2000; 2: S2–S6.
200. Park JB, Schiffrin EL. Effects of antihypertensive therapy on hypertensive vascular disease. *Curr Hypertens Rep* 2000; 2: 280–288.
201. Oparil S, Weber MA. Hypertension: A Companion to Brenner and Rector's The Kidney. Philadelphia, PA: WB Saunders, 2000.
202. Collins R, Peto R, MacMahon S, et al. Blood pressure, stroke, and coronary heart disease. Part 2, short-term reductions in blood pressure: Overview of randomised drug trials in their epidemiologies context. *Lancet* 1990; 335: 827–838.
203. MacMahon S, Rodgers A. The effects of antihypertensive treatment on vascular disease: Reappraisal of the evidence in 1994. *J Vasc Med Biol* 1993; 4: 265–271.
204. Collins R, MacMahon S. Blood pressure, antihypertensive drug treatment and the risks of stroke and of coronary heart disease. *Br Med Bull* 1994; 50: 272–298.
205. Gueyffier F, Boutitie F, Boissel JP, et al. Effect of antihypertensive drug treatment on cardiovascular outcomes in women and men: A meta-analysis of individual patient data from randomised controlled trials. *Ann Intern Med* 1997; 126: 761–767.
206. Psaty B, Smith N, Siscovick D, et al. Health outcomes associated with antihypertensive therapies used as first-line agents: A systematic review and meta-analysis. *JAMA* 1997; 277: 739–745.
207. Zanchetti A, Bond MG, Hennig M, et al. Calcium antagonist lacidipine slows down progression of a symptom ate carotid atherosclerosis principal results of the European Lacidipine Study of Artherosclerosis (ELSA), a randomised, double-blind, long-term trial. *Circulation* 2002; 106(19): 2422–2427.
208. Malacco E, Mancia FG, Rappelli S, et al. Treatment of isolated systolic hypertension: The SHELL study results. *Blood Press* 2003; 12: 160–167.
209. Lindon MH, Wing MB, Reid CM, et al. A comparison of outcomes with angiotensin-converting enzyme-inhibitors and diuretics for hypertension in the elderly. *N Engl J Med* 2003; 348: 583–592.
210. Black HR, Elliot WJ, Grandits G. Principal results of the controlled onset verapamil investigation of cardiovascular endpoints (CONVINCE) trial. *JAMA* 2003; 289: 2073–2082.
211. PREMIER Collaborative Research Group. Effects of comprehensive lifestyle modification on blood pressure control. Main results of the PREMIER clinical trial. *JAMA* 2003; 289: 2083–2093.
212. Bakris GI, Weir MR, Shanifar S. Effects of blood pressure level on progression of diabetic nephropathy. Results from renal study. *Arch Int Med* 2003; 163: 1555–1565.
213. Chobanian AV, Bakru GL, Black HR, et al. The Seventh Report of the Joint National Committee on Prevention, Detection, Evaluation and Treatment of High Blood Pressure. The JNC 7 report. *JAMA* 2003; 289: 2560–2572.

214. The Canadian Hypertension Education Program of the management of hypertension. Available at http://www.chs.mdlindex2.html
215. Guidelines Committee. 2003 European Society of Hypertension, European Society of Cardiology guidelines for the management of arterial hypertension. *Hypertension* 2003; 21: 1011–1053.
216. Douglas JG, Bakris GL, Epotein M, et al. Management of high blood pressure in African Americans. *Arch Intern Med* 2003; 163: 525–541.
217. Hajjar I, Kotchen TA. Trends in prevalence, awareness, treatment and control of hypertension in the United States, 1988–2000. *JAMA* 2003; 290: 199–206.
218. Laragh JH, Sealey JE. Relevance of the plasma renin hormonal control system that regulates blood pressure and sodium balance for correctly treating hypertension for evaluating ALLHAT. *Am J Hypertens* 2003; 16: 407–413.
219. Psaty BM, Lumley T, Furberg CD. Health outcomes associated with various antihypertensive therapies used as first-line agents. A network meta-analysis. *JAMA* 2003; 289: 2534–2544.
220. Law MR, Walp NJ, Morris JK, Jordan RE. Value of low dose combination treatment with blood pressure lowering drugs: Analysis of 354 randomized trials. *BMJ* 2003; 326: 1427–1435.
221. Lasaridis AN, Sarafidis PA. Diabetic nephropathy and hypertensive treatment: What are the lessons from clinical trials? *Am J Hypertens* 2003; 16: 687–697.
222. Messerli FH, Williams B, Ritz E. Essential hypertension. *Lancet* 2007; 370: 591–603.
223. British Cardiac Society, British Hypertension Society, Diabetes UK, Heart UK, Primary Care Cardiovascular Society, the Stroke Association. JBS 2: Joint British Societies' guidelines on prevention of cardiovascular disease in clinical practice. *Heart* 2005; 91: 1–52.
224. Williams B. Beta-blockers and the treatment of hypertension. *J Hypertens* 2007; 25: 1351–1353.
225. Williams B. The obese hypertensive: The weight of evidence against beta-blockers. *Circulation* 2007; 115: 1973–1974.
226. Williams B. The year in hypertension. *J Am Coll Cardiol* 2006; 48: 1698–1711.
227. Williams B, Lacy PS, Thom SM, et al. Differential impact of blood pressure-lowering drugs on central aortic pressure and clinical outcomes: Principal results of the Conduit Artery Function Evaluation (CAFÉ) study. *Circulation* 2006; 113: 1213–1225.
228. Patel A, ADVANCE Collaborative Group, MacMahon S, et al. Effects of a fixed combination of perindopril and indapamide on macrovascular and microvascular outcomes in patients with type 2 diabetes mellitus (the ADVANCE trial): A randomised controlled trial. *Lancet* 2007; 370: 829–840.
229. Mason JM, Dickinson HO, Nicolson DJ, Campbell F, Ford GA, Williams B. The diabetogenic potential of thiazide-type diuretic and beta-blocker combinations in patients with hypertension. *J Hypertens* 2005; 23: 1777–1781.
230. Shargorodsky M, Boaz M, Davidovitz I, Asherov J, Gavish D, Zimlichman R. Treatment of hypertension with thiazides: Benefit or damage-effect of low- and high-dose thiazide diuretics on arterial elasticity and metabolic parameters in hypertensive patients with and without glucose intolerance. *J Cardiometab Syndr* 2007; 2: 16–23.

231. Kuti EL, Baker WL, Michael C. The development of new-onset type 2 diabetes associated with choosing a calcium channel blocker compared to a diuretic or beta-blocker. *Curr Med Res Opin* 2007; April 23 [Epub ahead of print].
232. Sarafidis PA, McFarlane SI, Bakris GL. Antihypertensive agents, insulin sensitivity, and new-onset diabetes. *Curr Diab Rep* 2007; 7: 191–199.
233. Ostergren J. Renin-angiotensin-system blockade in the prevention of diabetes. *Diabetes Res Clin Pract* 2007; 76: S13–S21.
234. Bakris GL, Sowers JR. When does new onset diabetes resulting from antihypertensive therapy increase cardiovascular risk? *Hypertension* 2004; 43: 941–942.
235. Sowers JR, Bakris GL. Antihypertensive therapy and the risk of type 2 diabetes mellitus. *N Engl J Med* 2000; 342: 969–970.
236. Hawkins RG, Houston MC. Is population-wide diuretic use directly associated with the incidence of end-stage renal disease in the United States? A hypothesis. *Am J Hypertens* 2005; 18: 744–749.
237. Hawkins RG. Is population-wide diuretic use directly associated with the incidence of end-stage renal disease in the United States? *Curr Hypertens Rep* 2006; 8: 219–225.
238. Houston MC, Hawkins RG. *Hypertension Handbook for Clinicians and Students*. Birmingham, Alabama: ANA Publishing, 2005.
239. Epstein BJ, Vogel K, Palmer BF. Dihydropyridine calcium channel antagonists in the management of hypertension. *Drugs* 2007; 67: 1309–1327.
240. Safar ME, Smulyan H. Blood pressure components in clinical hypertension. *J Clin Hypertens* 2006; 8: 659–666.
241. Mancia G, De Backer G, Dominiczak A, et al. 2007 Guidelines for the Management of Arterial Hypertension: The Task Force for the Management of Arterial Hypertension of the European Society of Hypertension (ESH) and of the European Society of Cardiology (ESC). *J Hypertens* 2007; 25: 1105–1187.
242. Mancia G, De Backer G, Dominiczak A, et al. 2007 Guidelines for the Management of Arterial Hypertension: The Task Force for the Management of Arterial Hypertension of the European Society of Hypertension (ESH) and of the European Society of Cardiology (ESC). *Eur Heart J* 2007; 28: 1462–1536.
243. 2007 ESH-ESC Practice Guidelines for the Management of Arterial Hypertension: ESH-ESC Task Force on the Management of Arterial Hypertension. *J Hypertens* 2007; 25: 1751–1762.
244. Rosendorff C, Black HR, Cannon CP, et al. Treatment of hypertension in the prevention and management of ischemic heart disease: A scientific statement from the American Heart Association Council for High Blood Pressure Research and the Councils on Clinical Cardiology and Epidemiology and Prevention. *Circulation* 2007; 115: 2761–2788.
245. Williams B, Poulter NR, Brown MJ, et al. British Hypertension Society guidelines for hypertension management 2004 (BHS-IV): Summary. *BMJ* 2004; 328: 634–640.
246. Williams B, Poulter NR, Brown MJ, et al. Guidelines for management of hypertension: Report of the fourth working party of the British Hypertension Society, 2004-BHS IV. *J Hum Hypertens* 2004; 18: 139–185.
247. Khan NA, Hemmelgarn B, Padwal, et al. The 2007 Canadian Hypertension Education Program recommendations for the management of hypertension: Part 2 – therapy. *Can J Cardiol* 2007; 23: 539–550.

248. Houston MC, Basile J, Bestermann WH, et al. Addressing the global cardiovascular risk of hypertension, dyslipidemia, and insulin resistance in the southeastern United States. *Am J Med Sci* 2005; 329: 276–291.
249. Bestermann W, Houston MC, Basile J, et al. Addressing the global cardiovascular risk of hypertension, dyslipidemia, diabetes mellitus, and the metabolic syndrome in the southeastern United States, part II: Treatment recommendations for management of the global cardiovascular risk of hypertension, dyslipidemia, diabetes mellitus, and the metabolic syndrome. *Am J Med Sci* 2005; 329: 292–305.
250. Wilson PWF, D'Agostino RB, Levy D, Belanger AM, Silbershatz H, Kannel WB. Prediction of coronary heart disease using risk factor categories. *Circulation* 1998; 97: 1837–1847.
251. Conroy RM, Pyorala K, Fitzgerald AP, et al. Estimation of ten-year risk of fatal cardiovascular disease in Europe: The SCORE project. *Eur Heart J* 2003; 24: 987–1003.
252. Yusuf S, Hawken S, Ounpuu S, et al. Effect of potentially modifiable risk factors associated with myocardial infarction in 52 countries (the INTERHEART study): Case-control study. *Lancet* 2004; 364: 937–952.
253. Houston MC. Nutraceuticals, vitamins, antioxidants, and minerals in the prevention and treatment of hypertension. *Prog Cardiovasc Dis* 2005; 47: 396–449.
254. Houston MC. Treatment of hypertension with nutraceuticals, vitamins, antioxidants and minerals. *Expert Rev Cardiovasc Ther* 2007; 5: 681–691.
255. Lewington S, Clarke R, Qizilbash N, Peto R, Collins R. Age-specific relevance of usual blood pressure to vascular mortality: A meta-analysis of individual data for one million adults in 61 prospective studies. *Lancet* 2002; 360: 1903–1913.
256. Vasan RS, Larson MG, Leip EP, et al. Impact of high-normal blood pressure on the risk of cardiovascular disease. *N Engl J Med* 2001; 345: 1291–1297.
257. MacMahon S, Meal B, Rodgers A. Hypertension: Time to move on. *Lancet* 2005; 365: 1108–1109.
258. Whelton SP, Chin A, Xin X, He J. Effect of aerobic exercise on blood pressure: A meta-analysis of randomized, controlled trials. *Ann Intern Med* 2002; 136: 493–503.
259. Cutler JA, Follmann D, Allender PS. Randomized trials of sodium reduction: An overview. *Am J Clin Nutr* 1997; 65: 643S–651S.
260. Xin X, He J, Frontini MG, Ogden LG, Motsamai OI, Whelton PK. Effects of alcohol reduction on blood pressure: A meta-analysis of randomized controlled trials. *Hypertension* 2001; 38: 1112–1117.
261. Whelton PK, He J, Cutler JA, et al. Effects of oral potassium on blood pressure: Meta-analysis of randomized controlled clinical trials. *JAMA* 1997; 277: 1624–1632.
262. Julius S, Nesbitt SD, Egan BM, et al. Feasibility of treating prehypertension with an angiotensin-receptor blocker. *N Engl J Med* 2006; 354: 1685–1697.
263. Anonymous. [PHARAO Study of the Hypertension League. Can development of hypertension be prevented with drugs?]. *MMW Fortschr Med* 2000; 142: 35–36.
264. Sever PS, Dahlof B, Poulter NR, et al., for the ASCOT Investigators. Prevention of coronary and stroke events with atorvastatin in hypertensive patients who

have average or lower-than-average cholesterol concentrations, in the Anglo-Scandinavian Cardiac Outcomes Trial – Lipid Lowering Arm (ASCOT-LLA): A multicentre randomised controlled trial. *Lancet* 2003; 361: 1149–1158.

265. Dahlof B, Sever PS, Poulter NR, et al., for the ASCOT Investigators. Prevention of cardiovascular events with an antihypertensive regimen of amlodipine adding perindopril as required versus atenolol adding bendroflumethiazide as required, in the Anglo-Scandinavian Cardiac Outcomes Trial – Blood Pressure Lowering Arm (ASCOT-BPLA): A multicentre randomised controlled trial. *Lancet* 2005; 366: 895–906.
266. Sever PS, Dahlof B, Poulter N, et al., on behalf of the ASCOT Steering Committee Members. Potential synergy between lipid-lowering and blood-pressure-lowering in the Anglo-Scandinavian Cardiac Outcomes Trial. *Eur Heart J* 2006; 27: 2982–2988.
267. Julius S, Kjeldsen SE, Weber M, et al. Outcomes in hypertensive patients at high cardiovascular risk treated with regimens based on valsartan or amlodipine: The VALUE randomised trial. *Lancet* 2004; 363: 2022–2031.
268. Logan A. BENEDICT in the treatment of hypertension. *Curr Hypertens Rep* 2005; 7: 121–123.
269. Solomon SD, Lin J, Solomon CG, et al. Influence of albuminuria on cardiovascular risk in patients with stable coronary artery disease. *Circulation* 2007; 116: 2687–2693.
270. Pitt B, O'Neill B, Feldman R, et al. The QUinapril Ischemic Event Trial (QUIET): Evaluation of chronic ACE inhibitor therapy in patients with ischemic heart disease and preserved left ventricular function. *Am J Cardiol* 2001; 87: 1058–1063.
271. Zanchetti A, Crepaldi G, Bond G, on behalf of PHYLLIS Investigators. The Plaque Hypertension Lipid-Lowering Italian Study (PHYLLIS). Program of Hypertension Prague 2002 – Joint 19th Scientific Meeting of the International Society of Hypertension and 12th European Meeting on Hypertension, June 23–27, 2002, Prague, Czech Republic. Plenary session LCT3.
272. Patel A, ADVANCE Collaborative Group, MacMahon S, et al. Effects of a fixed combination of perindopril and indapamide on macrovascular and microvascular outcomes in patients with type 2 diabetes mellitus (the ADVANCE trial): A randomised controlled trial. *Lancet* 2007; 370: 829–840.
273. Fox KM; EURopean trial on reduction of cardiac events with Perindopril in stable coronary Artery disease Investigators. Efficacy of perindopril in reduction of cardiovascular events among patients with stable coronary artery disease: Randomised, double-blind placebo-controlled, multicentre trial (the EUROPA study). *Lancet* 2003; 362: 782–788.
274. Teo KK, Burton JR, Buller CE, et al. Long-term effects of cholesterol lowering and angiotensin-converting enzyme inhibition on coronary atherosclerosis: The Simvastatin/Enalapril Coronary Atherosclerosis Trial (SCAT). *Circulation* 2000; 102: 1748–1754.
275. Stumpe KO, Ludwig M, Heagerty AM, et al. Vascular wall thickness in hypertension: The Perindopril Regression of Vascular Thickening European Community Trial: PROTECT. *Am J Cardiol* 1995; 76: 50E–54E.
276. Stratton J, Manley S, Holman R, Turner R. Hypertension in diabetes Study III. *Diabetologica* 1996; 39: 1554–1561.

277. MacMahon S, Sharpe N, Gamble G, et al. Randomized, placebo-controlled trial of the angiotensin-converting enzyme inhibitor, ramipril, in patients with coronary or other occlusive arterial disease. PART-2 Collaborative Research Group. Prevention of Atherosclerosis with Ramipril. *J Am Coll Cardiol* 2000; 36: 438–443.
278. Yusuf S, Sleight P, Pogue J, Bosch J, Davies R, Dagenais G. Effects of an angiotensin-converting-enzyme inhibitor, ramipril, on cardiovascular events in high-risk patients. The Heart Outcomes Prevention Evaluation Study Investigators. *N Engl J Med* 2000; 342: 145–153.
279. Schrader J, Luders S, Kulschewski A, et al. Morbidity and Mortality After Stroke, Eprosartan Compared with Nitrendipine for Secondary Prevention: Principal results of a prospective randomized controlled study (MOSES). *Stroke* 2005; 36: 1218–1226.
280. Julius S, Kjeldsen SE, Weber M, et al. Outcomes in hypertensive patients at high cardiovascular risk treated with regimens based on valsartan or amlodipine: The VALUE randomised trial. *Lancet* 2004; 363: 2022–2031.
281. Zanchetti A, Elmfeldt D. Findings and implications of the Study on COgnition and Prognosis in the Elderly (SCOPE) – a review. *Blood Press* 2006; 15: 71–79.